Tuina Therapy
Treatment of Adults and Children

ガイアブックスは
地球の自然環境を守ると同時に
心と体内の自然を保つべく
"ナチュラルライフ"を提唱していきます。

Original German edition:
Weizhong Sun / Arne Kapner,
Praxis der Tuina-Therapie, 2/e
© 2007 Hippokrates Verlag in MVS
Medizinverlage Stuttgart GmbH & Co.KG,
Germany
The Japanese translation is based on the English
language edition "Tuina Therapy"
published by Georg Thieme Verlag KG,
Stuttgart, Germany, © 2011

Cover design: Thieme Publishing Group
Photos: Yvonne Kranz, Munich, Germany

注意事項

医学は、絶え間なく発展し続け常に変化している科学である。研究および臨床経験により知識、特に、適切な治療や療法の知識は広がり続けている。この本に記述された用量または用法に関する限り、著者、編集者、出版社は、それらの言及が**この本が製作されている時点で既知の知識**に確実に従うようあらゆる努力を払っているので、読者は安心してよい。

それでもやはり、これは、本書に述べたあらゆる投薬の指示や用法に関して、出版社の側に何らかの保証または責任があることを表明したりほのめかしたりするものではない。本書を利用するすべての人は、各薬品に添付されたリーフレットを注意深く検討し、必要ならば、医師または専門家と相談の上、そこに書かれた処方計画または製造者による禁忌が、本書の記載と異なっていないかどうかを検討すること。かかる検討は、あまり用いられない薬品や、発売したばかりの薬品に特に重要なものである。利用する処方計画または用法については、完全に利用者自身のリスクと責任の下で実施すること。読者は、矛盾点や不正確な点を見つけた場合には報告していただきたい。本書の誤りが出版後に見つかった場合、正誤表を当社ウェブサイトwww.thieme.com製品に関する説明のページに掲載する。

推拿 療法

――おとなと子どもの治療の徹底マニュアル――

著者：ウェイジョン・サン／アルネ・カプナー
Weizhong Sun　　Arne Kapner

翻訳：小坂 由佳

〈はじめに〉
エネルギーの調和を目指す療法

　私は今まで、自分の半生を故郷の中国で過ごし、残りの半生をここドイツで過ごしてきた。私の人生と仕事の両方において、私は常に東洋と西洋の間を、そしてその二つの考え方の間を行ったり来たりしている。医師として、私は常に二つの概念によって導かれてきた。一方では、厳密に定義された諸条件に従って解剖生理学と古典的な物理学を利用することに基づいて得られる論理的結論に根ざした直線的な概念によって。また他方では、結論が直感や信念に基づいて引き出され量子物理学によって支持される直線的でない概念によって。

　私が推拿を行う時、これは、私が固体の構造だけでなく、プロセス、運動、振動にも関心を向けるということを意味している。これらのすべてはみな、つまるところ「エネルギー」である。

　このエネルギーに関しては、古代中国ではすでに「気」という呼称があり、将来的には自然科学にとって避けては通れないものになるだろう。伝統中国医学の理論は、人間は健康であり続けたいと望むならば、環境と調和しなければならないと説いている。この調和の追求は、解剖学の直線的な概念だけではなく、エネルギー、つまり、システム全体をひとつにまとめ上げ、完全なものに保つエネルギー（気）という直線的でない概念にも見出されるものだ。エネルギーは、あらゆる行動の潜在力である。ここでの潜在力とは、結果として何かを起こしたり変化させたりすることができる力を意味する。

　人間の体には、個体を健康だと感じさせる自己治癒または自己調整のエネルギーが備わっている。しかし、妨害するもの（エネルギーの動きを妨害するもの）がある場合、不調和が生じる。妨害するものが取り除かれず、妨害があまりにも長く続くと、患者は体調がすぐれないと感じ、病気になることがある。妨害は、個人の環境や自分自身から生じうるものであり、例えば、政治的不安やストレスの多い社会の影響、そして個人のライフスタイルに由来することもある。推拿の施術者は、こうした妨害するものを探しだし、施術者の手を通して意識や集中を用いたり自身の体を利用したりして、それらを取り除こうとする。自身の内部バランスを維持し、身体的エネルギーを強化するために、中国の推拿施術者は、毎日気功を行う。

　私たちがこの宇宙と私たちを取り巻く世界を全体的に受け入れて、予防と療法のために患者を全体的に診る方法を理解しようとするならば、両方の概念が必要である。そして、未来はそこにある。

ウェイジョン・サン

ドイツ語第2版の序文と謝辞

　本書の目的は、西洋医学の施術者に推拿をわかりやすく解説することである。本書は、用手療法に精通している施術者に対して付随的な方法や代替的な方法を切り開くものであり、運動系の障害に焦点をあてている。総合内科、内科、婦人科、小児科領域の疾患に対しては補完的な治療の選択肢を提示したい。さらに、医師、自然療法医、理学療法士、運動療法士、マッサージ療法士、助産師、子どもの親に読んでもらいたい。

　この観点において、本書は、なじみのある西洋医学の診断用語を考慮しつつ、自己療法のための指示では一般に理解される用語を用いている。

　中医学の理論を理解することは、推拿療法を学ぶために必須の条件ではない。

　本書は、ドイツ推拿アカデミーの公式テキストである。ドイツ推拿アカデミーは、伝統中国医学（TCM）に焦点を当てた医学の継続的教育および高等訓練センターである。ドイツ推拿アカデミーは、欧州で前例のない形で山東省の伝統中国医学の大学と連携している。訓練には、治療的療法と予防的療法が含まれる。他の訓練センターでよくあるように推拿マッサージという一部だけを扱うのではなく、推拿療法のすべての範囲を網羅する。追加情報は、www.tuina-akademie.deで見ることができる。

　本書を完成させるのに力を貸してくださったすべての方に感謝します。特に、患者の写真を撮影したイヴォンヌ・クランツとダニエラ・キーベルガー、そして、他ならぬ患者モデルを務めてくれたサロメ、サフィールとモニカ・マイヤーに感謝します。同様に、バーバラ・ウェーデルとペトラ・フォン・レックリングハウゼン医師の正確な編集に感謝します。

　さらに、山東省伝統中国医学大学のワン・シン・ルー教授の専門的なアドバイスにも感謝します。

　　　　　　ウェイジョン・サン

　　　　　　アルネ・カプナー

目 次

〈はじめに〉エネルギーの調和を目指す療法 ……iv
ドイツ語第2版の序文と謝辞 ……………………v

1　推拿療法の基礎　　　　　　　　　　　　　　　　　　　　　　　　　　　　　　　　　1

発展と歴史 ………………………… 2
治療の準備 ………………………… 3
治療の原理 ………………………… 4
治療の全体的な指示 ……………… 6
禁忌 ………………………………… 7
推拿の基礎技術：大人の治療 …… 8

2　おもな運動系疾患に対する治療　　　　　　　　　　　　　　　　　　　　　　　　　19

脊柱 ……………………………… 20
頸部脊柱 ………………………… 20
　頸部症候群 ……………………… 20
　筋硬症（ミオゲローゼ） ……… 23
　頸頭部および頸腕症候群 ……… 23
胸椎および腰椎 ………………… 29
　背部、腰部、仙腸骨症候群 …… 29
　背部および腰部症候群 ………… 33
　腰仙症候群 ……………………… 37
　腰痛に関連した痛み …………… 40

上肢 ……………………………… 44
肩 ………………………………… 44
　肩症候群 ………………………… 44
肩の特異的な適応 ……………… 48
　インピジメント症候群 ………… 48
　肩関節周囲炎 …………………… 52
肘、前腕、手 …………………… 53
　腕橈骨および尺骨上顆炎 ……… 53
　手掌関節炎 ……………………… 55

下肢 ……………………………… 57
股関節 …………………………… 57
　股関節痛、変形性股関節症 …… 57
膝関節 …………………………… 67
　膝痛、包および人体の痛み、膝蓋軟骨疾患 … 67
　膝蓋軟骨疾患、膝蓋部関節炎特異的治療 … 70
　膝関節炎、軟骨疾患、
　　慢性的広範囲の膝痛 ………… 70
　活動性膝関節炎、腫れの低減 … 71
　膝蓋骨尖症候群、ジャンパー膝 … 72
　炎症性膝、慢性滑膜炎 ………… 73
アキレス腱 ……………………… 74
　アキレス腱痛、ヒラメ筋・腓腹筋・
　　足指屈筋の筋腱症状 ………… 74
下肢と足部 ……………………… 76
　下肢前面および後面筋、足首、
　　足部関節の筋緊張の訴え …… 76
　中足骨痛、横足弓および縦足弓の過労症状 … 76
　踵骨棘および足底腱膜の痛み … 77

3　スポーツによる障害と慢性痛の治療　　81

慢性化した肩の痛み、肩峰下滑液包炎、
　　上腕二頭筋の腱症 ……………………82
指関節の捻挫、手および前腕の腱症 …………84
大腿部の内転腱障害 ……………………………86
大腿二頭筋の近位3分の1および
　　膝屈筋近位の痛み ……………………89

膝蓋骨尖症候群、膝蓋軟骨疾患 ………………91
アキレス腱痛 ……………………………………92
競技のための準備 ………………………………93

4　内科での症状・疾患に対する治療　　97

風邪およびインフルエンザ、
　　上部呼吸道の疾患 ……………………98
慢性気管支炎、気管支ぜんそく…………………99
動脈高血圧 ……………………………………103
逆流性食道炎、胃炎、
　　潰瘍疾患の付帯的治療 ………………105
便秘 ……………………………………………106
尿路感染症、膀胱炎・腎盂腎炎・
　　失禁とその予防の不随的治療 ………107

自律神経失調ストレス症状、過労 ……………108
睡眠障害 ………………………………………110
頭痛 ……………………………………………111
前頭部頭痛 ……………………………………112
側頭部頭痛、こめかみ痛 ………………………113
後頭部頭痛 ……………………………………114
頭頂部頭痛 ……………………………………115

5　婦人科および産科での治療　　117

月経異常、頻発月経または稀発月経 …………118
月経困難症 ……………………………………120
無月経 …………………………………………121

産後の分娩室での産科的処置 …………………123
乳汁分泌不足または欠乏 ………………………124

6　大人のための自己治療　125

集中力不足、目の疲れ ………………… 126
側頭部または前頭部頭痛 ……………… 129
肩および腕の痛み ……………………… 130
首の痛みと後頭部頭痛を伴う
　　肩および腕の痛み ………………… 132
腰椎部の痛み、仙骨の痛み …………… 136
膝の痛み ………………………………… 138
消化器の不調 …………………………… 140

7　小児科での症状・疾患に対する治療　143

基礎技術 ……………………………… 144
さまざまな適応 ……………………… 148
　下痢 …………………………………… 148
　吐き気および嘔吐 …………………… 154
発熱 ……………………………………… 157
慢性気管支炎、咳、気管支ぜんそく … 159
睡眠障害 ………………………………… 161
全体刺激および強化方法 ……………… 163

8　付　録　164

手指同身寸に基づく比例測定法 …… 166
ツボの選択 …………………………… 167
　手の太陰肺経 ………………………… 167
　手の陽明大腸経 ……………………… 168
　足の陽明胃経 ………………………… 169
　足の太陰脾経 ………………………… 171
　手の少陰心経 ………………………… 172
　手の太陽小腸経 ……………………… 173
　足の太陽膀胱経 ……………………… 174
　足の少陰腎経 ………………………… 176
　手の厥陰心包経 ……………………… 177
　手の少陽三焦経 ……………………… 178
　足の少陽胆経 ………………………… 180
　足の厥陰肝経 ………………………… 182
　督脈 …………………………………… 183
　任脈 …………………………………… 184
　奇穴 …………………………………… 185
推拿用語集 …………………………… 186
治療技術 ………………………………… 186
小児科 …………………………………… 187
脈用語 …………………………………… 187

参考文献一覧 ………………………… 188
索引 …………………………………… 189

1
推拿療法の基礎

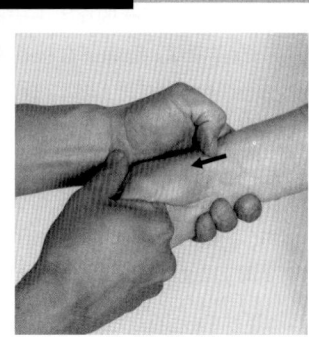

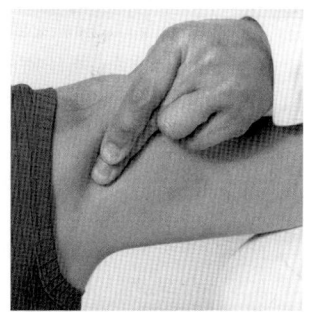

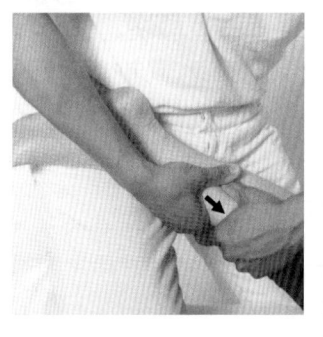

発展と歴史

　中国語で伝統的な用手療法を意味する「推拿」という言葉は、その主な技術を表す二つの漢字からなっている。「推」とは、押すことと圧迫することを、「拿」とは、つかむことと引っぱることを意味する。とは言うものの、約500年間、推拿はさまざまな形の用手療法に対する包括的な用語として用いられてきた。用手療法に対して用いられていた古い名称「摩」は、おおざっぱに訳すと、圧迫することおよび揉むことという意味である。この療法には、5,000年の歴史がある。

　現代の推拿は、経絡を調整するために押したりこすったりする技術、指圧療法、経穴および奇穴を圧迫するさまざまな治療、つかんだり伸ばしたりする技術、そして、関節や脊柱を動かす技術やマニピュレーションを、簡潔に指す言葉である。そのシステムには、自己治療のための方法、例えば、アイソメトリック・トレーニングなどがある。《推拿》は、治療にも予防にも用いられる。

　手を用いた療法である按摩は、《黄帝内経》ではじめて記された。この教科書は、紀元前2世紀のものであり、背中の痛み、顔面麻痺、消化器系疾患の治療方法が記されている。

　用手療法だけに特化した最初の教科書は、西暦220年から265年の間に現れた。この間、手による治療の技術は、独立した治療方法に発展し、施術できるのは特別な訓練を受けた施術者だけであった。唐朝（西暦618年―907年）に、病気の治療と予防のための自己治療システムと幼児や子どもの用手療法の指導システムが導入された。この中国文化の黄金時代には、これらの治療法は、朝鮮、日本、インドといった近隣諸国にも広まった。宋朝（北宋時代、西暦960年―1127年）には、産科に関連する用手療法も登場した。10世紀から14世紀にかけて、いくつかの異なる系統が1つの学問領域に統合され、明王朝（西暦1368年―1644年）の間に発展して独立した学問のテーマになり、16世紀以降は推拿と呼ばれ、医学校で教えられた。

　西洋医学が中国に導入されるとともに、推拿療法の適応症の範囲は変わってきた。1979年以来、中国では、政府が管理する5年間の訓練プログラムを修了すれば学位を取れるようになった。現在では、少なくとも10大学に推拿科がある。

治療の準備

　原則として、患者にできるだけ快適な姿勢をとらせることを薦める。仰臥位では、頭または上体を若干挙上させ、クッションか丸めたタオルを入れて膝を軽く曲げて患者を横たえるとよい。顔を下にして横たえる時には、頭頂部が体と水平か若干下に位置するようにする。足首の下に何かを巻いて挿入すれば、つま先が表面に触れないようにすることができる。重度の腰椎前彎の患者では、腹の下にややドーム型の枕を置くのも有用である。

　上肢の治療では、患者は一般には座位をとるのがよい。施術者の動きを妨害しない限り、背もたれのある椅子に座らせてもよい。治療する腕を常に快適な位置に置くとよい。関連のある助言を以下で述べる。

　室温は、およそ20-22℃がよい。中国では、患者は、一般に、運動着や水着のようなゆったりした薄手の服を着ている。同じような西洋風の衣服が好ましい。施術者が定位しやすいように、治療する体の部位が衣服で覆われていないと都合がよい。これは個々のケースに応じて決めてよい。すべての場合において、通常の室温で標準的な10分から40分の治療を受ける間、患者が寒く感じないように、衣服で患者の体温を維持しなければならない。

　施術者にとって、力のかけ方を最適化し、過度に負担のかかる姿勢を取らないことが最初から重要である。これは、患者に対する積極的な態度と、治療の強さを調整するコミュニケーションに必要な気配りを含む。座面や施術台の高さを正確に合わせることが一番重要である。すべての施術台に可動式のヘッドレストとフットレストがついていることが好ましく、ヘッドレストには顔を出すための開口部があると便利である。施術者はいつでも、自分の動きの範囲を制限しないような十分にゆったりした衣服を着るとよい。

　施術者は、ひっかいたり押しつけたりして怪我をさせないよう、爪を短く切りそろえていなければならない。指輪、時計、衣服の尖った部分（ベルト、バックル）など、患者と自分自身を傷つける可能性のあるものは、治療前にすべて外すことを忘れないように。施術者の手は温かい方がよいので、必要であれば、お湯で手を洗うこと。

　治療中は、痛みについて患者に質問し観察しなくてはならない。改善の見込みがあれば、多くの患者は一時的な不快感も我慢するだろうが、コミュニケーションが不十分であれば失敗することになる。

　産科に関しては、穏やかなアプローチが特に重要である。治療が自律神経症状および心臓血管異常につながりうるので、可能ならば強度はゆっくりと強めなければならない。従って、顔色の蒼白、紅潮、眠っている顔の表情をよく観察することが重要であり、不快感、吐き気、めまいについて患者に早めに質問するのも重要である。

　特にはじめての治療においては、推拿の治療後に痛みが生じうることを患者に知らせておくことを勧める。患者には、治療前に排尿を済ませておくよう促すべきだ。食事の直後の治療は勧めない。おおよそ1時間後であれば、十分である。

治療の原理

中国の伝統によると、治療の目標は、個人の機能の統一性、そして、環境（宇宙）との調和を回復させることにある。環境や感情障害の影響も、治療と診断に考慮される。

治療が生命体にどのように影響するのかを説明する3つの原理がある。

1. **治療の目的は、機能的関係を乱された構造のエネルギーを包括的かつホリスティック的に調整することである。**より具体的には、例えば、関節と脊柱の接続すなわち筋腱構造に構造的障害がある場合に、それをもともとの自然な機能の状態に回復させることが含まれる。
2. **病巣の近くで治療効果を得られるようにする。**治療手段の選択により、どの形態のエネルギーを乱された構造に近づけるのかを決定する。局所的に乱されたエネルギーは、さまざまな形態の用手療法、例えば、指圧療法、推法、揉法で整えられる。
3. **治療は遠隔で信号を送ることを目指す。**これは、関門制御療法に関して西洋医学で議論された観念に関するものだ。これが指すものとしては、例えば、内部器官および／または経絡の痛みや機能障害に経穴から影響を与える遠隔治療がある。

中国の伝統によると、健康障害は、環境からの負の影響に起因する場合がある。そうでなければ、内部に由来する原因（例えば、感情の障害）を推定することができる。頭痛の例でこれを説明してみよう。

実証を伴う頭痛は、有害な影響、例えば、冷たい風や暖かい風、蒸し暑さ、感情の乱れ（例えば、激しい怒り）を原因とするものとして説明される。治療の目的は、身体からこれらの有害な影響を除去することである。

頭痛に関する別の例として、虚証に分類できる症状の組み合わせは、例えば、血虚や気虚を原因と見なすことができる。この場合、治療の目標は、気血を充実させて、その流れを回復させることである。

本書においては、主観的な否定感や自律神経症状が副次的な悪影響を示すことが西洋医学の理解でも経験からわかっている場合（例えば、脳血管症候群の場合）には、治療の指示の前に虚実の弁証を示している。

寒証には、組織に暖かさをもたらす治療形態、圧迫、摩擦、指圧療法などで対処されることが好ましい。

急性愁訴では、証に重点を置いて、症状のある部位の近くを最初に治療すべきである。

慢性愁訴については、主に痛みの原因に対処すべきである。これは、以下のように説明される。

腰椎椎間板ヘルニアは、下肢に急性の痛みを伴うことが多いが、腰に影響が出ることはほとんどないか、全くない。このような場合、治療は、最初に下肢および足部の痛みの症状に集中してよい。

下肢に放散する再発性または永続的な痛みを伴う慢性化した腰痛の場合は、最初に原因である背中と腰の痛みに対処し、続く治療段階において末端の症状を治療する。

治療形態の選択は、最終的には、陰と陽、虚と実のバランスを取る努力に基づいている。経絡内を移動すると考えられ、証によっては、速度が阻害されたり集中しすぎたりするエネルギーの形態である気の観念は、理解しにくいが、治療的アプローチを決定するものである。

中医学の原理では、治療の強度を季節と同調させる必要もある。気温が上昇する春や夏の間は、《陽》を高める治療として、熱を生む治療法を使うのは制限すべきである。一方、気温が低下する秋や冬には、《陽》を支持する治療形態をより多く利用すべきである。

治療の選択においては、気象条件も考慮に入れ

る。伝統的な考え方によると、気温が高く湿度の高い気候が続く場合と、寒くて乾燥した気候の場合では異なるアプローチが必要だとされている。

年齢や性別も治療の選択において考慮しなければならない。特に年長者の場合、より刺激の強いアプローチを勧める。

子どもの場合、虚実の証の間ですぐに揺れ動く傾向があり、おおよそのバランスのとれた配分で、身体器官を正常な状態にする方法とその逆の方法を立て続けに行うことを勧める。

虚証および実証の場合の推拿治療の強度と持続時間

虚証または実証（表1.1）に応じて、各治療形態（例えば、按、推、拿）の時間間隔や治療全体の期間内に刺激の圧力や頻度を修正すべきである。**図1.1**は、時間と強度の間の関係を示したものである。ここで、例えば治療形態「按」において圧迫を加える強度のピークは、患者が耐えられる最大量のちょうど下であるべきで、平坦に広がった曲線部の強度は、耐えられる強度のおおよそ半分であるべきだ。

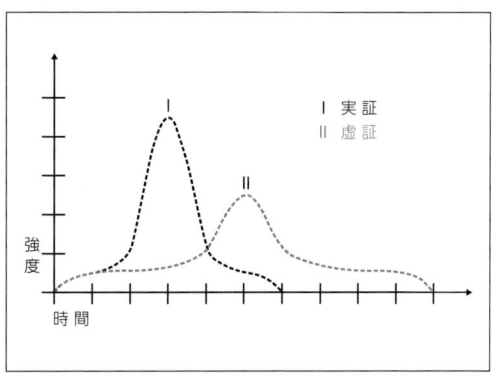

図1.1

実証が優占する場合、短い時間で強度の高い施術を目指すべきだ。

虚証が優占する場合、強度（ピークは明らかに低い）を高めるのを遅くして、同じようにゆっくりと強度を落としていくべきだ。臨床症状が明らかに虚または実に向かっている傾向がない場合、上記の方法の間の中間的な解決策を見出さなければならない。

症状に従って個々の治療形態に適用される同じルールを、治療の経過にも適用できる。例えば、指圧療法、深部横断摩擦法、深部推法、または、擦法などのより集中的な刺激は、ピークゾーンと関連している。

表1.1 虚証および実証のまとめ

	実	虚
全体的な状態	胸および上腹部の充満感、大きな声	疲労、陰気でむっつりとした、静かな声
体質	正常な体力	疲労、痩せ、体力がない
顔色	正常	蒼白
痛み	位置確認が可能、圧迫に敏感	正確に位置確認できない、広範
発汗	ない／わずか	ある
便	硬い／便秘	柔らかい
尿	乏しい、色が濃いか濃厚	量が多い、透明
舌	厚い舌苔	蒼白、舌苔は乏しい
脈	充実、速い	繊細、乏しい

治療の全体的な指示

　すべての推拿技術には、治療のスピードと強度の間に繊細な同調が必要である。これは、特に、推法のように身体の広い領域を網羅する治療形態に当てはまる。

　深部組織の感覚に対する最良の最初の接触および反応は、乾いた皮膚に対して乾いた手を用いることで達成される。重要なのは、まだ耐えられる圧迫の強度で、繰り返し押しても皮膚の炎症を残さないようにすることだ。衣服をつけている身体部分（背中、四肢の基部）を治療する時は、押す際に衣服がずれないようにすること。

　推法は、毛深い四肢の部分で特に、施術者が薄くてなめらかなタオルを持っておくと、ずっとやりやすくなる。手足が汗をかいていてつかみにくい時には、タオルを使えば、指や足指を牽引する技術がやりやすくなる。

　関連文献には、水や油をはじめとする潤滑剤の使用が記載されている。個別の事例に合わせて使うものを決めるべきであるが、私たちはごま油を薦める。クリニックでは、施術者の手が湿っている場合や患者の敏感肌に対して、タルカムパウダーがとても有効であることがわかっている。タルカムパウダーは、子どもや幼児の手を繊細にこする動きを特にやりやすくする。発熱状態では、推拿治療の前に、消毒用アルコールで患者を簡単に拭くことが有効な場合もあるが、これは一般的には薦めない。

　付録には、経絡図、おすすめの指圧療法のツボの解説、推拿用語集がある。

　「一般的な治療」の節に記載した手順は、最初の治療のための枠組として機能するように、一般的に系統立てて説明されている。

　次に、施術者は、1回の治療の終了時と次の治療の開始時に行う患者への問診に基づいて、一般的な治療の節からさらなる治療形態を選択して行うとよい。

　一般的な治療の節が記載されていない場合でも、さらなる治療計画に対する具体的な治療提案に同じガイドラインを適用できる。

　虚証または実証に従った治療形態の選択は、主な障害に基づく。すべての徴候が存在したり、互いに比較検討できたりするとは限らない。

　3回目の治療から、身体の隣接する領域またはより末端の領域の病理学的症状も扱うべきである。

　すでに上述したように、強度は各患者の最初の状態および治療後の反応に合わせて調整しなければならない。最初に病状が相当に悪化することは稀であるが、その場合には、より穏やかに始めて、1回の治療の強度と時間をよりゆっくりと増していく理由となる。診断を検証するよう促すものでもある。

　段階的なアプローチを必要とする症状では、週に2～3回の治療が適切である。これは慢性疾患にも当てはまる。

　迅速に連続的な治療を行うことが適切である場合、指針として4～5週間のうちに10回の治療を行う。

禁 忌

　推拿療法に対する一般的な適用除外は、新鮮創、関節および広範囲の軟組織の感染、急性痛風関節症、皮膚の慢性潰瘍、リンパ管炎、病勢の盛んな結核感染、敗血症、悪性腫瘍である。妊娠中は、腹部、背中と腰の領域は禁忌である。同様に、患者が非常に消耗していたり、飲酒の影響があったりする場合には、治療を行うべきではない。

推拿の基礎技術：大人の治療

《推》 押す

このテクニックは、親指の先端や、親指の遠位指節骨の握った面で、または、より頻繁には、手のひらの付け根で、経絡に沿って筋肉や靱帯全体に適用される。小さく狭い範囲でも、親指の遠位指節骨の橈骨側の端で扱うことができる。

握った面や先端を用いる時には、親指の動く方向は、親指を伸ばす方向で前方向である。親指の橈骨側の端で（**図1.2**）、縦方向に、または、他の指の方向に手の前後軸をわたって押す。支えを提供するような位置であってよい。

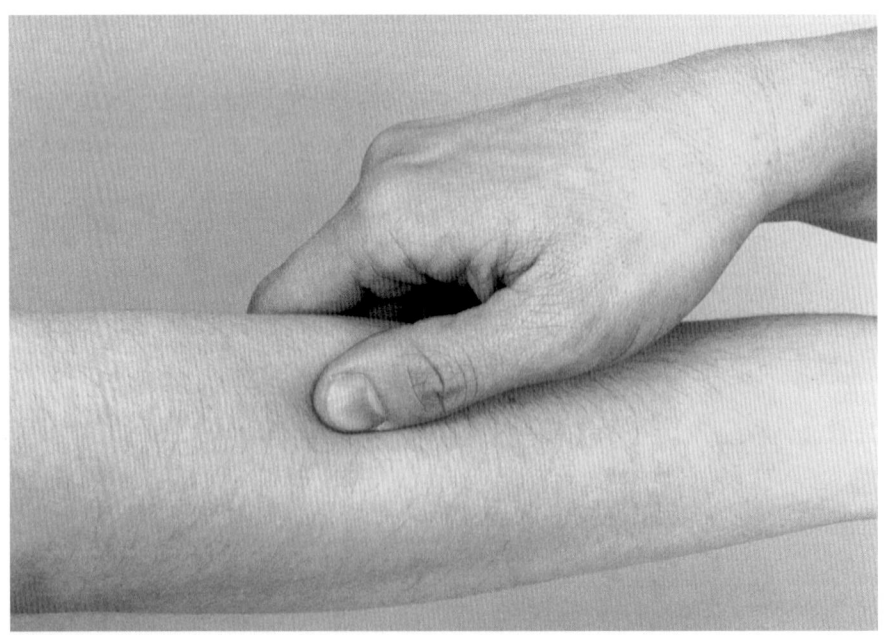

図1.2

手のひらの付け根、つまり、母指球、小指球、および、近位手根骨列の上の狭い領域からなる手の表面で、手の長さ方向および幅方向に押す（**図1.3、1.4**）。

幅方向に押す方法は、経絡の上で長い距離にわたって治療を行う場合に適しており、この時、もう一方の手を治療側の手の甲の上に重ねて、圧力を増幅させる。手のひらの付け根で行う推法は、広い範囲に圧力を分散することができる。そのため、特定の場所が痛くなるということがない。

推法では、靱帯、腱、筋肉に主に取り組むべきだ。速さは、おおよそ1秒間に5cmで、必要であれば遅くすることもできる。推法や按法よる非物質的なベクトルが、表面に対して約45°の角度で組織深部に入る。

加える力は一定に保ち、患者の年齢、体格、病状の徴候の強さによって決めるとよい。はっきりとしない場合、特に、後述の拳や肘を使った推法のテクニックでは、一連の治療の最初の段階では力を抑制しておく。

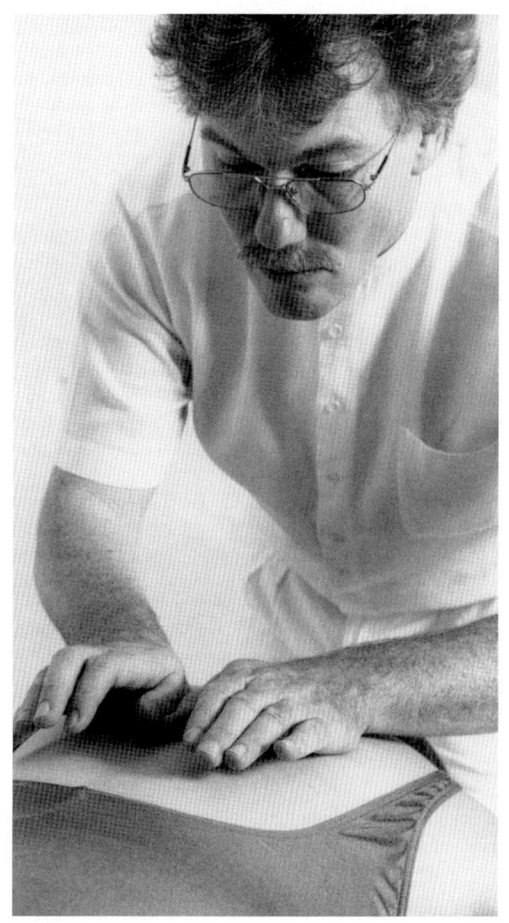

図1.3

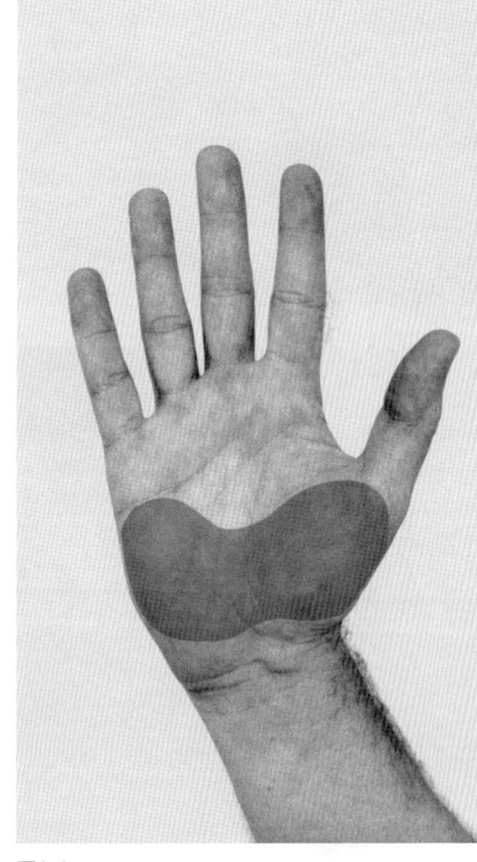

図1.4

ほとんどの中国の著者も、より集中的に広範囲を治療するために、拳を用いた推法、つまり、第2指から第5指の指関節および関連する基節骨の背面での推法について記述している。この方法は、皮下脂肪組織が厚い患者の体幹部や四肢の広い部分に対して用いると好ましい。

 肘の先端部や前腕の尺骨背面側を使うこともできる。関節を曲げる程度によって、このテクニックは、治療に使う面を大きくしたり小さくしたりすることができる。強く押す必要がある施術で強度をうまく制御するには、両手を組んで、治療に使う腕で加える力を補助側の腕で調節しなければならない。このテクニックは、胸部および腰部の脊柱に沿って施したり、臀部に使ったりすることができる（**図1.5**および**図1.6**）。

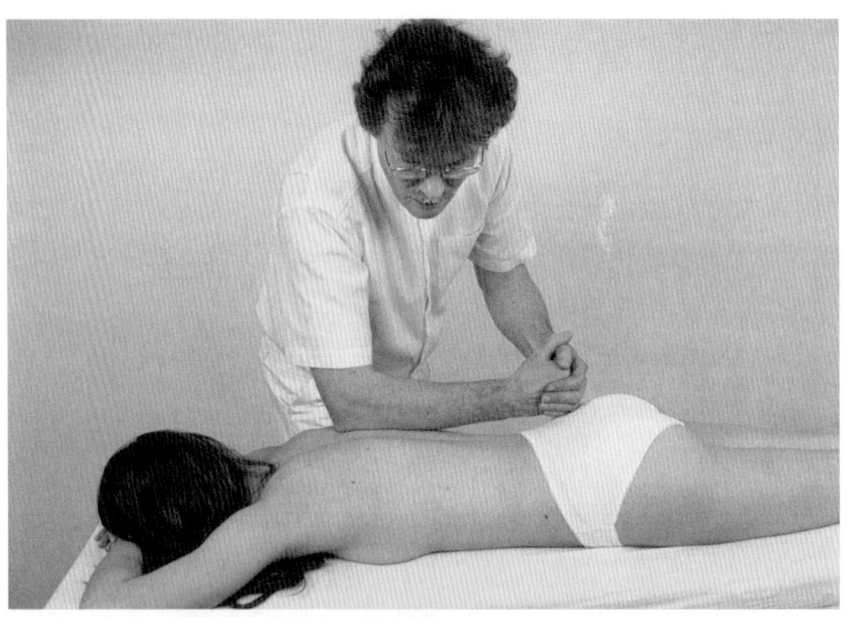

図1.5

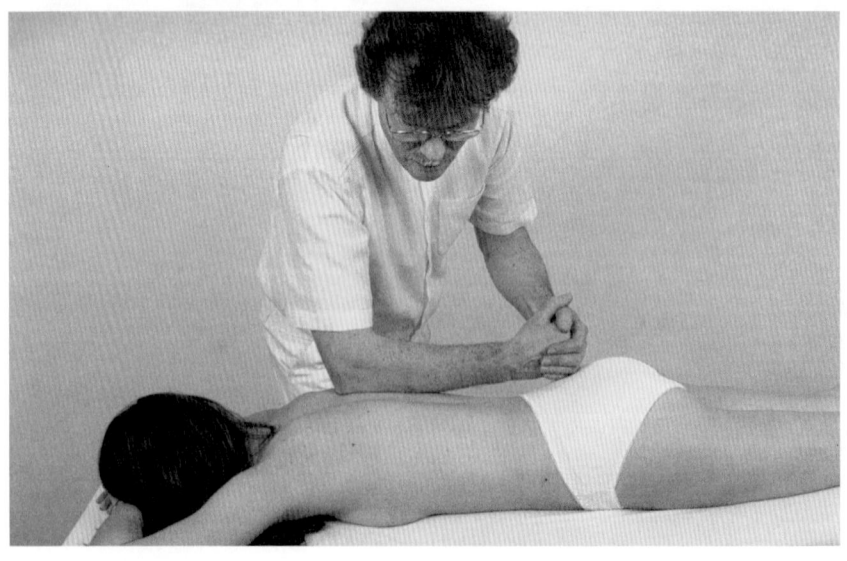

図1.6

《揉》 揉む

このテクニックでは、親指の末節骨の手のひら側や手のひらの付け根で行うことが好ましく、押す動作に小さな回転運動を組み合わせる（つまり、円形に押す）。円運動の速さは、おおよそ1分間に60～200回である（**図1.7**および**図1.8**）。

皮膚の発赤を引き起こさないように、1箇所に長くとどまりすぎないこと。時計回りの円運動は、体を正常な状態にする効果があり、反時計回りの運動は、落ち着かせる効果があると考えられている。

推法のように、揉法でも拳や肘を使うことができる。上述の制限事項は、ここにも当てはまる。

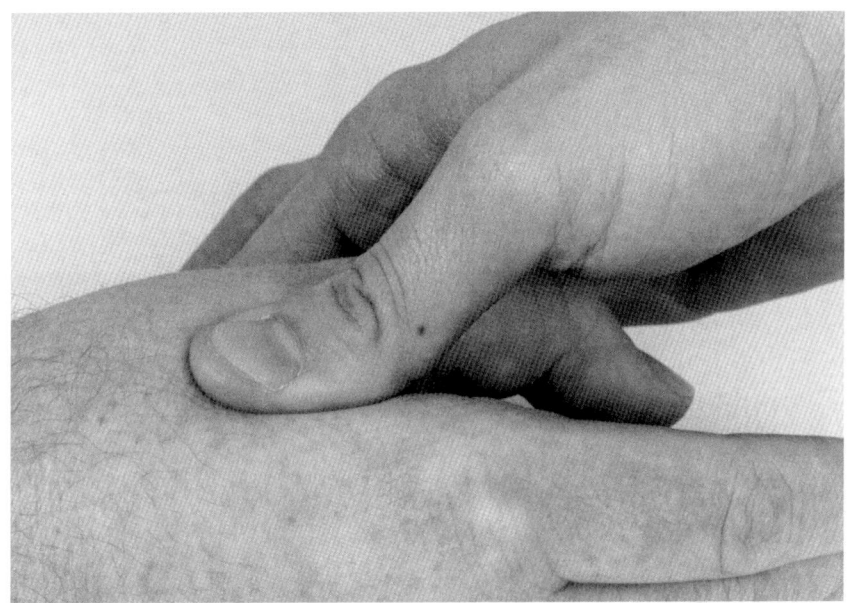

図1.7

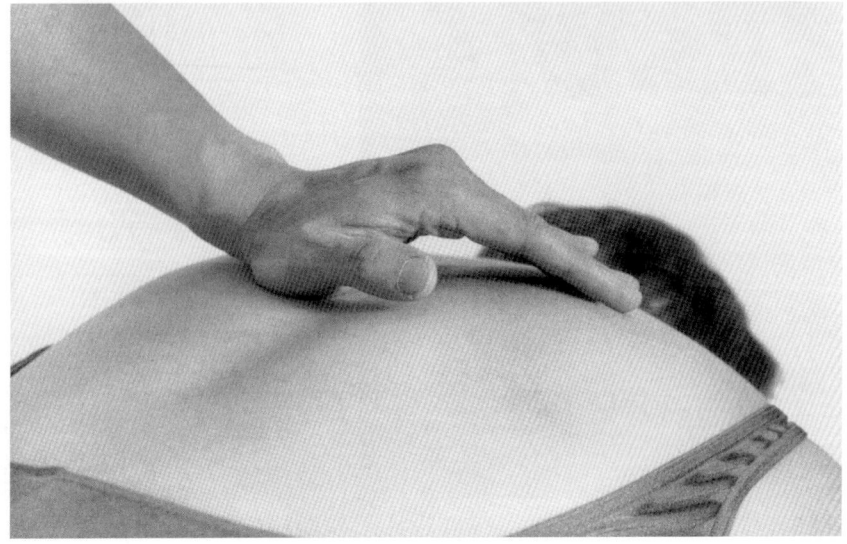

図1.8

《拿》 つかみあげる

施術者は、皮膚／皮下領域、場合によっては、さらに筋肉の隆起を、親指と人差し指または親指とその他の指でつかみ、引っ張り上げて、その後、揉むように指を滑らせるか、ぱっと離す。

その都度、患者がつまむことに耐えられるかどうかを訊くべきだ。狭くて皮膚がピンと張った部分は、親指の末節骨と、人差し指の末節骨か人差し指の中節骨の橈骨側でつまむ(**図1.9**および**図1.10**)。

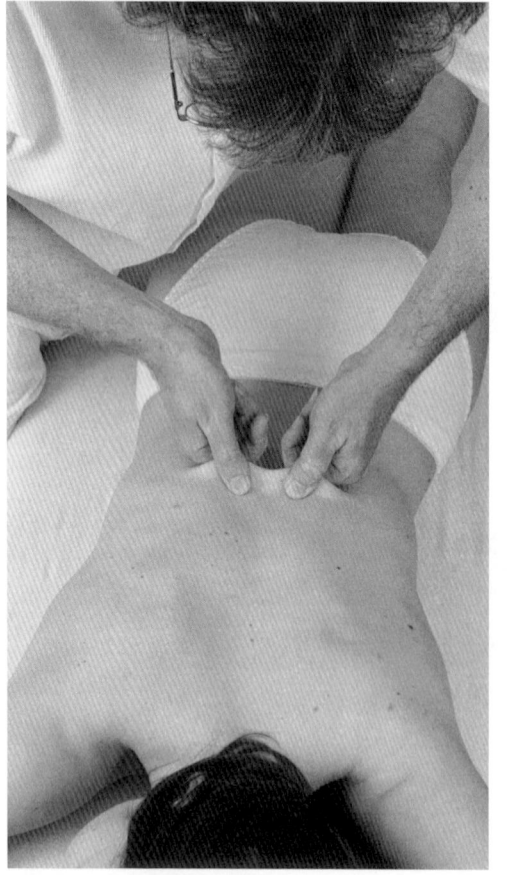

図1.9

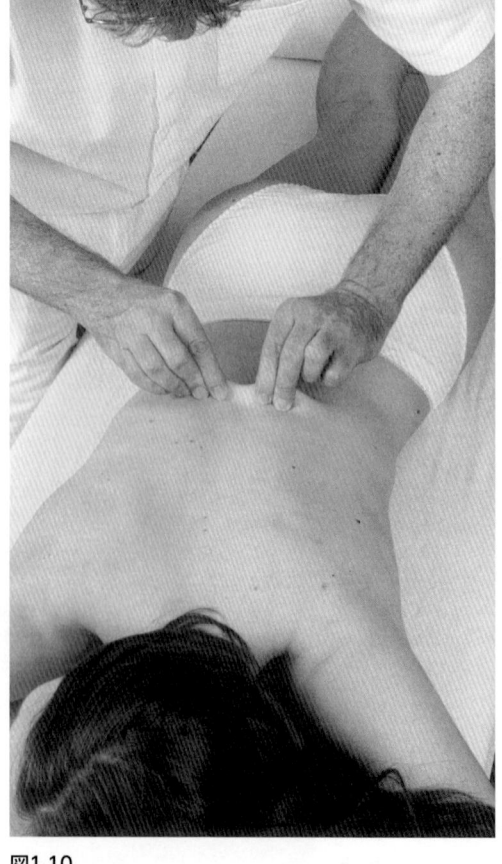

図1.10

つまむ量が多い場合は、3本以上の指でつまむとよい。例えば、僧帽筋領域を治療する時には、指と手のひらを使うこともできる(**図1.11**)。

《按》　おさえる

同義語：指圧療法

　ここでは、特に親指の先端、親指の腹、肘の先端で、ツボおよびそれに応じて選んだ体の部分を圧迫する。皮膚表面に対して垂直に圧迫して、深層部に均一で安定した刺激を加える(**図1.12**および

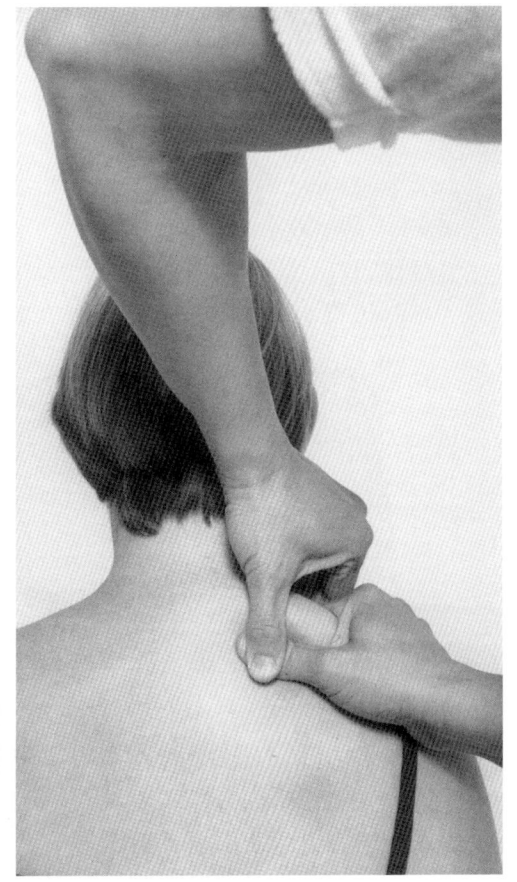

図1.11

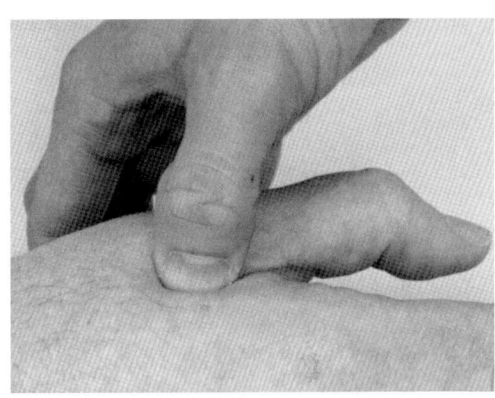

図1.12

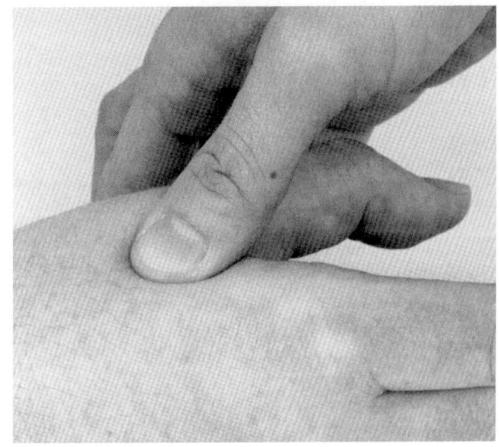

図1.3

1.13）。

　筋肉痛のような若干刺すような感覚に耐えられるかどうかを患者と話しておくとよい。

　ゆっくりと2～3秒かけて圧力を増していき、2～3秒間維持して、ゆっくりと離す。これを各指圧点に対して1回から3回繰り返す。この方法は、以下のさまざまな指圧療法のすべてに当てはまる。

　肘の先端で行う指圧療法では、回内と回外の間の中間位に前腕を維持しつつ関節を100～120°曲げる。このテクニックは、横断面の大きい筋肉、例えば、腰の領域、臀部や大腿部への治療に特に役立つ。治療に使う側の手で反対側の肩をしっかりと握り、反対側の腕によって治療台の端で上体を支えると、圧力を掛ける方向を制御しやすくなる（**図1.14**）。

　狭い範囲に集中的に圧力を掛けることに患者が

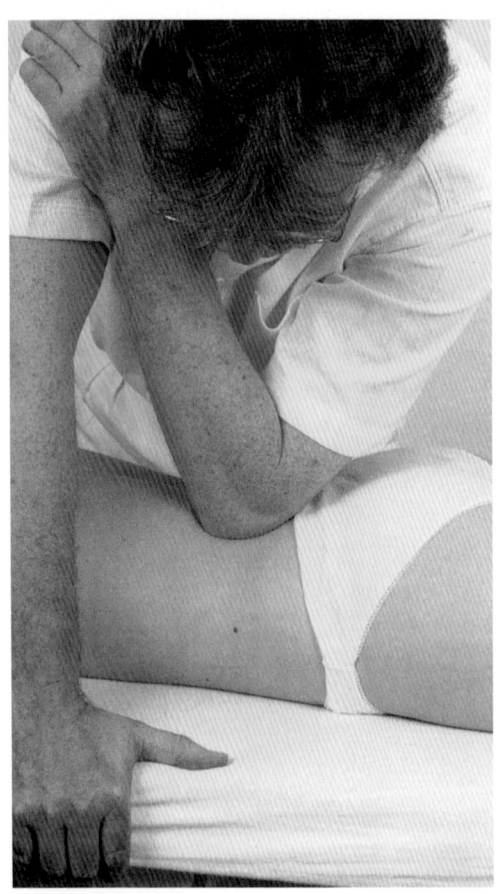

図1.14

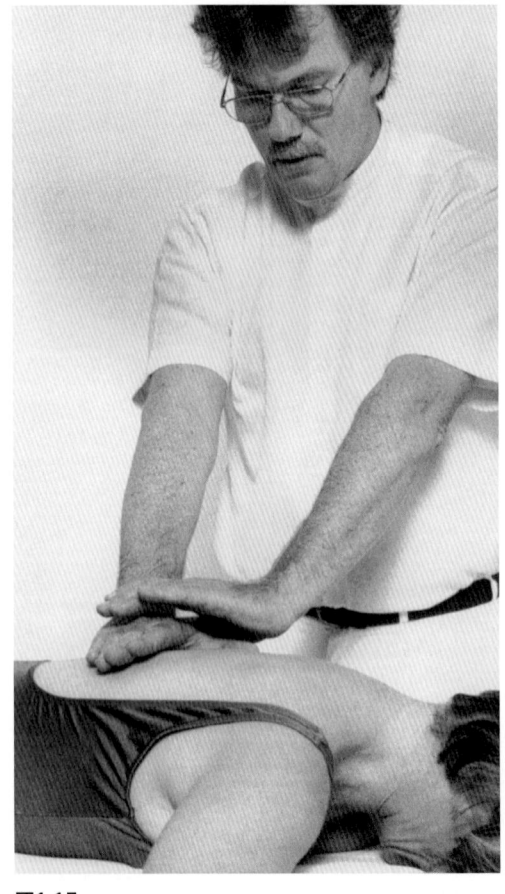

図1.15

推拿の基礎技術、大人の治療

耐えられない場合には、特に、体の若干へこんだ部分(胸、背中、腹部、四肢の基部)に対して、手のひらや手の一部を使うと有効な場合がある。この時、指を若干持ち上げる。

手のひらと親指の橈骨側の両方を使うとよい。力のかけ方を上手く制御し、効果をしっかりと高めるために、手の甲と親指の尺骨側の上にもう片方の手のひらを置いて、肘関節を伸ばす(**図1.15**)。

さらに、握った拳の第2指から第5指の基節骨の背面を使って力をかけることもできる。このテクニックは、軟組織の多い領域、例えば、腰、臀部、大腿部に限定することをおすすめする(**図1.16**)。

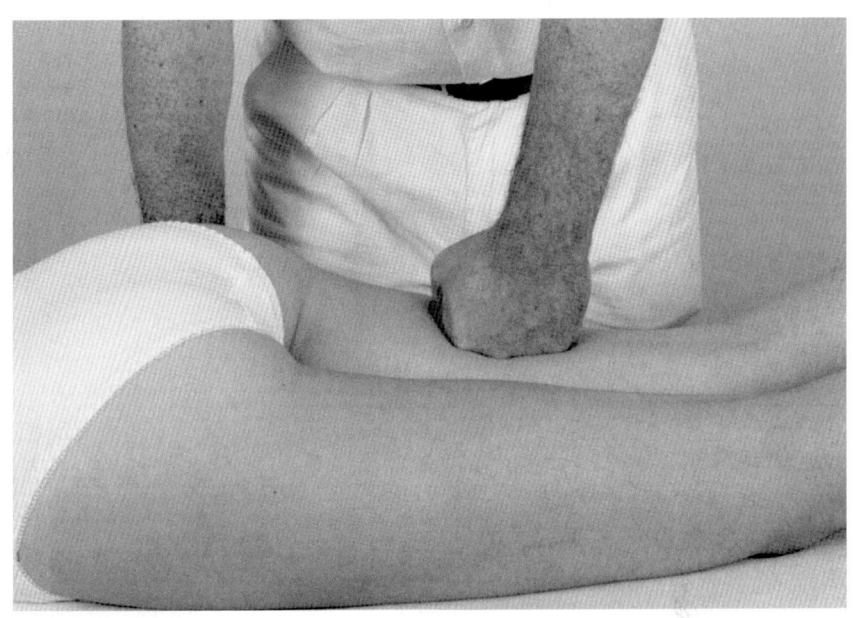

図1.16

《滚》 転がす

ここでは、特に、手の尺骨側の遠位部分と小指の基節関節の尺骨側を使って、治療領域に対して転がす動き（屈曲と伸展の動きによって転がす）を加える（**図1.17**）。

施術者は肘を若干曲げる。この動きは、手首を交互に伸ばしたり曲げたりするのと同時に前腕をすばやく回内および回外させることでもたらされる（**図1.18a-c**）。指を機能的な位置（若干手を開く）に保持する。

回転軸は、尺骨側の3本の指（第3から第5指）の基節関節の背面にわたって伸びる。転がす時には、手の尺骨側、手の甲の遠位部分、第3指と第4指の

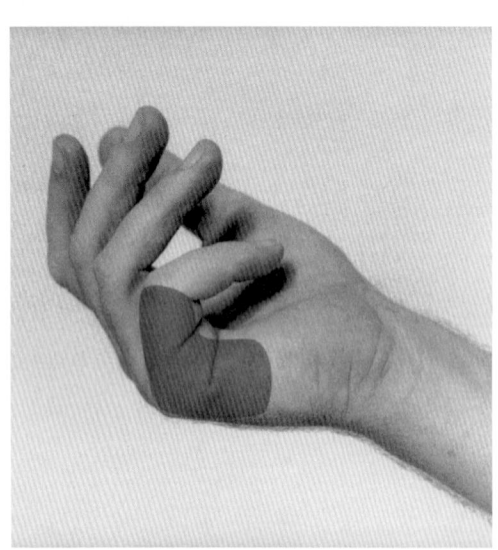

図1.17

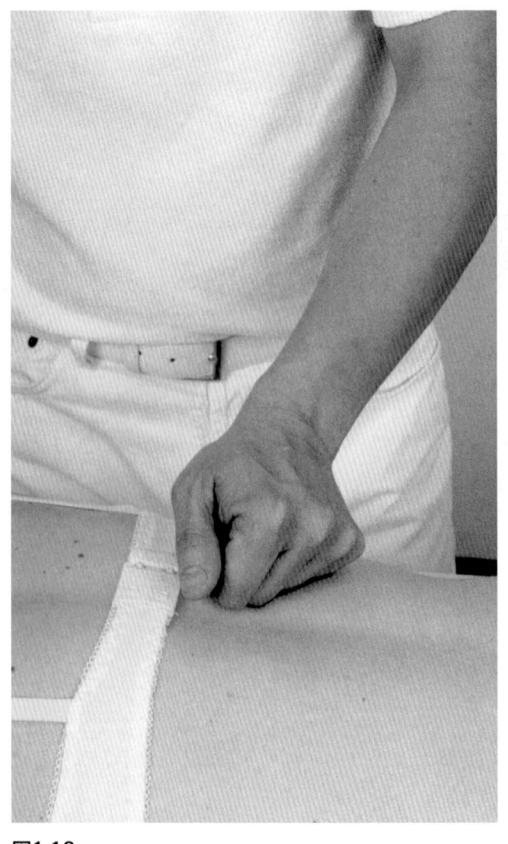

図1.18 a

推拿の基礎技術、大人の治療

基節骨の背面を、手の甲の方向に置いて行く。手のひらに向かって反対の動きをする時には、小指の尺骨側と中手部の尺骨側遠位部分を治療部位に触れたままにする。

特定の順序で、または、特定の領域の主要部分向かって、徐々に移動して行く。目標は、筋肉に対して穏やかだが深い刺激を与えることである。

滾法は、知覚障害の治療や痛みの強い陣痛の一次療法として特に適している。より集中的な局所への治療にも利用される。例えば、長い治療時間（10～20分）で上顆炎や膝関節の凹部に行う治療などである。

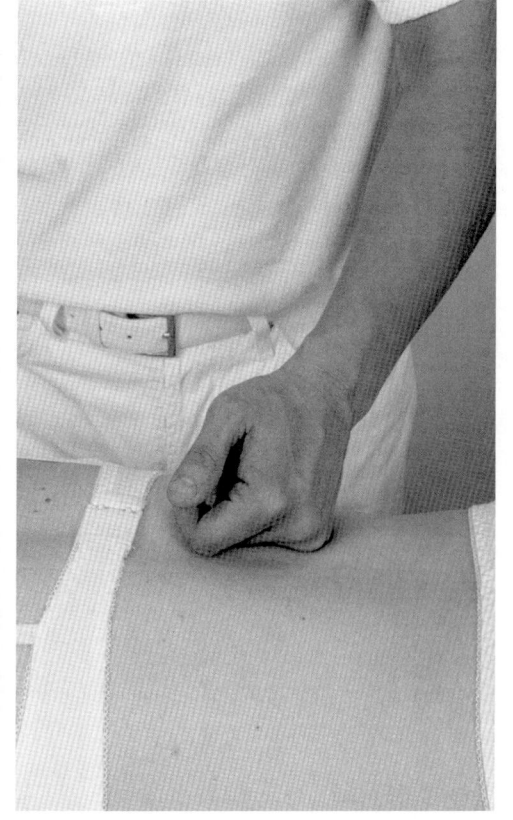

図1.18 b

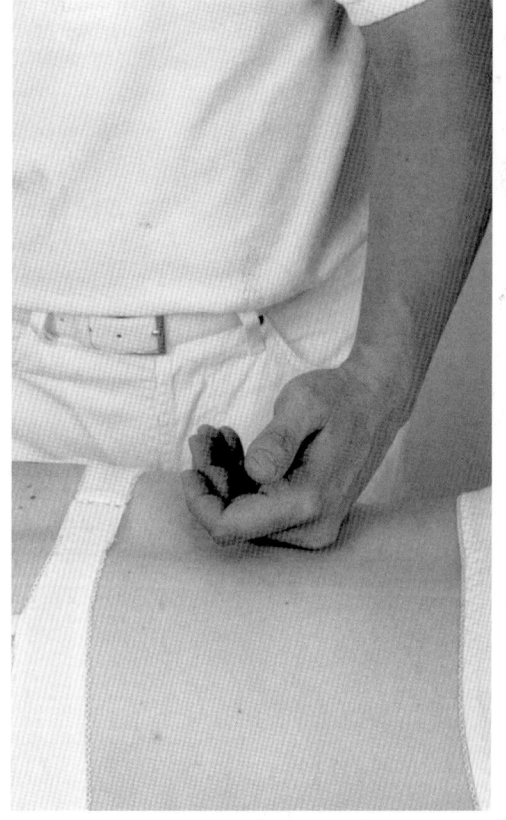

図1.18 c

小指の末節骨の尺骨側での滾法は、狭い領域の治療に適する。親指を伸ばして、他の四指を曲げ（拳をかるく握る）、前腕をすばやく回転（回内、回外）させて動かす。

　より広範囲の滾法では、拳を握って第2指から第5指の基節骨の背面と基節および中節を用い、手首をすばやく曲げ伸ばしして行う（**図1.19a、b**）。

　手首を橈骨側および尺骨側に揺り動かす動き、つまり、転がす動きに対して横断する方向の動きも可能である。

　親指の縁部と手の尺骨側を使った上述のテクニックがより有効だと考える。

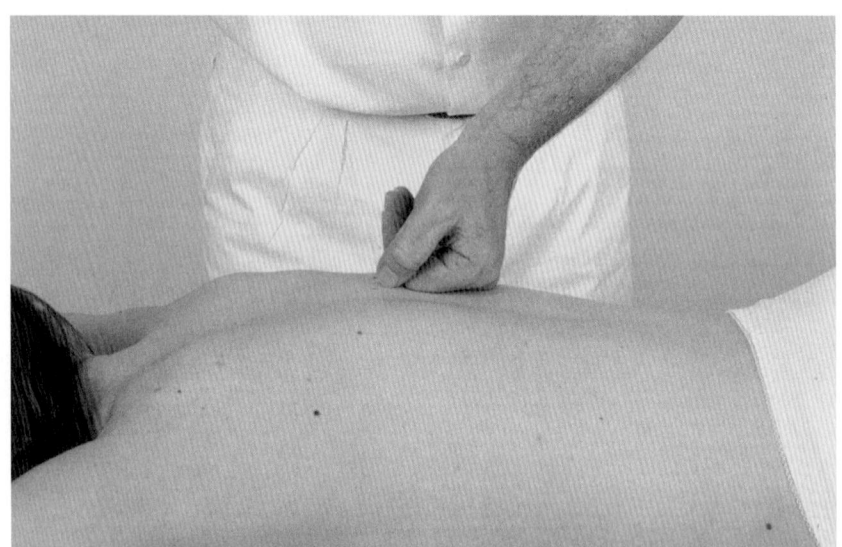

図1.19 a

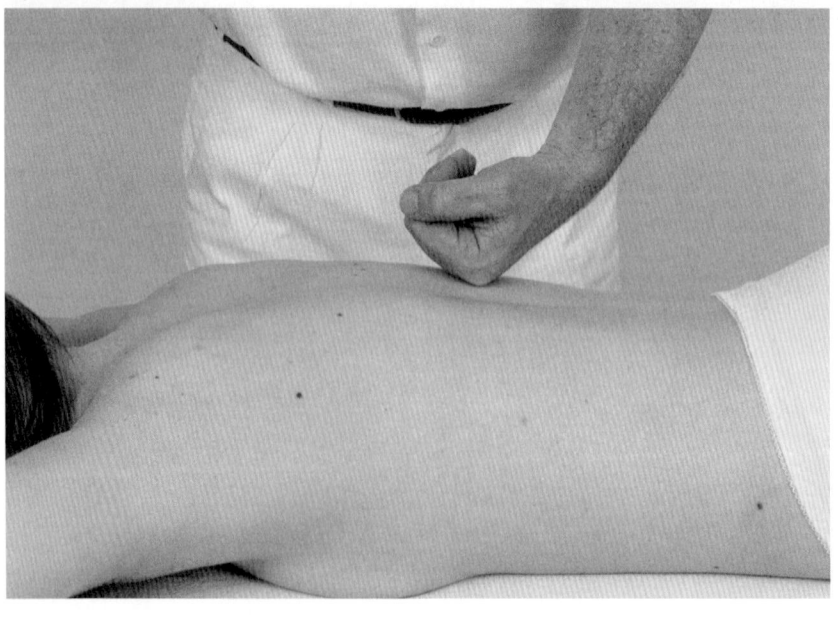

図1.19 b

2
おもな運動系疾患に対する治療

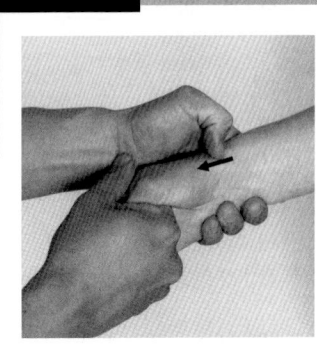
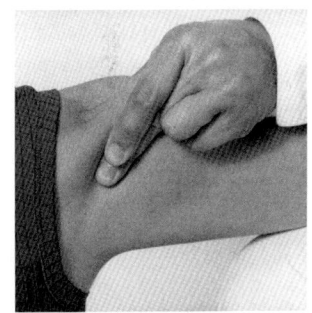
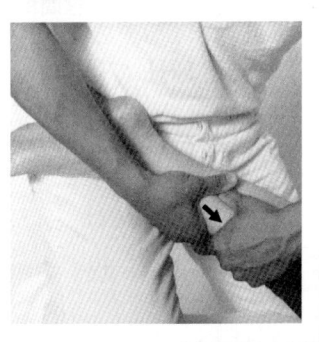

脊柱

頸部脊柱

虚証
起き上がったり立ち上がったりする時の首の痛み、めまい、星が見える症状、耳鳴り、聴力の低下、手のひらや足の湿り、夜間の睡眠障害、興奮性、筋肉痛に似た背中の痛み、下肢の衰弱感、舌苔を伴わない紅色舌、細かい頻脈。

実証
肩と胸部脊柱部へ広がる首の痛み、刺すような痛み、容易に場所を特定できる痛み、光沢のない指の爪、広範なかゆみを伴う乾燥肌、斑点のある深紅色舌、細かい緊脈。

■ 頸部症候群
機能的単位としての頸部脊柱に関連した痛み、慢性の筋肉痛、神経根の炎症と椎間板ヘルニアを伴うまたは伴わない椎間板に関連した愁訴。

虚証に対しては
- BL-23
- KI-3

実証に対しては
- ST-36、ST-40
- GB-34

一般的な治療

《按法》 圧迫する
- 親指で
- GB-20、GB-12、GB-21
- SI-14、SI-11、SI-10
- LI-14、LI-11

《推法》 押す
- 手のひらの付け根で
- うつぶせで
- 足の太陽膀胱経の上を頸椎の下部から下肢に向かって両側をゆっくりと。
- 5～8回
- また、患者を座らせて頸椎下部から仙骨まで押す。

→図2.1

《拿法》 つかみあげる
- うつぶせで
- 指を組んで、手のひらの付け根の間で首の筋肉をつかみ上げ、天井に向かって引っ張り上げる。
- ゆっくりと引き上げていって、1～2秒間保持し、つかんだ手を完全には離さずにゆるめる。
- 3～5回

→図2.2

《揉法》 揉む
- 親指または親指の先端で
- 患者を座らせて
- 空いている方の手を患者の額に置く。親指の腹で、足の太陽膀胱経と足の少陽胆経の上を優しくおさえて円形に動かし、後頭部から首にわたって下降していく。
- 患者の反応によって、特に敏感な領域がわかる。
- 治療は傍脊椎領域に制限して、両側に施す。
- 約3分間

→図2.3

脊柱

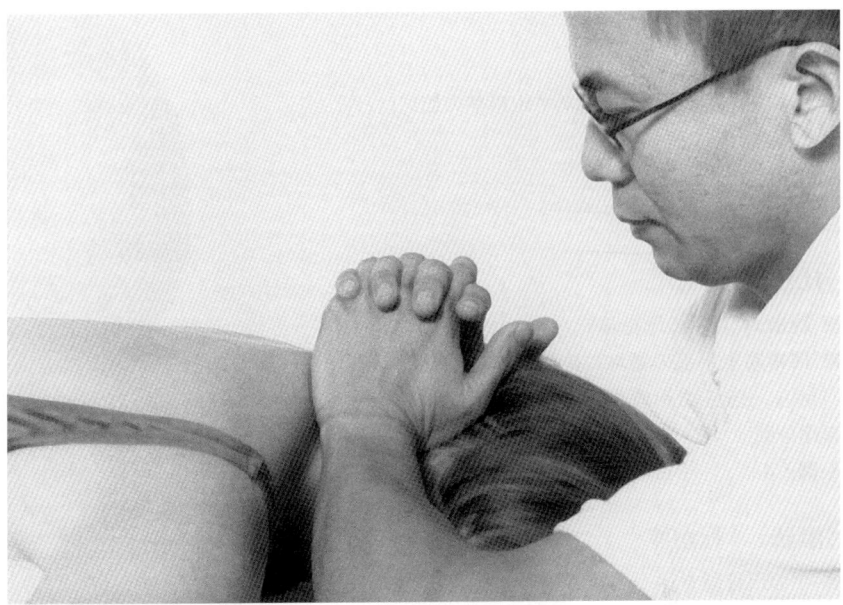
図2.2

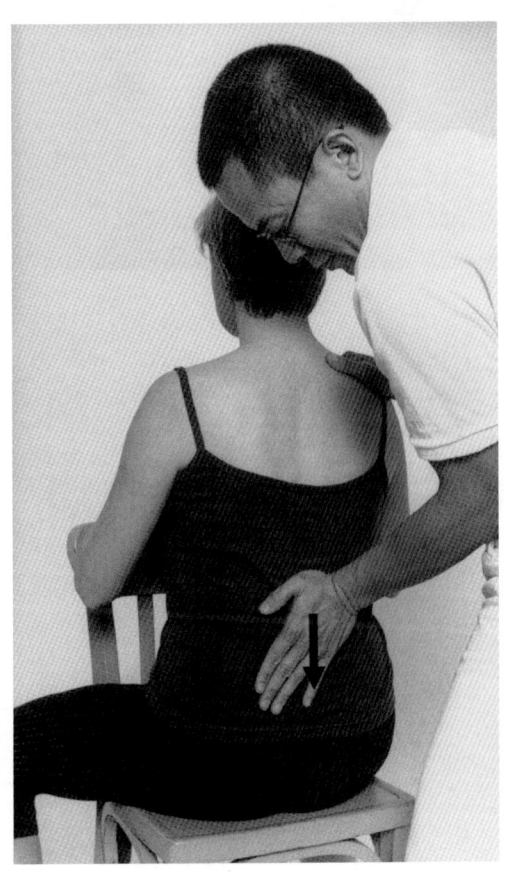
図2.1

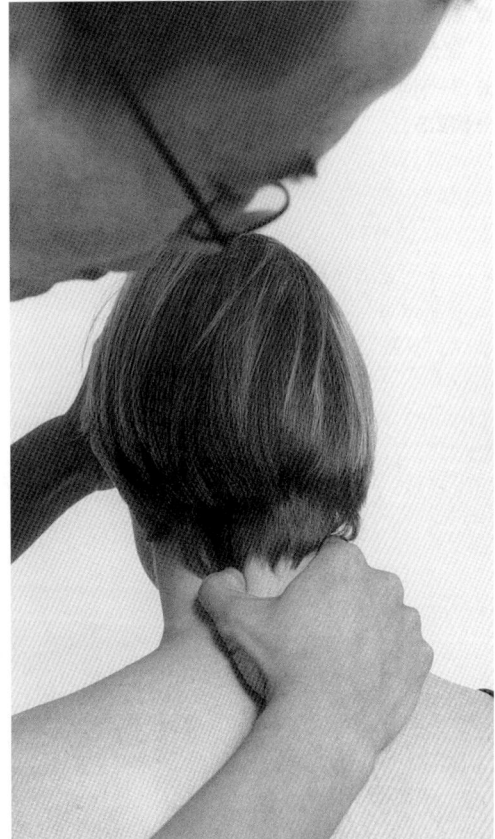
図2.3

《滾法》 転がす
- 手の尺骨側で
- 僧帽筋の中央部からはじめて水平部の領域にわたって、両側に施す。
- 3分間
- →図2.4

《揉法》 揉む
- 親指または手の母指球で
- 僧帽筋水平部の領域にこのテクニックを使いながら、先述した治療を続けることもできる。
- 3分間
- →図2.4

《滾法》 転がす
- 手の尺骨側で
- 患者を座らせて
- 腕の陽面の3本の経絡を治療する。前腕の中間部から肩まで両側を上がっていく。
- 3~5回
- →図2.5

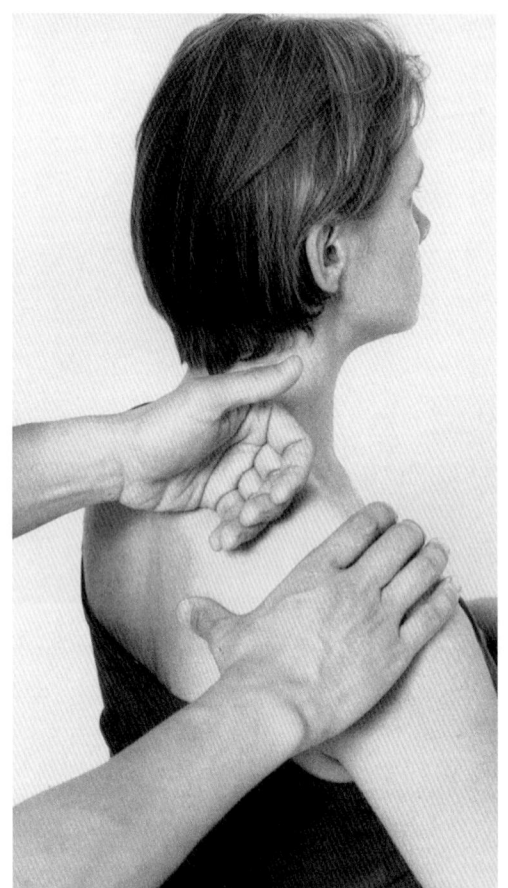

図2.4

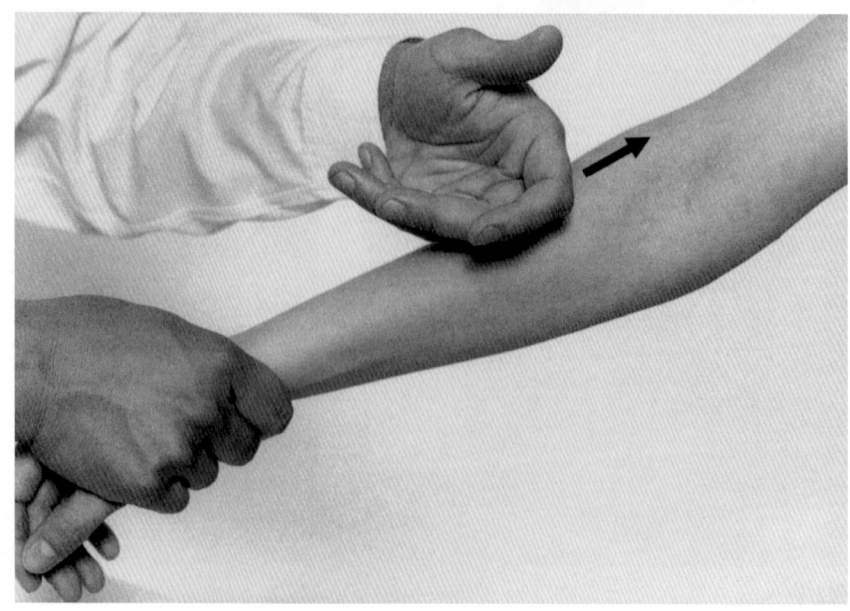

図2.5

《牽引》 牽引する

- 患者を座らせて、腕を前方向に45°上げて、横方向に45°開く。
- 両手で患者の中手骨と手根骨をしっかりと握る。患者の体幹部を椅子の背もたれさせ、踏ん張らせる。
- 約10〜15秒間引っぱり続ける。
- 5〜8回
- →図2.6

> ! 薬指と小指を施術者の対応する指でつかんで牽引してもよい。

■ 筋硬症（ミオゲローゼ）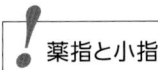

痛みのある筋肉の索状硬結
横抜　横方向の摩擦

- 親指の先端で
- 患者を座らせ、頸椎の傍脊椎筋肉上に
- すばやく連続的に、筋肉の方向に対して横方向に2〜3回摩擦する。
- 連続して治療するのは、最大で2から3箇所の筋肉硬化にした方がよい。

→図2.3を参照

筋硬結
《揉法》 揉む

- 親指で
- 患者を座らせ、頸椎の傍脊椎筋肉上に
- 患部に5〜20秒間

→図2.3を参照

> ! このテクニックで痛みが強すぎる場合には、滾法で局所的に治療することをすすめる。

■ 頸頭部および頸腕症候群

➡ 「上肢」（p.44以下）の節に、補足的な治療テクニックに関する情報がある。

《牽引》 牽引する

- 患者を椅子に座らせて
- 施術者は患者よりも高くなるように治療台に座り、患者の背後で、膝を曲げて、前足部を患者の椅子の端で支える。手のひらの付け根で、乳頭状突起の内側で患者の後頭部を両側からつかむ。指を上に向け、後頭部と側頭部に当てて平らに置く。曲げた肘を両肩の前に置いて患者を固定する。患者の頸椎をまっすぐにして（脊柱後弯を

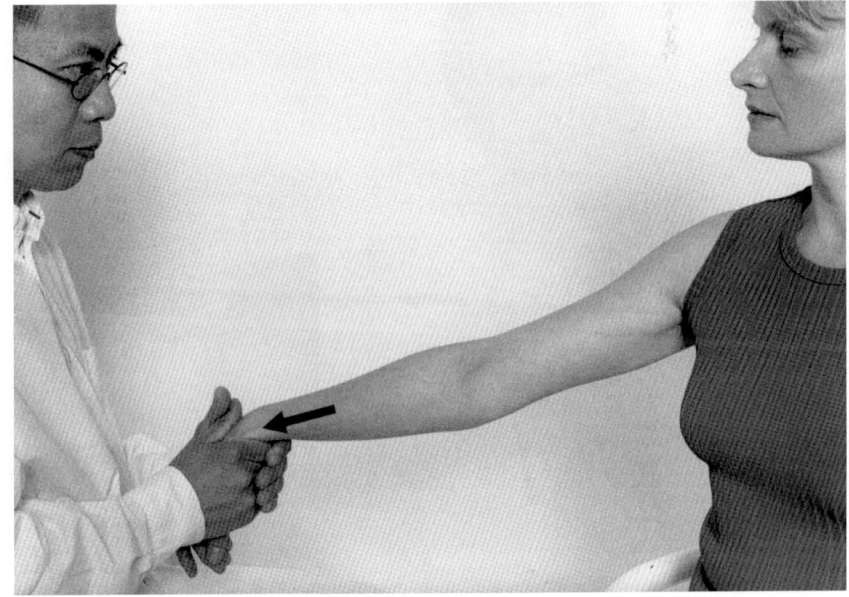

図2.6

弱め)、施術者の体幹部を後に反らすことによって、牽引する。
- その後、患者はリラックスして後にもたれ、施術者の大腿部の間で背中を支えられる。患者の頸椎が沈んで脊柱後弯が増さないようにし、後頭部をつかんだままにすること。
- 牽引治療は、連続して2回ほど行い、1回あたり5～10秒間引っぱる。患者がこの療法に耐えられるなら、施術者の脊柱をまっすぐにすることによって、短時間引っ張る力を強くしてもよい。
→図2.7

《旋转(転)牽引》 回転させて牽引する
頸椎のマニピュレーション
- あおむけで
- 頸椎と肩の上部を施術台の端から突き出させる。患者の頭部と頸椎を導いて支える。
- 首を片方の手に置いて、親指を外転させる。頸椎を強く握り過ぎない(挟まない)こと。もう片方の手を、あごに当てて回転を操作することによって、牽引を補助する。可動性を確かめるために、患者の症状が許す限り両方向に回転させる。
→図2.8a

> ❗ 力のかけ方をよりよく制御するために、患者の頭頂を施術者の胸に当てて固定し、施術者の上体を前後に動かすことで牽引する。

- 痛みのある回転方向では、患者が痛みを感じ始めたらすぐに回転を止めること。患者に不快感がないか尋ねること。すべての場合に置いて、回転と牽引の状態で試しに引っぱってみることを薦める。
- すねを施術台の端に当てると、牽引に抗して肩の上部を支えることになるため、強い牽引となる。
- その時点で掛けている張力によって痛みが増さない場合には、短時間引っ張る力を強めて治療を継続することができる。
- 治療の全体の長さは約1分間。
→図2.8b

> ❗ すべての場合で、標準的な禁忌(1章、p.7)を確認することを薦める。椎間板ヘルニアと証明済みまたは疑わしい症状に由来する急性症状がある場合、いかなるマニピュレーションも避けるべきである。

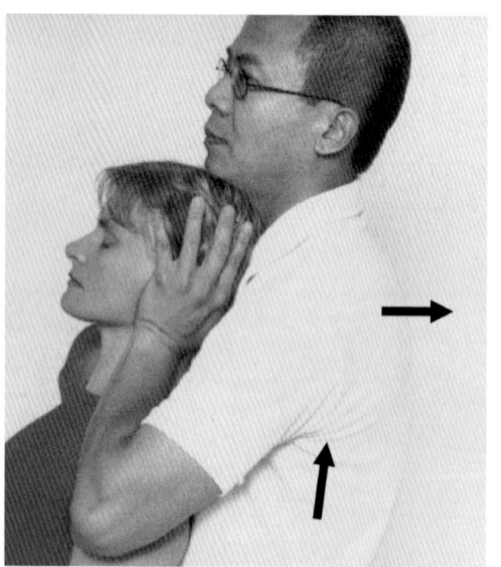

図2.7

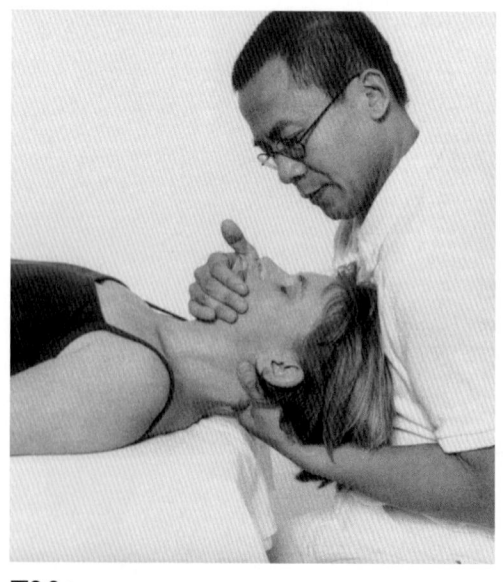

図2.8a

脊 柱

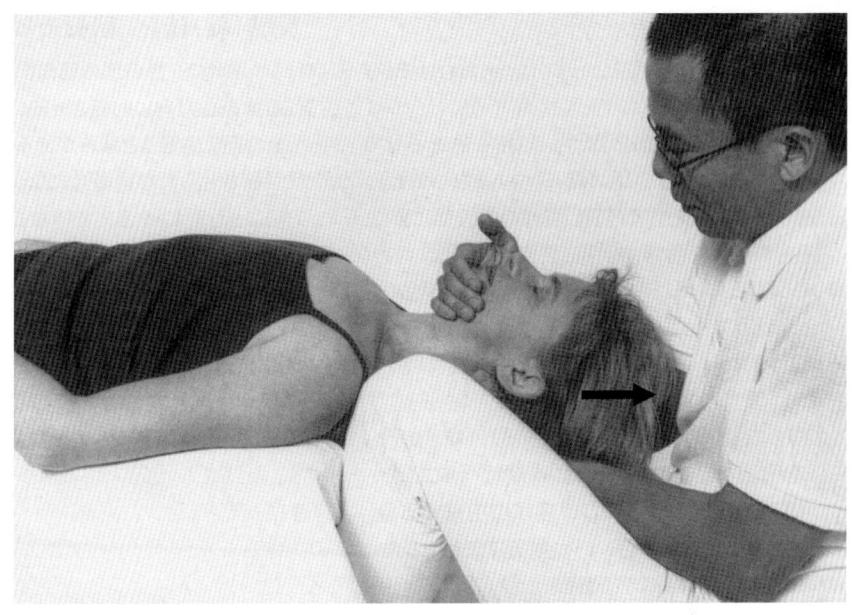

図2.8 b

《旋转(転)法》 回転させる

■ うつぶせで
■ 施術台の頭側の前に立つ(写真の例は右回転)。施術者の左手の母指球と親指を、患者の肩甲骨の上端に当てる。患者の後頭部の右側を患者の胴体側から上に向かって反対の手でつかむ。その結果、右の肩甲挙筋と反対側の頸傍筋が伸びる。
■ 2〜3回ゆっくりと回転を施す。そうすることによって回転成分と牽引成分が短い距離にしか及ず引き続きマニピュレーションを行うことができる。
→図2.9

> ! すべての場合で、標準的な禁忌(1章、p.7)を確認することを薦める。椎間板ヘルニアと証明済みまたは疑わしい症状に由来する急性症状がある場合、いかなるマニピュレーションも避けるべきである。

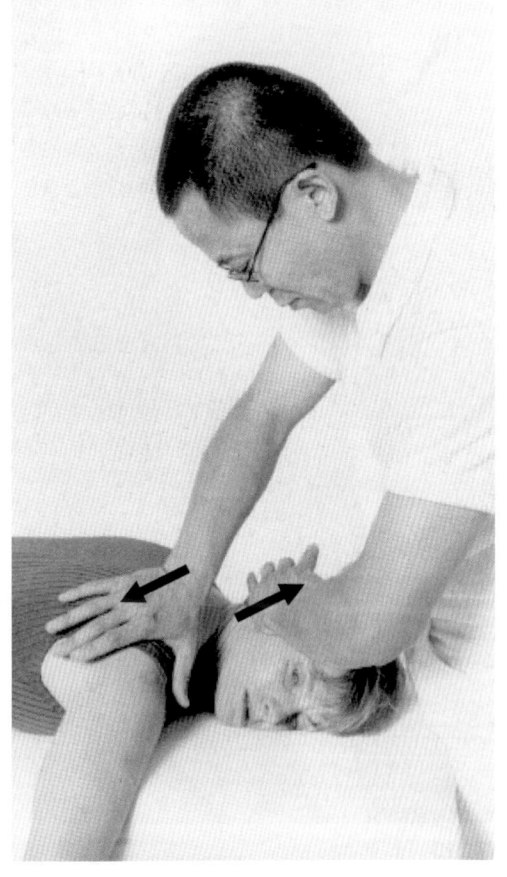

図2.9

《側扳》 ストレッチ

- 胸鎖乳突筋と斜角筋については、あおむけで(写真の例は左側)
- 施術台の頭側の前に立つ。親指を外転させて右手を患者の首の下に置く(つままないこと)。左の手のひらを患者の肩、肩峰の中央部に置く。患者の頭部を回転させずに右側に曲げる。
- ゆっくりと伸ばし、穏やかなストレッチから始めて2、3回リズミカルに伸ばし、2〜3秒間保持する。

→図2.10

> ! すべての場合で、標準的な禁忌(1章、p.7)を確認することを薦める。椎間板ヘルニアと証明済みまたは疑わしい症状に由来する急性症状がある場合、いかなるマニピュレーションも避けるべきである。

《旋转(転)法》 回転モビリゼーション

- うつぶせで、首前部の筋肉を伸ばす。
- 頸椎を右方向に回転させる。他の理由から、完全に回転させると痛みがあるか、または、完全に回転させられない場合には、枕かタオルで接触側にクッションを当てて持ち上げる。左の手のひらを患者の左あごの角度に沿って当て、頭側を押して右方向へ回転させる。右手は肩の前と肩峰に置く。
- 穏やかなストレッチから始めて、2、3回伸ばす。

→図2.11

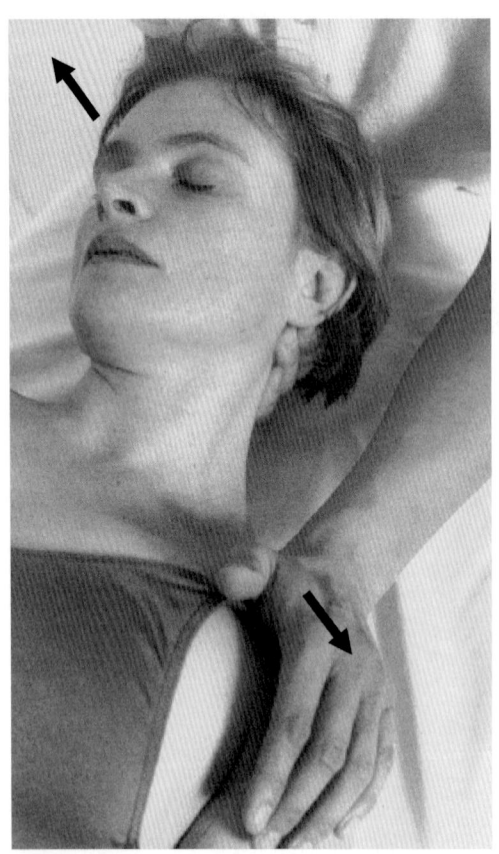

図2.10

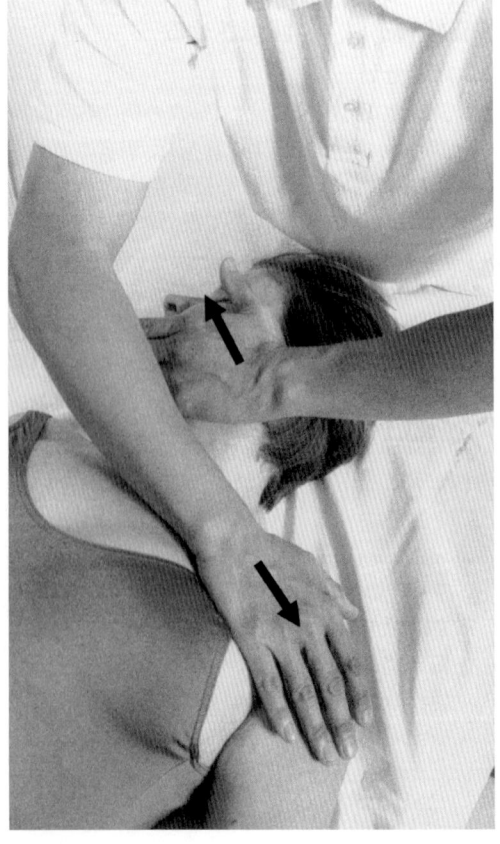

図2.11

脊柱　27

《牽引》　牽引する

■ 放射性の痛みがある側の5本の指を牽引する。肘と手首関節を伸ばして、腕を斜め前へおよそ45°挙げる。片手で、前腕遠位を固定する。もう片方の手の尺骨側の2、3本の指で、1本の指をしっかりと握り、指、中手骨、手首にわたって徐々に引っぱり、2、3秒間保持して離す。
■ 一度に1本ずつ行う。
→**図2.12a、b**

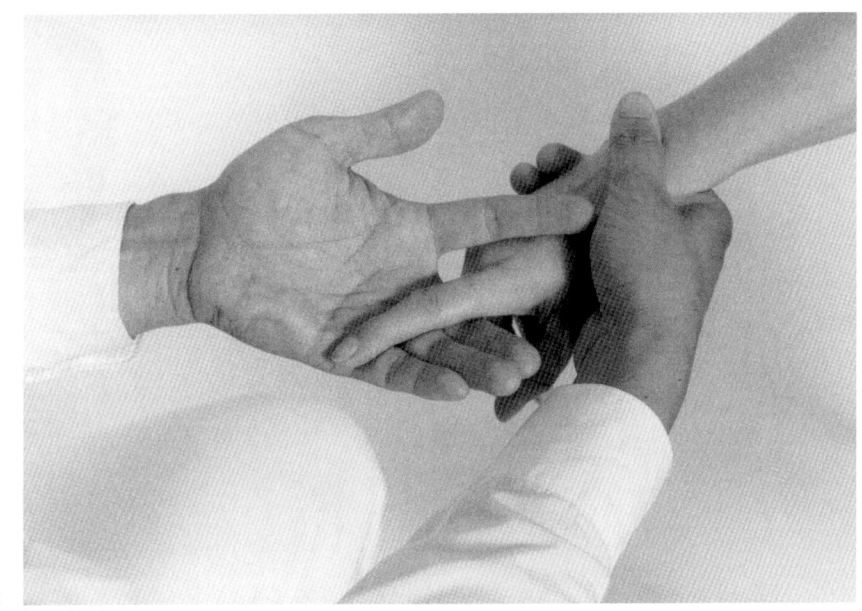

図2.12 a

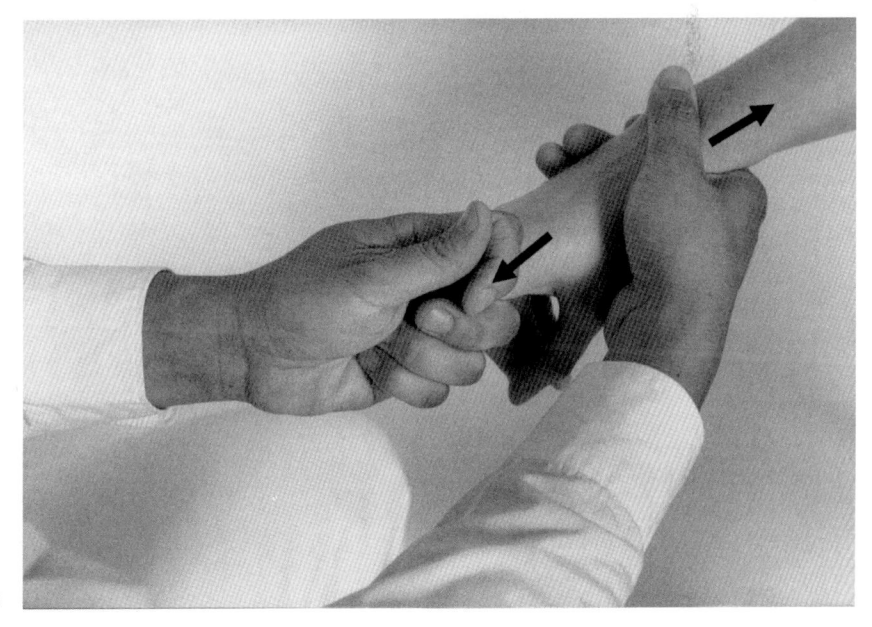

図2.12 b

《牽引》　前腕を揺らすテクニックで牽引する

- 患者を座らせて
- 患者の斜め前に座り、患者の肩の上部を患者に近い方の手で固定する。反対の手で、中手骨をつかむ。開始位置で、手首と肘関節をほぼ最大まで曲げ、腕を斜め前へおよそ45°挙げる。
- 手首と肘関節を若干内方に回転させて伸ばし、最終位置まで短時間で急に引っぱる。
- 5〜10回

→図2.13 a、b

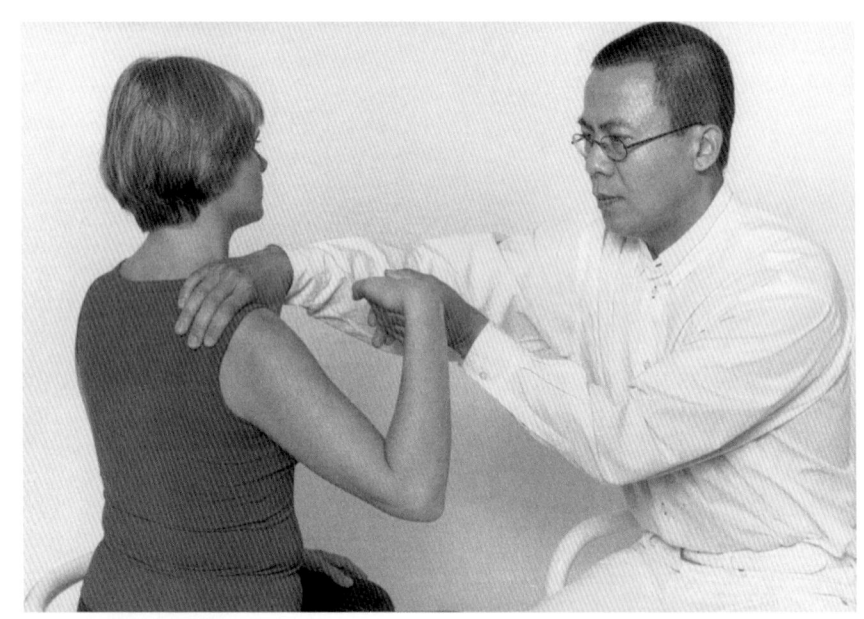

図2.13 a

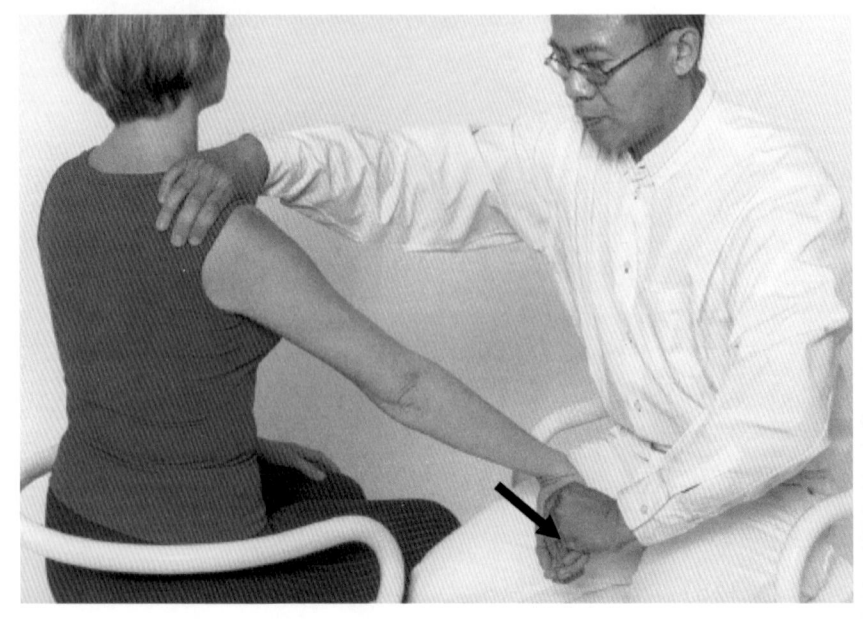

図2.13 b

胸椎および腰椎

虚証
拡散痛、局所的な冷感、暖めたり圧迫したりすると楽になる症状、精神的不安、不眠、手足の汗ばみ、寝汗、白い舌苔のある紅色舌、細かい頻脈。

実証
強くて容易に場所が特定できる痛み、日々の軽い運動で軽減される痛み、目眩と頭重、黄色い舌苔のある紅色舌、弦脈、滑脈。

■ 背部、腰部、仙腸骨症候群
機能的単位としての背中に関連した痛み、慢性の筋肉痛、神経根の炎症と椎間板ヘルニアを伴うまたは伴わない椎間板に関連した愁訴。

虚証に対しては
《按法》 圧迫する
- KI-3
- BL-60

実証に対しては
《按法》 圧迫する
- SP-6
- GB-34

一般的な治療
《按法》 圧迫する
- BL-23
- BL-40

《按法》 圧迫する
- うつぶせで
- 母指球と親指を足の太陽膀胱経の上に広範に置いて、下方へと順に部分ごとに圧迫する。もう片方の手を最初の手の橈骨側の甲と親指の背に重ねる。慎重に圧力を調整すること。
- 肘関節を最大に伸ばして肩帯を固定し、施術台の横に立って、施術者の体重を(前後に)移動することで圧力をコントロールする。

- 圧力に耐えられるかどうか患者に訊くこと。各部分に1回ずつ、ゆっくりと圧力をかけてはゆるめ、上部頸椎から仙骨まで最大で3回繰り返す。
→**図2.14a、b**

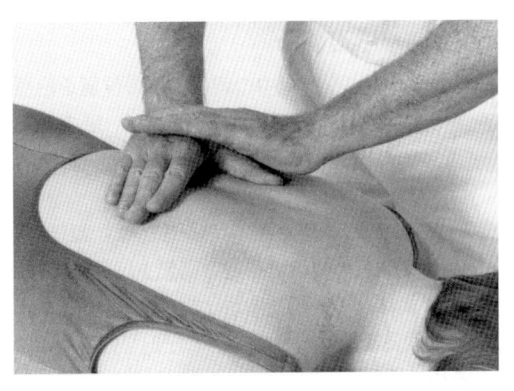

図2.14 a

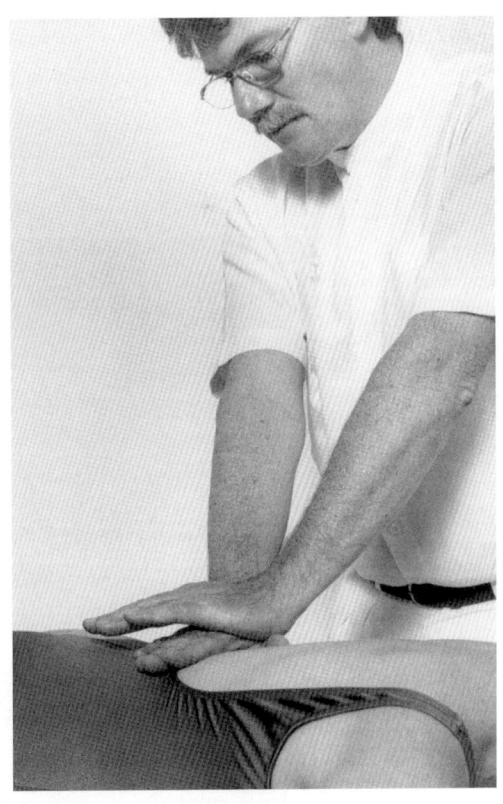

図2.14 b

《按法》 圧迫する

- うつぶせで
- 施術台の頭の方に立ち、親指の腹をSI-14に置き、広げた指で肩甲骨の両側を緩く支える。
- ゆっくりと圧迫を強めてはゆるめる。
- 3~5回
- →図2.15

《按法》 圧迫する

- うつぶせにする。背中の両側の目の位置を治療する。いわゆる背中の目の位置とは、足の太陽膀胱経のBL-52の下に位置し、脊柱の両側のL3の高さにある。
- 腰部脊柱の下側部分に向かって立つ。親指で、L3の横突起の位置で組織の両側を圧迫する。
- L3の横突起の先端に向かって、体の鉛直線に斜め内側に圧迫する。ゆっくりと圧迫を強めてはゆるめる。
- 3~5回
- →図2.16

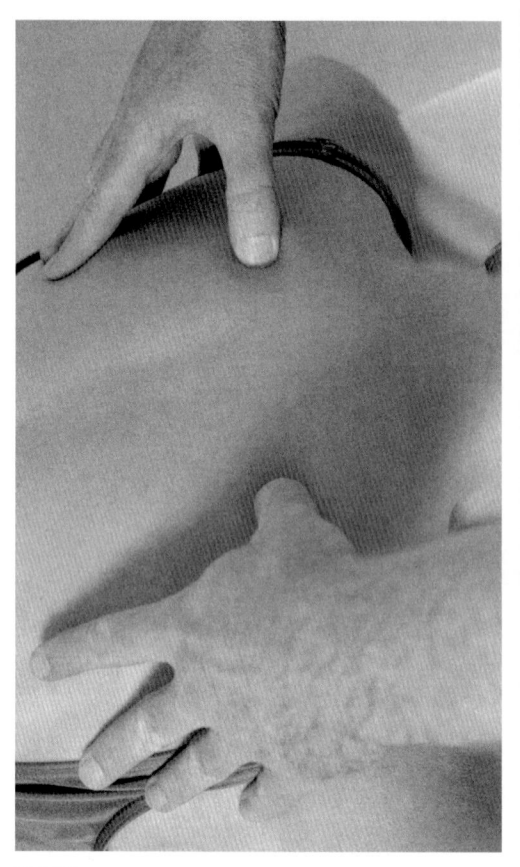

図2.15

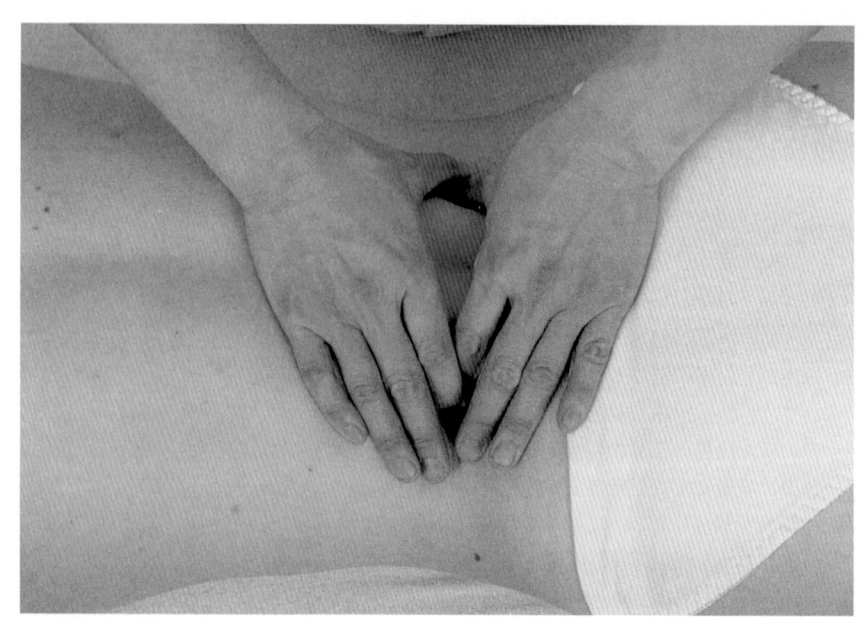

図2.16

- バリエーションの一つは、ピンチ・グリップを握るように重ね合わせた親指と人差し指で、揉む動作と圧迫を交互に行って背中を治療する。
- 1～2分間

《按法》 圧迫する

- 肘で
- うつぶせにする。背中の両側の目の位置を治療する。
- 患者の痛みの少ない側に立ち、背中の向こう側に腰をかがめて、足の太陽膀胱経のBL-52の下に肘の先端を置く。L3の横突起の先端に向かって、若干内側に傾いて肘の先端で圧迫する。空いている方の手で施術台の端を持って、施術者の上体のバランスをとり、力をかける方の肘先の圧力を調整する。
- →図2.17

《拍法》 軽くたたく

- 指を開いて、手をカップ状に丸めるか、手の尺骨側で。
- うつぶせで、傍脊椎筋上と、胸部および腰部の隣接した領域に。
- 約1分間
- →図2.18

図2.17

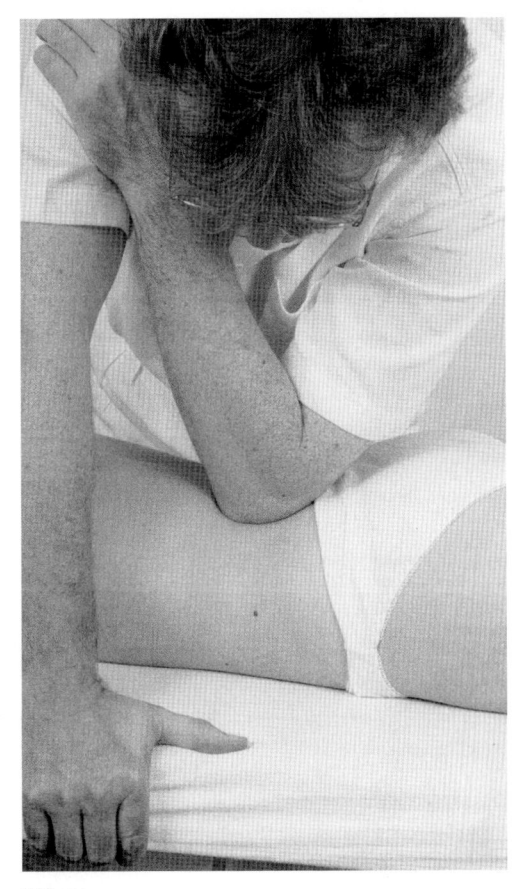

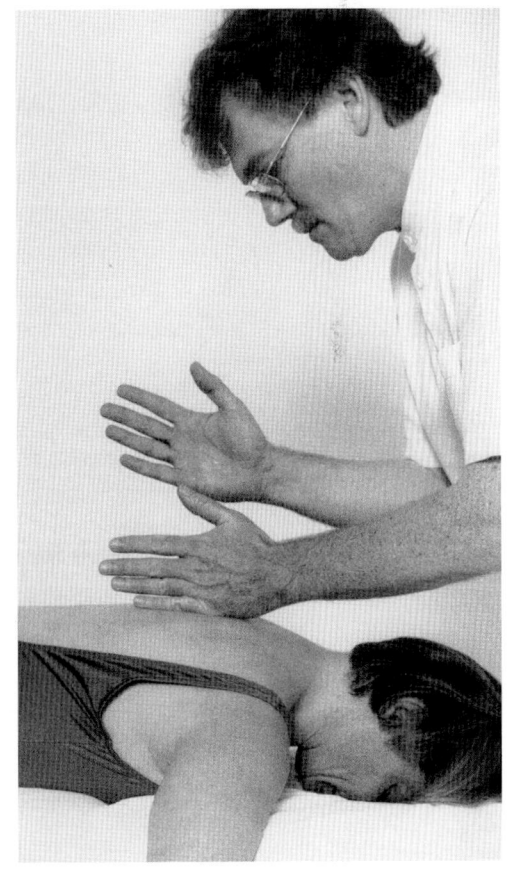

図2.18

《推法》 押す

- うつぶせで
- 施術台の長辺のそばに立つ。右の手のひらの付け根を広く置いて、左手で覆うようにして補助し、頸部または胸椎から下に向かって足の太陽膀胱経上を強く押す。ここで、前述の支持テクニック（1章の「推拿の基礎技術」を参照）を肩帯で使うことができる。上腕を上体につけて腸骨稜で肘を支える。
- 足の太陽膀胱経を首から仙骨まで施術して、次に、臀部から大腿部と下肢の背側を通って、つま先の外側縁まで施術する。ハムストリングから下は、親指で押すテクニックで治療する。首と頸椎の領域では若干弱く押すことを薦める。
- 5回
- →図2.19 a-d

> ❗ この推法は、長い間隔を空けずに行うことが重要だ。治療で扱う部分が長いため、いくらかの練習が必要だ。主な痛みを訴えている側、例えば右側の治療からはじめよう。すべての場合において、並行して走る足の太陽膀胱経（この例では、左側）の治療も同じように行うこと。このためには、患者の左側に立って、左の手のひらの付け根で施術する。

図2.19 a

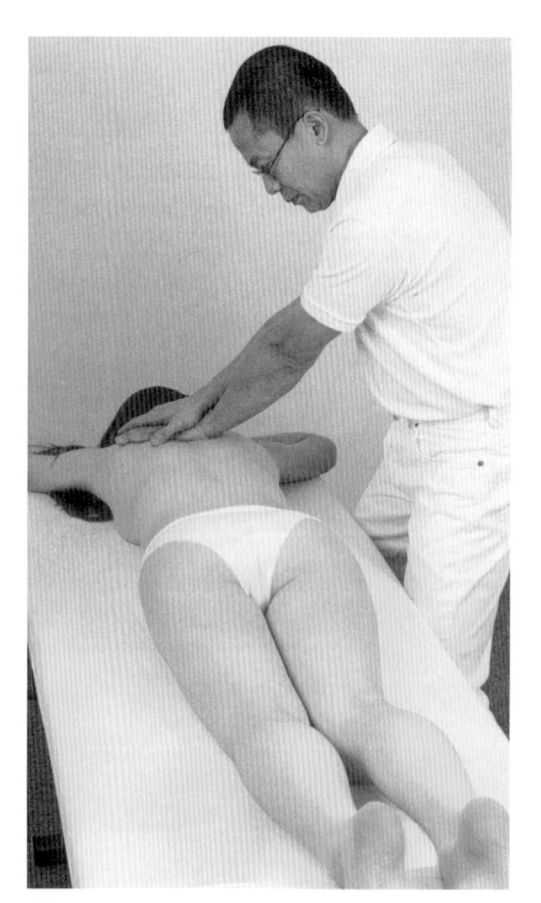

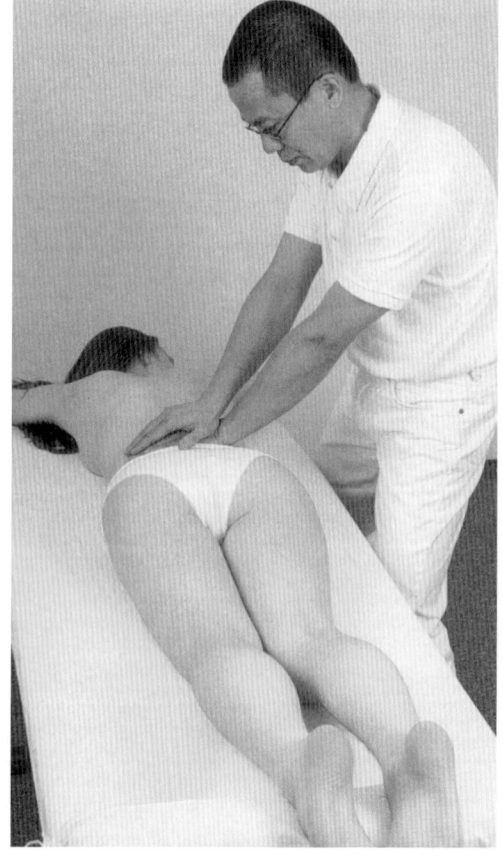

図2.19 b

脊柱

《揉法》 揉む
- 手のひらの付け根で
- うつぶせで
→1章の図1.8を参照

もしくは

《滾法》 転がす
- 手の尺骨側全体で
- 足の太陽膀胱経上を仙腸関節に向かって下りていく。
- 主な痛みを訴える側からはじめて両側を治療する。
- 3〜5分間
→図1.17a-c（1章）を参照

■ 背部および腰部症候群

《揉法》 揉む
- 親指で
- 指の先端で特に敏感なところを探す。主に、傍脊椎領域の足の太陽膀胱経およびつぼ（西洋の徒手医学でも知られている）として定位される。
- 可能なら、特に深い接触をして、ゆっくりと圧力をかけては離す。各点に対して、最大で3回行う。

《掌抜法》 接線方向反対向きに押す
胸椎の領域に
- 手のひらの付け根で
- うつぶせで
- 施術台の横に立つ。胸椎の傍脊椎筋の上で両

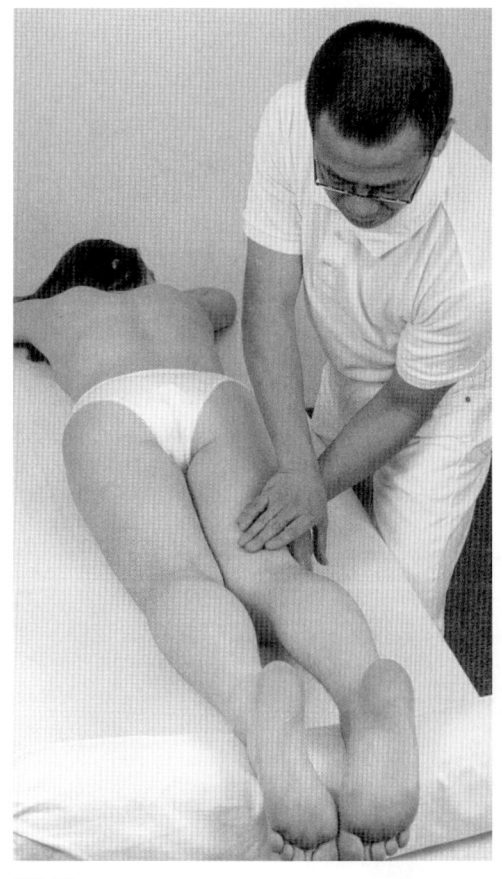

図2.19 c

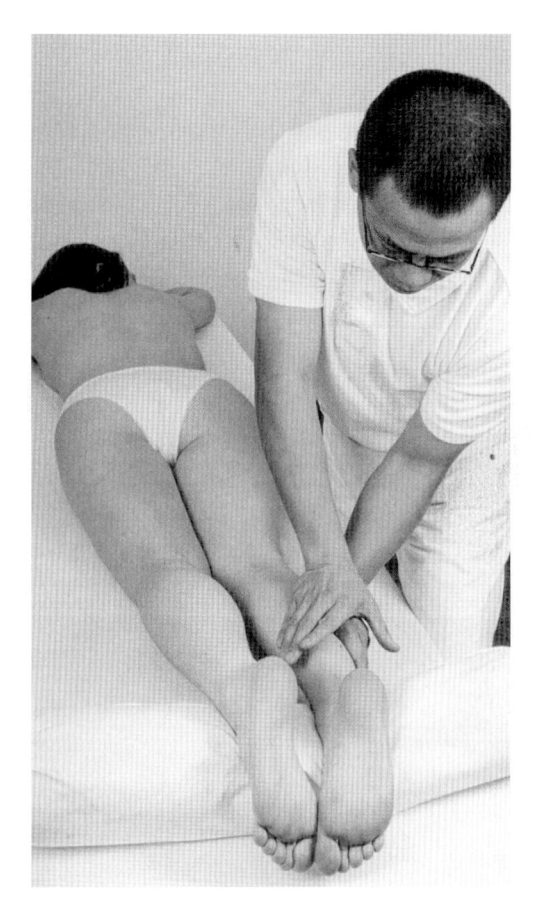

図2.19 d

手を平行にして互いに反対向きに置く。両手の手のひらの付け根をしっかりとくっつけて、肩関節でぐいっと内転を行うことによって反対方向に押す。
■ 患者にゆっくりと呼吸をするように指示する。息を吐く間に、手のひらの付け根の幅ずつ胸椎の上部から下部へと移動しながら、この反対向きに押す動作を素早く繰り返す。その後、治療する側（右左）を入れ替えて、再び（末端へ）下りていく方向でこの手順を繰り返す。
→図2.21 a、b

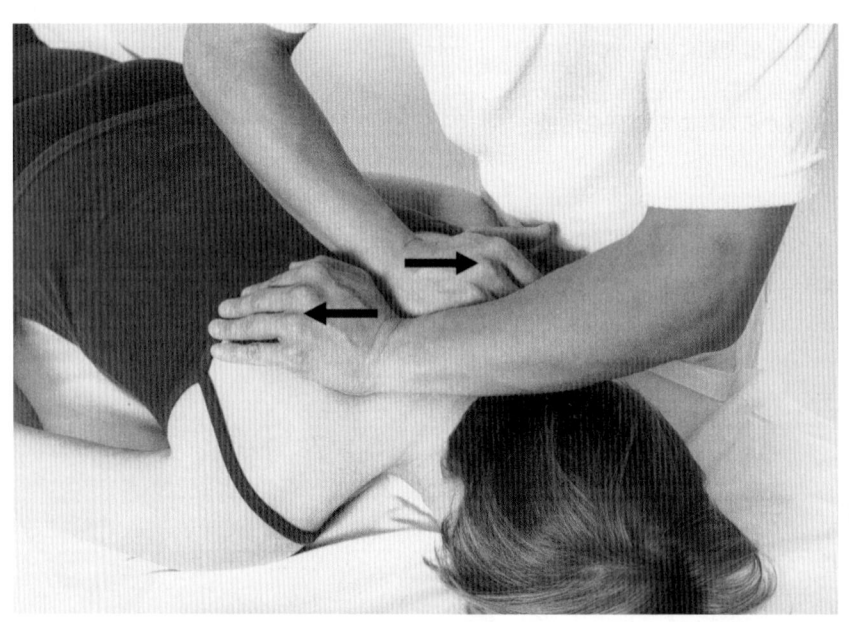

図2.20 a

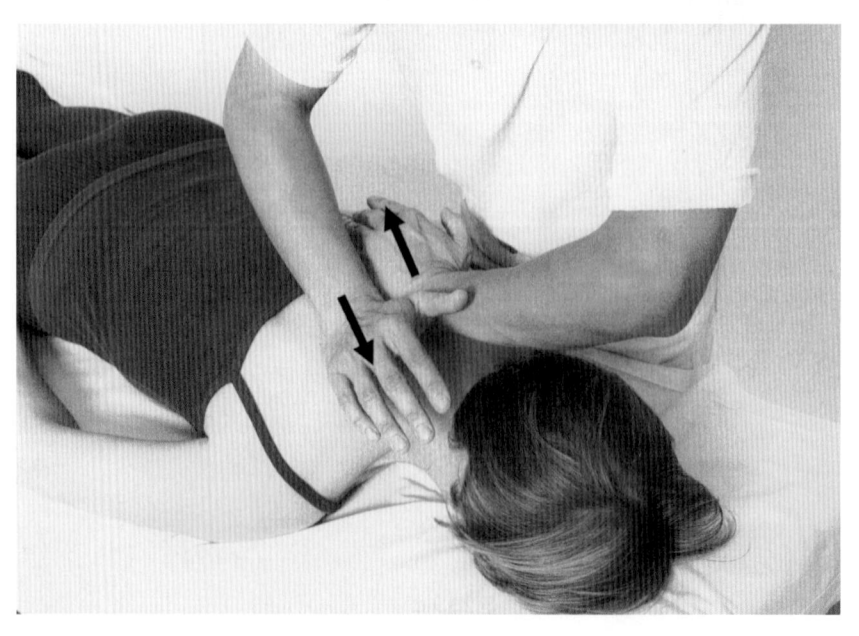

図2.20 b

《旋转(转)法》 回転モビリゼーション
脊柱、特に胸椎と腰椎へのモビリゼーションのための一般的なテクニック

■ もう一人の施術者が、座っている患者の大腿部を両手で押さえて、さらに膝で支え、患者を動かないようにする。施術者は、患者の横か後に立つ。

■ 例えば、患者の体幹部を右に回転させる。患者の腋窩の下に右腕を回し、患者の上腕を施術者の肘の上にゆったりと置く。患者をその状態に維持して、右方向へ時計回りに回す。最初は小さく、次第に大きな半径で。小さな動きの時は、円錐運動の頂点が胸椎下部に来るように、大きな動きの時は、仙骨のあたりへ移動させるようにイメージする。患者の坐骨が、座面を離れないようにすること。また、骨盤が雑に動かないようにすること。

■ 右回転または左回転で、このテクニックを2～5回繰り返す。

→図2.21 a、b

> ! 必ず小さな円からはじめて、患者の状態に応じて次第に半径を大きくしていくこと。

図2.21 a

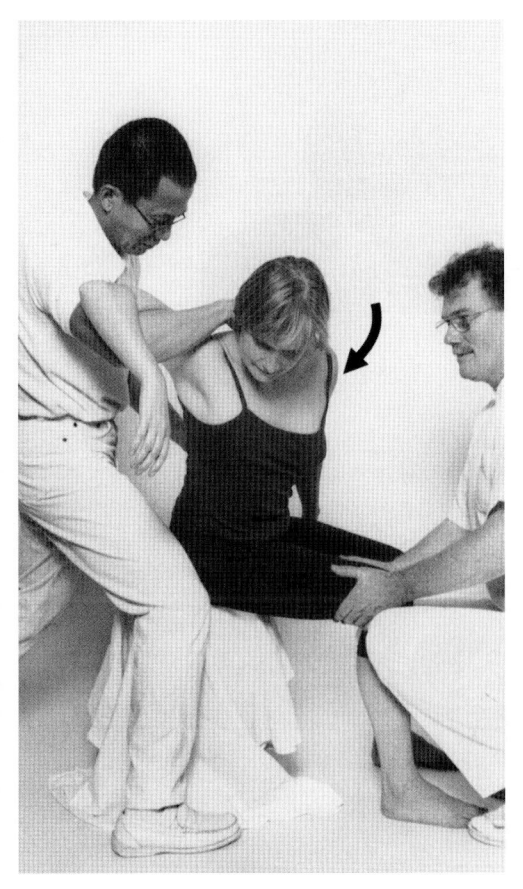

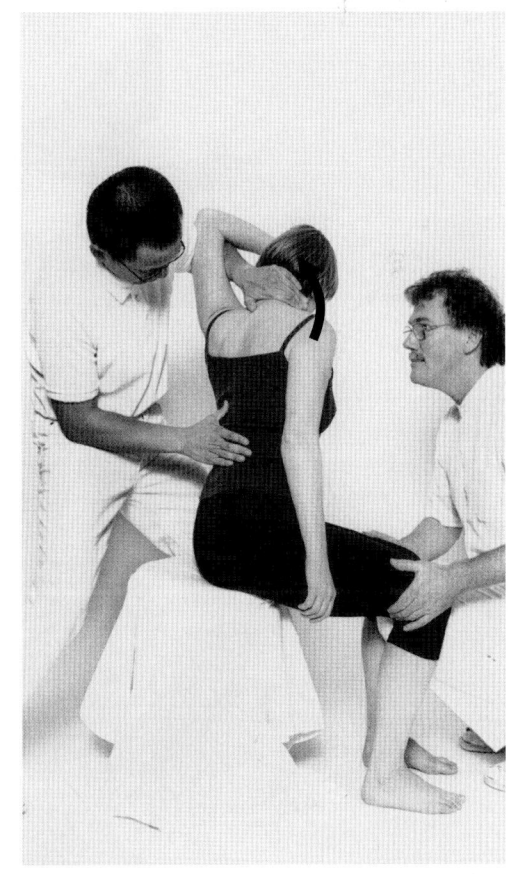

図2.21 b

《反功法》 回転させるテクニック
背部と腰部の移行部のモビリゼーション

- うつぶせで
- このテクニックは、背中の下の方の部分と背部および腰部の移行部の回転モビリゼーションに特に適している。この位置から片方の肩を持ち上げる時に、このテクニックでは、さらに患者の前弯を増大させる。胸椎および腰椎を曲げることへの感受性が、このテクニックの制限になりうる。

例えば、右方向への回転、つまり時計回りの回転を行うとする。

- 右回転では、患者の右肩を施術者の左手で固定する。施術者の右手を体の後方に置き、右の腰筋を張って抗力を与える。左手で、右肩を背面方向に引っぱり、体幹を回転させる。1～2回行う。

→図2.22 a、b

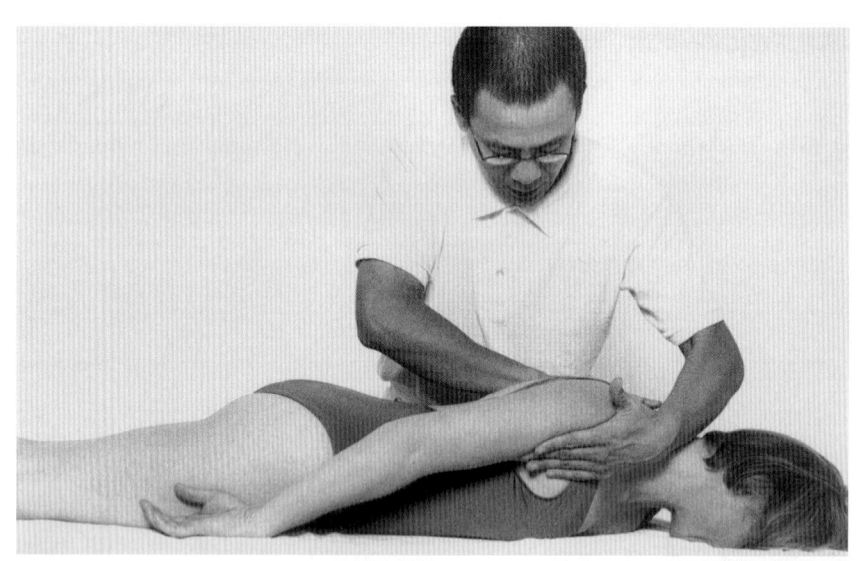

図2.22 a

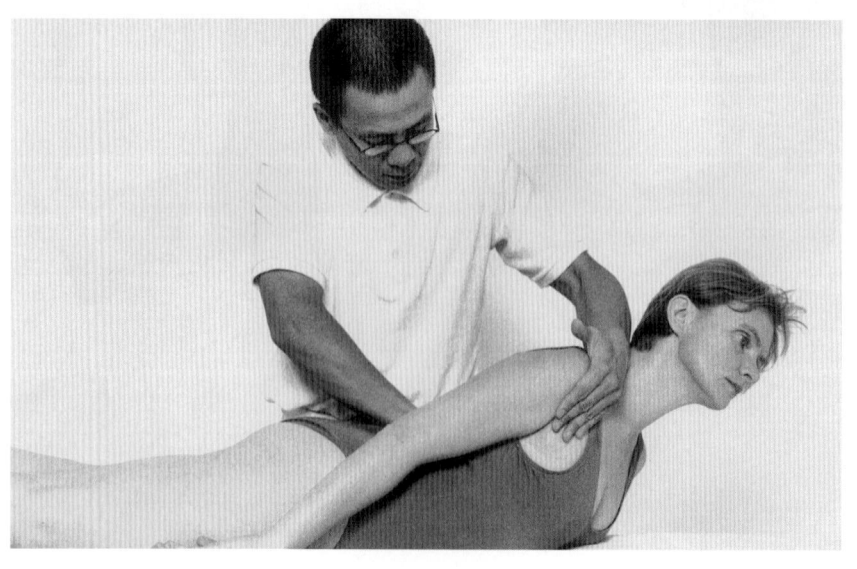

図2.22 b

■ 腰仙症候群

《側抜法》 腰椎のストレッチ
一般的なモビリゼーションテクニックとして

- 側臥位で
- 上体または下方で回転される部分の回転方向によって施術者の位置を決め、頭側から見て右方向つまり時計回りに回転を行う。この例では、患者は、体の右側面を下にしている。上体、腹部、下肢は、施術台の端近くにある。上に重ねた足を股関節と膝で曲げて、足の甲を下側の足の膝の裏に重ねる。患者の右の前腕または手を頭の下に置く。患者の左手は、腹の上の方または胸の上に置き、左腕を曲げて体側につける。
- 前腕の内側と胸の上部の間に患者を固定する。治療する腕を患者の下半身側から斜め下に向かって配置し、左側の腰部の傍脊椎筋の遠位に手のひらの付け根を当てて、左の仙骨および臀部の上に前腕遠位の内側を置く。身体の下半分に回転とストレッチを行う。
- 1回

→図2.23

> ! マニピュレーションを行う前に、回転に対する患者の感受性を注意深く常にチェックすること。

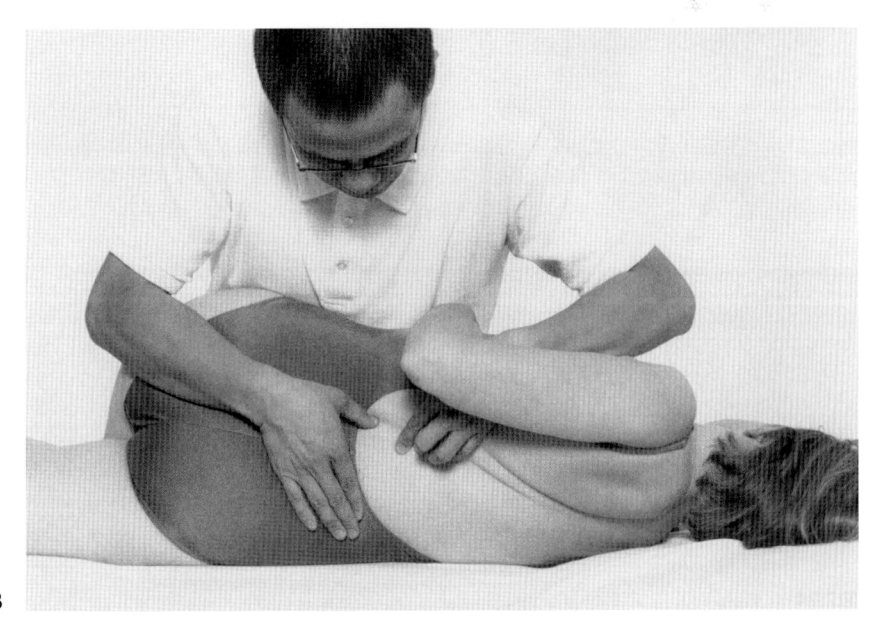

図2.23

《拉推法》　引っぱりながら押す
胸部および腰部脊椎の回転モビリゼーション、仙腸関節の伸展、臀筋のストレッチ。

- あおむけで
- このテクニックは、例えば、胸椎、背部と腰部の移行部、腰椎を右方向に回転させつつ、仙腸関節を背屈させるためのものである。
- この場合、施術者は患者の右側に立つ。股関節と膝を曲げさせて、脛骨プラトーと膝の付近で、体の下の方向から患者の右足を右手でつかみ、左腕を伸ばして手を施術者の左手でつかむ。ゆっくりと引っぱって回転を起こすと回転は肩を介して伝わり、曲げた股関節を強制的に開き、骨盤の右側を持ち上げる（左に回転）。最大3回行う。
- 回転は、両方向に行う。

→図2.24

治療のバリエーション：
- 腕を体に当てて患者を仰向けにする。
- 胸椎および腰椎の回転を弱める。
- 右側と左側で交互にゆっくりと膝と股関節を曲げる。最初は、同じ側の肩に向かってちょうつがいのような動きのみを行い、次に、股関節の内転を徐々に強めつつ、胸骨と反対側の肩に向かって膝を動かす。
- 各側面に対して5回

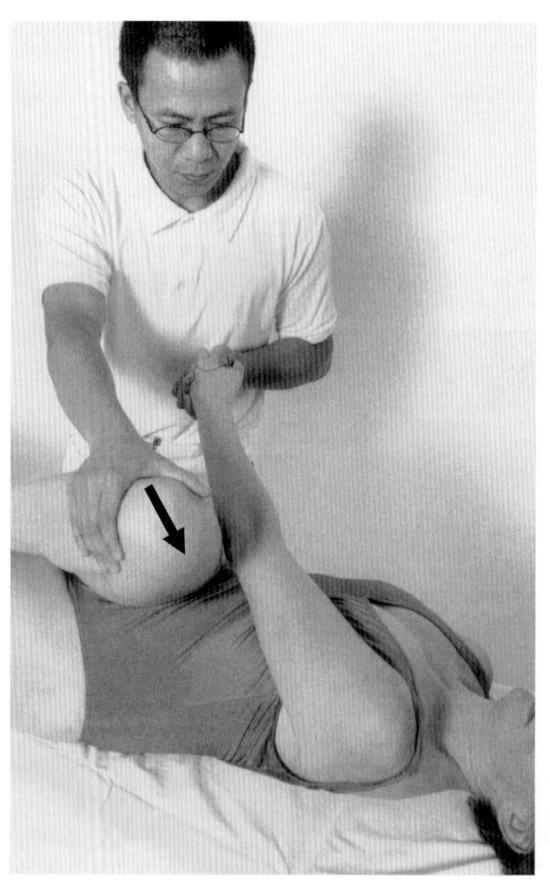

図2.24

《按膝提臀法》
膝と臀部の反対向きの圧迫と回転運動
*主に腰椎の回転モビリゼーションと
殿筋のストレッチ*

- 施術台の上で腕を体側に沿わせて仰向けにし、膝と股関節を最大に曲げさせる。
- 施術者の手と前腕で、上を向いた脛骨稜の前面を固定する。施術者のもう一方の腕と前腕で臀部を広く抱えて固定する。体幹に向かって施術者の前腕を固定する。
- 施術者が脚と骨盤を動かすことで運動を引き起こす。結果として起こる患者の円運動は、その頂点が腰椎の中央および下部の領域、つまり、右と左に向く。

- 約1分間
→図2.25

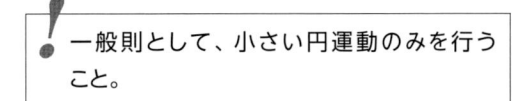

> 一般則として、小さい円運動のみを行うこと。

- 続いて、小臀筋のストレッチのために、脛骨の上端を施術者の前腕でまっすぐに押しつつ、患者の臀部を固定しているもう一方の前腕を引っ張り上げてもよい。

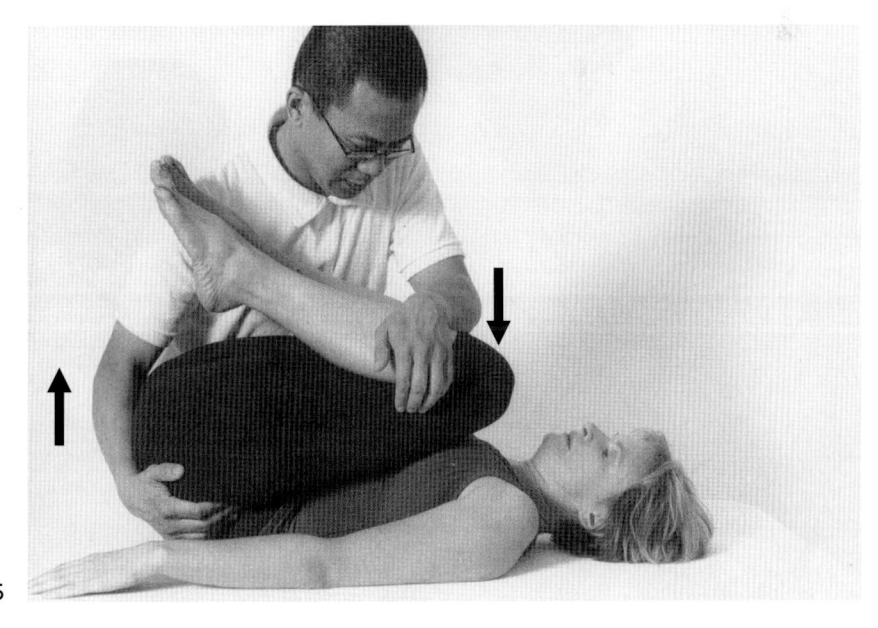

図2.25

■ 腰痛に関連した痛み

下肢の梨状筋症候群、偽神経根症

《按法》 圧迫する
- 肘で
- うつぶせで
- GB-30

《按法》 圧迫する
- 肘で
- 股関節と膝関節を曲げた状態で側臥位
- GB-29
- →図2.26

《按扱法》 押してねじる
仙腸関節のモビリゼーション、大腿四頭筋のストレッチ
- うつぶせで
- この例では、右の仙腸関節を動かしている（仙骨の背側の上極を腹側に動かし、仙骨の上極を背側に動かす）。

- 仙骨の右の縁を手のひらの付け根で広く固定する。臀部の右半分中央に軽く指を置く。右腕を内側から患者の右膝の下へ回す。大腿部の基部の後側と外側に手を置く。大腿部の中央部分の体側に前腕を置き、患者の膝を伸ばして施術者の肘を越えた位置に置き、大腿四頭筋の末端部が腕の屈曲部に載るようにする。円の頂点が右の小骨盤にくるように、患者の右足に円運動させる。股関節を最大に伸展させて、骨盤を施術台から若干持ち上げる。
- 右側に立っている時は、円運動は、明らかに伸展するように反時計回りの方向に行う。左側では、反対方向の時計回りにする。
- 3～5回
- →図2.27

> ! 股関節の伸展に内転刺激を加えるマニピュレーションの前には、すべての場合で、徒手医療で一般的に行われるように、試験的に引いてみることを薦める。

図2.26

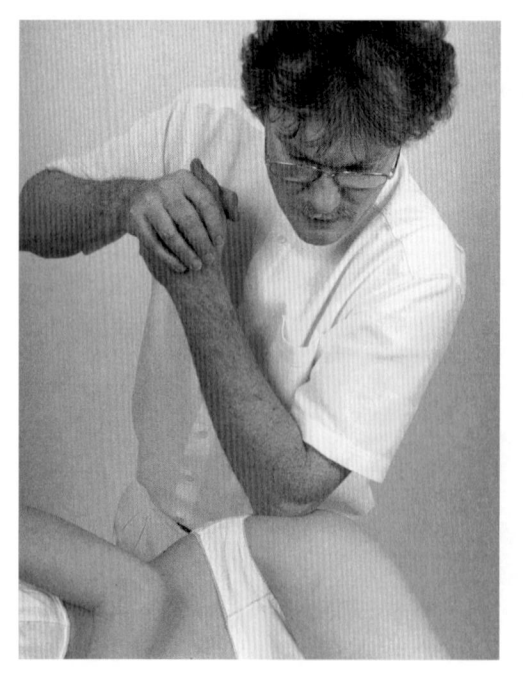

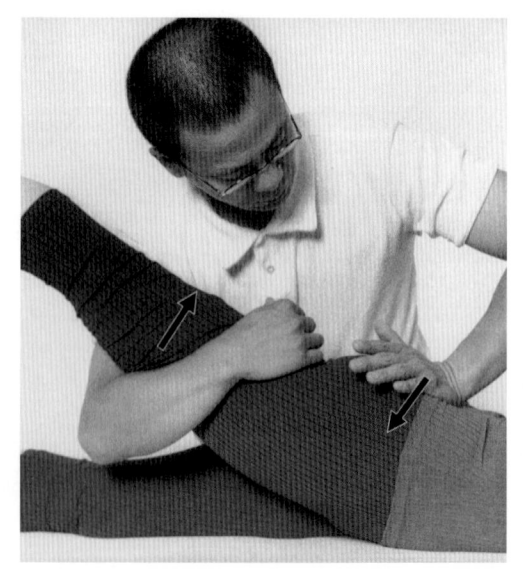

図2.27

《牽引》 膝屈筋と腓腹筋の牽引

- あおむけで
- 施術台の足元近くに立ち、施術台の頭の方を向く。患者の膝で脚を牽引し、脚の力を抜かせて、できるだけ持ち上げて、施術者の肩の前にふくらはぎを置く。
- 指を組んで大腿部の末端近くに反対向きの力を加える。最初は、患者の足関節を伸ばしたままにする。
- 施術者の体幹を直立に維持する。牽引の張力は、股関節、膝、足関節の曲げ伸ばしだけで施術者の体幹を前後に移動させることによって増減される。
- 両側を3〜5回

→図2.28 a-c

- 患者が十分に耐えられる場合には、内側および外側への回転でゆっくりと張力を増したり、足関節を介して腓腹筋を強制的に牽引したりすることで、方法に変化を持たせることができる。各方向最大で3回まで回転させる。

> ! 足関節の回転に対する感受性によっては、この方法は、かなり制限される場合がある。

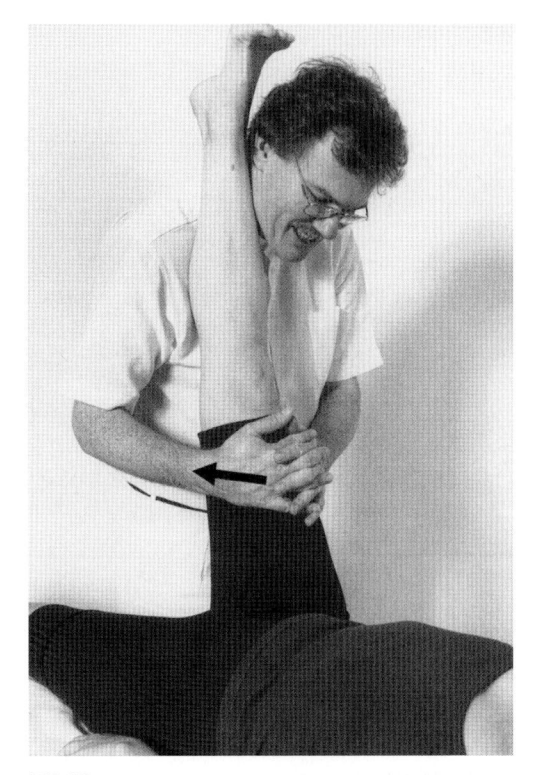

図2.28 a

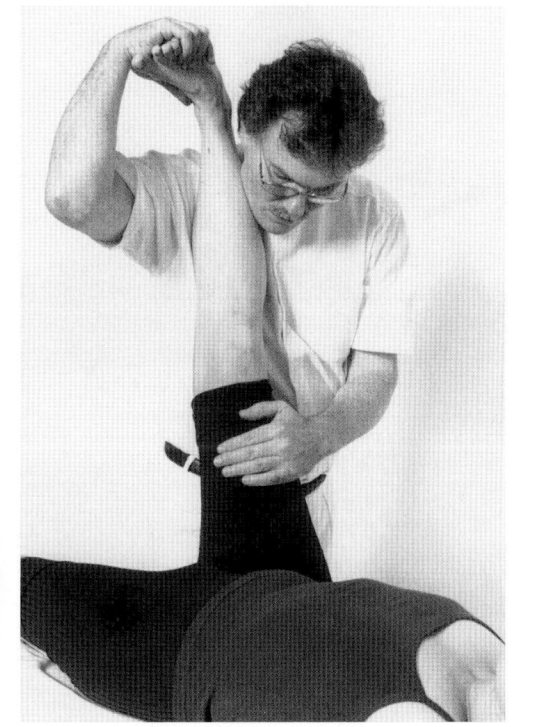

図2.28 b

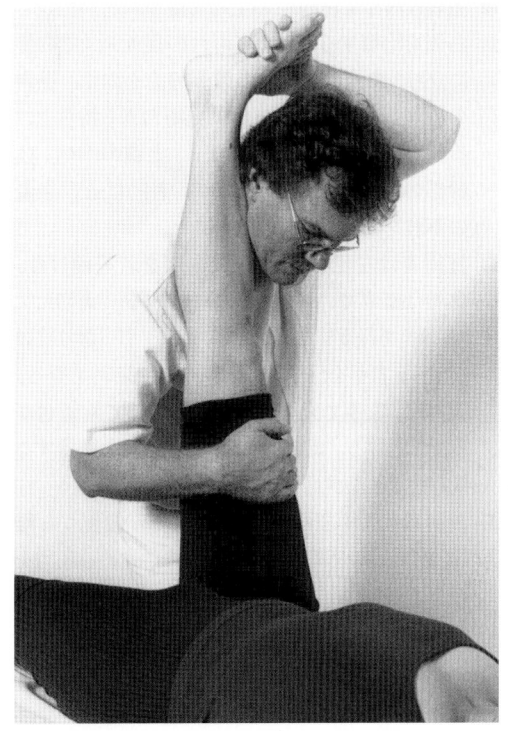

図2.28 c

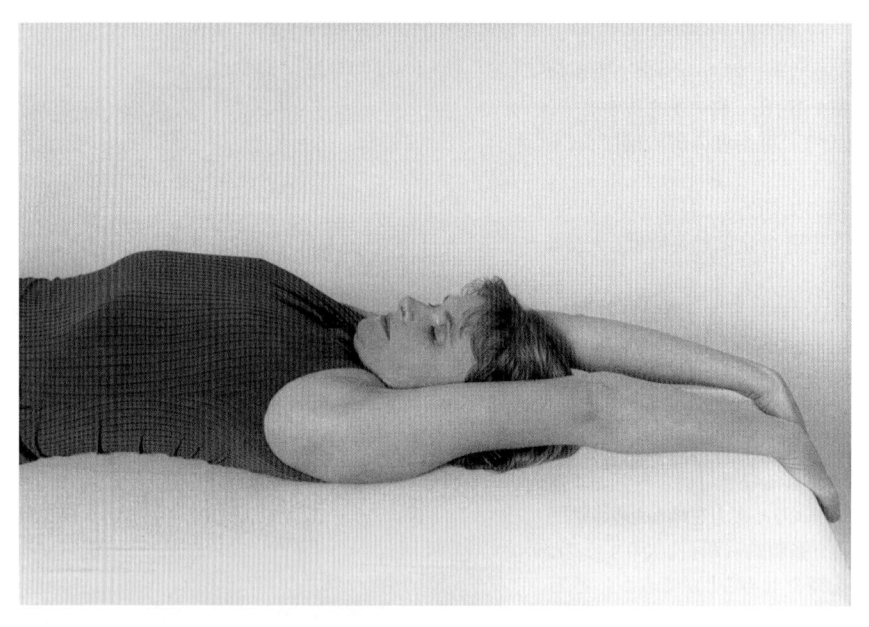

図2.29 a

《牽拉法》 牽引して引っぱる

- あおむけで
- 患者は両手で施術台の上端を持つ。
- 右側を治療する時は、施術台の足元近くで右側に立ち、患者と施術台の頭側の方を向く。患者の脚は、膝を伸ばし、約30°施術台から持ち上げる。足関節と足の甲を脇の下、上腕の内側、体幹部の側面でしっかりとつかみ、引っぱる。患者の下肢を両手でしっかり握ること。
- 施術者は左足を前に出して、膝を若干曲げる。体幹は直立で、やや後側に維持する。最初にストレッチを行う。これを維持する。引っ張り続けながら、右手を足関節へと滑らせて足首を握る。同時に、左手で大腿部の末端を握って施術台から持ち上げる。足関節と足部の牽引を維持する間は、できるだけ膝を曲げる。
- 最終段階で、左手を大腿部の後の位置から離し、左前腕の末端で、屈曲をさらに強める圧力を正面からすねに加える。
- 圧力を開放し、左手も使ってすばやく足関節を握る。脚を再びぐいっと引っぱる。2〜3回。
→**図2.29 a-f**

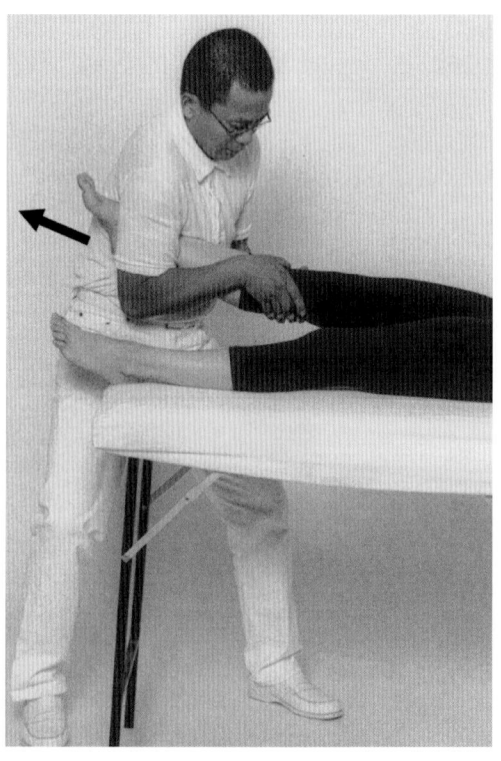

図2.29 b

脊　柱　　43

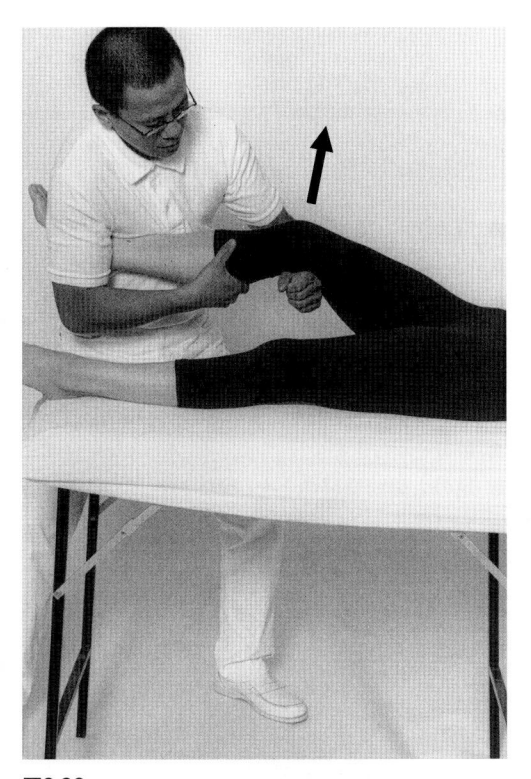

図2.29 c

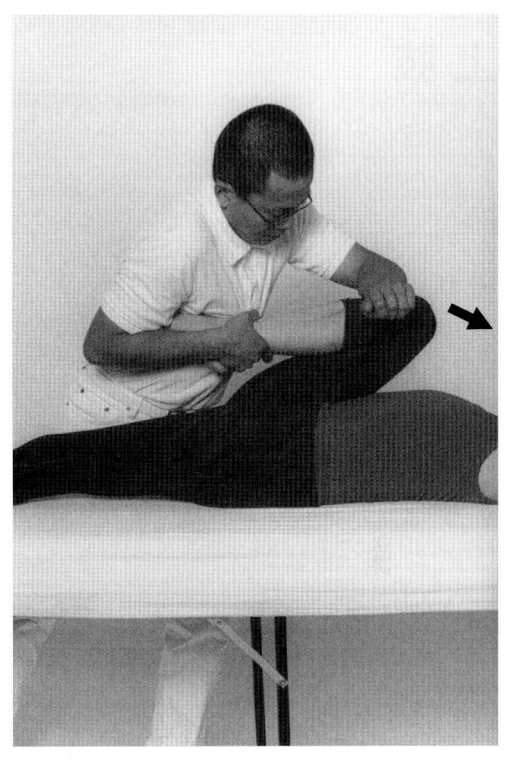

図2.29 d

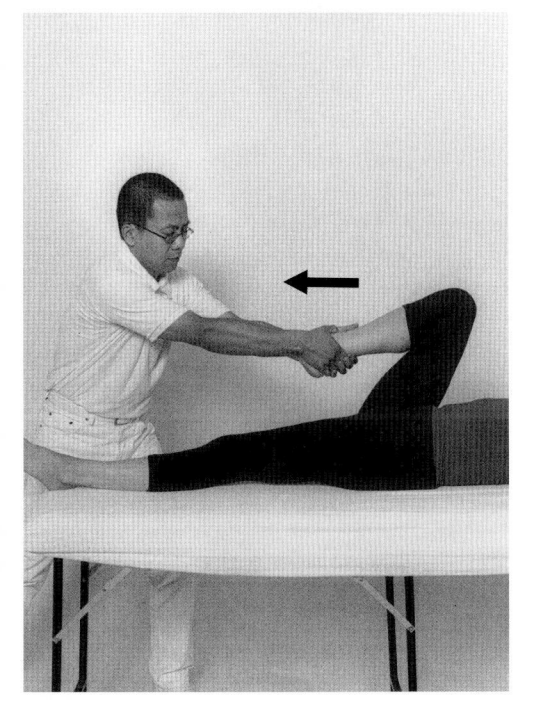

図2.29 e

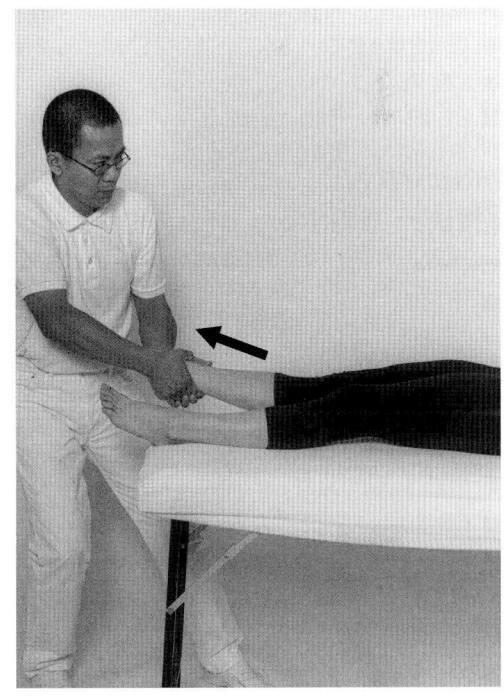

図2.29 f

上肢

肩

虚証
ゆっくりと増してくる痛み、慢性の痛み、肩周辺の疲労感、白い舌苔を伴う淡泊舌、細脈。

実証
突然起こる痛み、日中よりも夜間にひどくなる痛み、寒さに対する局所的な感受性、白い舌苔を伴う舌、見かけ上の弦脈。

■ 肩症候群
機能的ユニットとしての肩に関連しうる痛み

虚証に対しては
《按法》 圧迫する
- 親指で
- 患者を座らせて
- ST-36
- BL-23

実証に対しては
《按法》 圧迫する
- CV-4
- BL-18

一般的な治療
《按法》 圧迫する
- 患者を座らせて
- 患部側の肩の治療
- GB-20
- 親指の先端で押す方向は、反対側の目に向かう仮想的な線上で内側および頭側への方向
- GB-21
- SI-14
- SI-11
- SI-10
- LI-14
- LI-11

《推法》 押す
- 手のひらの付け根で
- 患者を座らせて
- 足の太陽膀胱経の上を、頸胸移行部から仙骨まで両側。
- 各側5〜10回

→図2.30

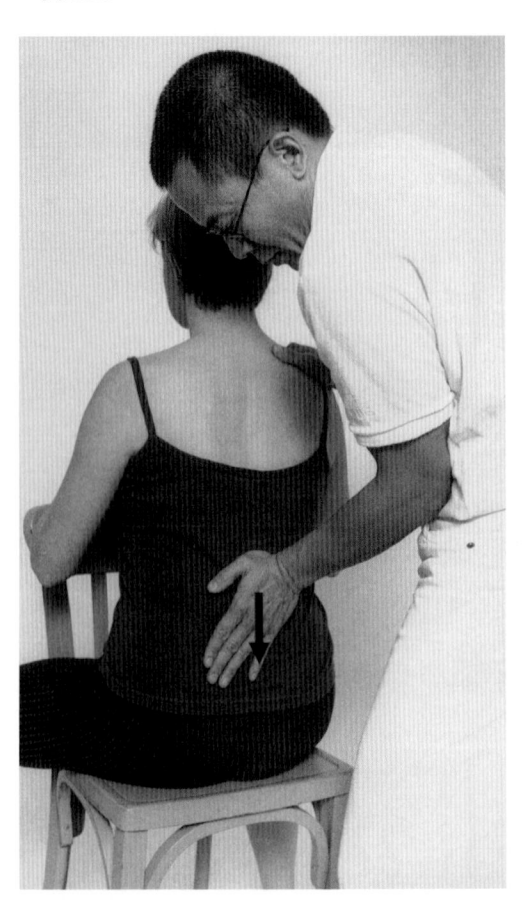

図2.30

上　肢

> ! 手のひらの付け根がしっかりと置かれていることを確認する。施術者の肘を脇腹と腸骨稜で支え、膝と股関節を曲げるのと同時に手で下向きになでつけることで圧力を増すことができる。

《揉法》　揉む

- 手のひらの付け根で僧帽筋の領域と傍脊椎の上側で、頸胸移行部から患部の肩の側の頸椎の下部まで。同じ領域を、手の尺骨側を使った滾法で治療することもできる。
- 3~5分間

→図2.31

《滾法》　転がす

- 手の尺骨側で
- 患者を座らせて、腕を横方向に持ち上げる（最大70°）。
- 患者の方を向いて隣に立ち、患者に近い方の足を座面に置き、患者の腕を施術者の大腿部で支える。患者の腕は、およそ30°曲げて、およそ70~80°側方に上げた状態にする。
- 三角筋の遠位（上腕部）の付着点から上方に向かって治療を進め、三角筋の前部、中部、背面の上に治療を続ける。各部分について、30~40回の回転運動を行う。

→図2.32

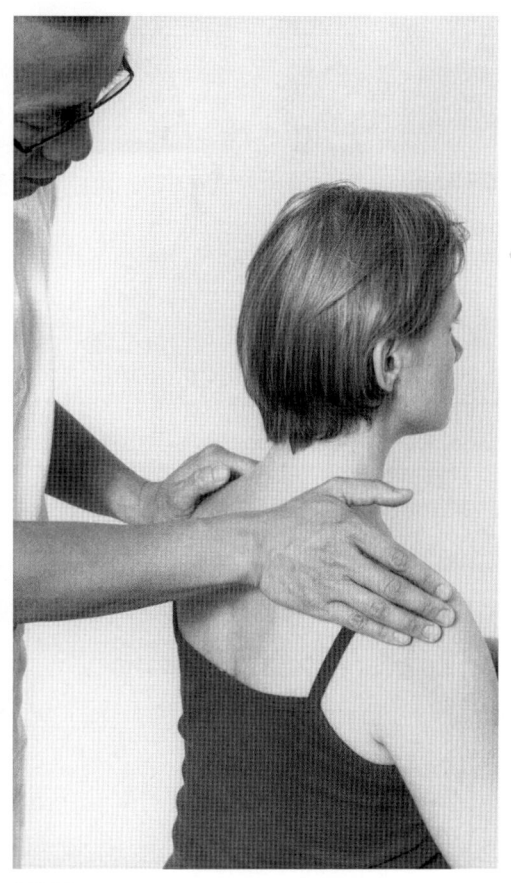

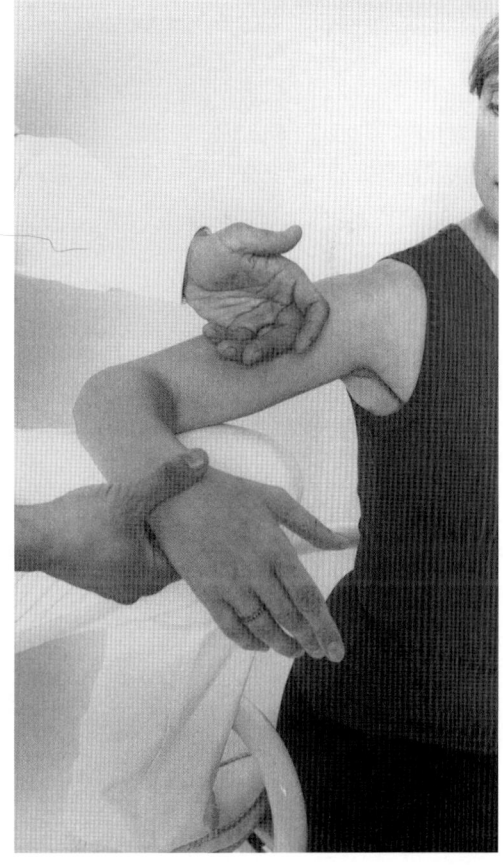

図2.31

図2.32

《対按》 つかんで揉む動作

- 患者を座らせて、腕を側方に持ち上げる(上述の滾法と同じ位置)。
- 人差し指と親指(ピンチ グリップ)で、三角筋を上からSI-10およびLU-2で握り、小さく揉む動きを施す。
- 約5~10回

→**図2.33 a、b**

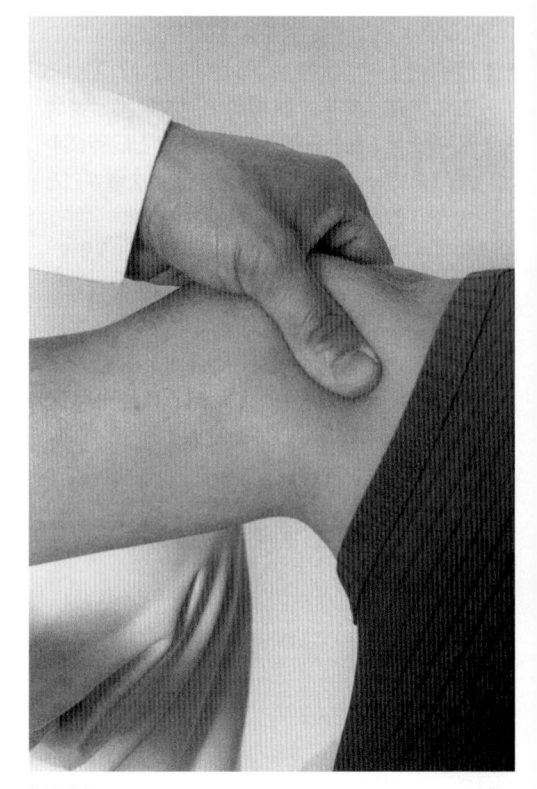

図2.33 a

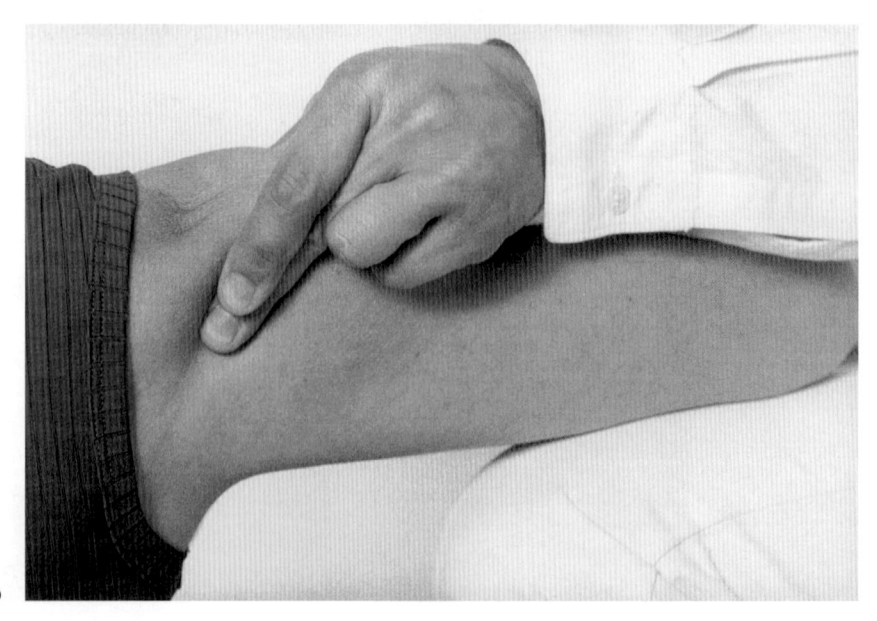

図2.33 b

《掌対法》 圧迫する

- 患者を座らせて、腕を側方に持ち上げる（上述の滾法と同じ位置）。
- 指を組んで手のひらの付け根の間で腹側と背側から肩をつかみ、その結果生じた組織（皮膚、三角筋）の隆起をゆっくりと押し上げ、1～2秒間保持して、皮膚への接触をゆるめずに圧力をゆるめる。
- 3～5回

→**図2.34**

図2.34

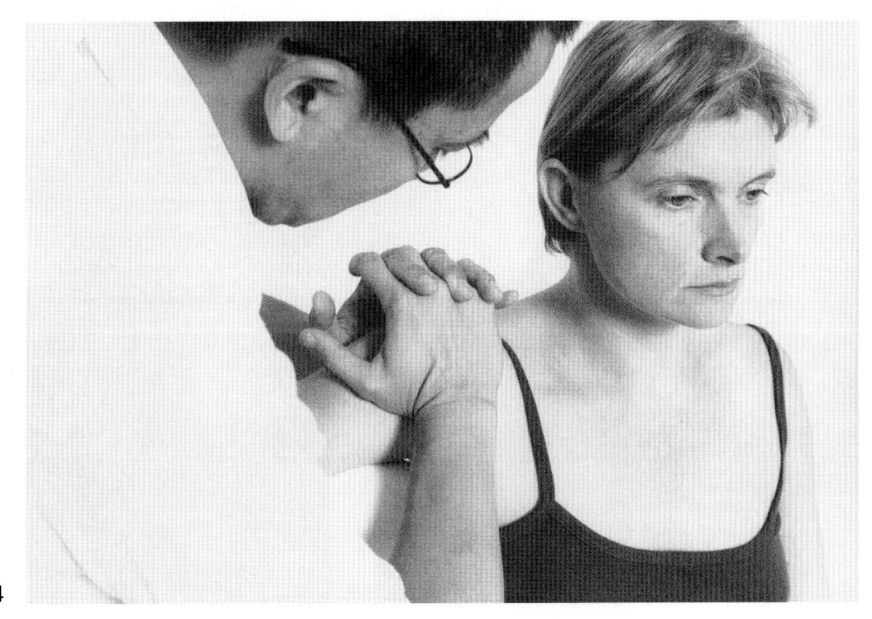

肩の特異的な適応

■ インピジメント症候群

《按法》 圧迫する
- 患者を座らせて
- 患者が耐えられる程度に、肩を受動的につかみ、やや外転させ内側に回転させる。（上腕の）大結節を親指の先端で押し、ゆっくりと背側から腹側へ進める。患者の症状の重さを考慮にいれつつ3～5回行う。
- 各点について、5秒間圧迫を続け、ゆっくりと離す。

→図2.35

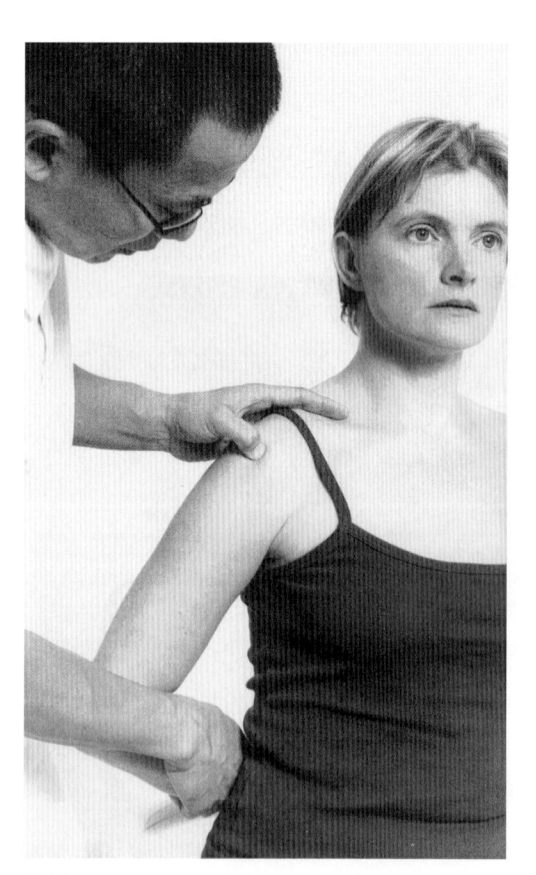

《按法》 圧迫する
- 親指の先端で
- LU-2上部
- 片側について、最大5秒間圧迫を続けゆっくりと離す。
- 1～2回

《按扳法》 押してねじる
関節包、上腕三頭筋
- 患者を座らせ、肩（上腕肩甲骨関節）を前傾させて120°前後外転させ、肘関節を最大に曲げる。
- 施術者は、患者の斜め後に立つ。患者に近い方の手で、患者の肩の上に抵抗をかけ、肩甲骨が動かないようにする。もう一方の手を上腕背面の遠位に当てて、それを支えにして肩を外転させる。ゆっくりと力をかけ、ゆっくりと離す。
- 5～8回

→図2.36

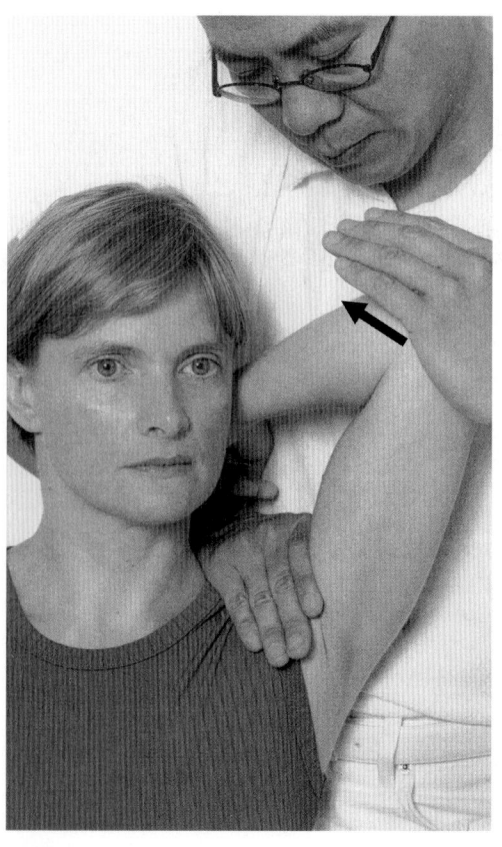

図2.35

図2.36

《牽拉法》 牽引して引っぱる
背面関節包、背面三角筋、棘下筋
- 患者を座らせて
- 体幹の前で肩（上腕肩甲骨関節）を約30°内転させ、肘関節を90°に曲げる。施術者は、患者の後ろで斜めに立つ。
- 治療する側の手で肩峰を側方に押し、肩甲骨を前方に回転させる。もう一方の手を上腕背面の遠位に当てて、それを支えにして肩を内転させる。ゆっくりと力をかけ、ゆっくりと離す。
- 5～8回

→図2.37

《牽引》 牽引する
- 患者の手を握り、患部側の肩を70～90°外転させ、施術者の上腕遠位の外側および背側で患者の前腕の内側に圧力をかける。最初は、軽い力から始めること。
- 3～5回

→図2.38

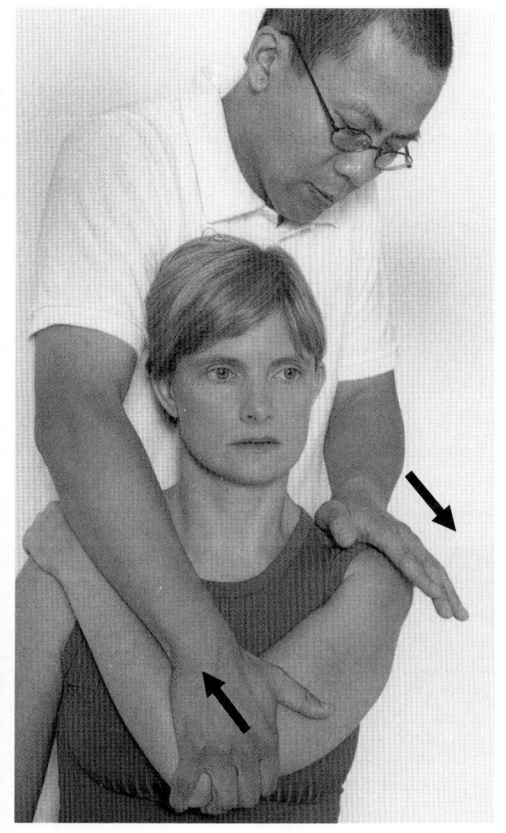

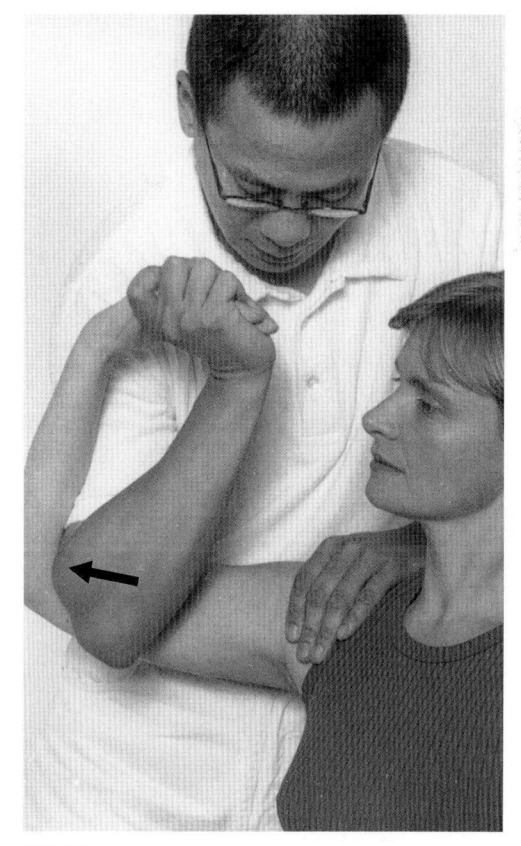

図2.37

図2.38

《牽引》　牽引する

- 患者を座らせて、腕を前方向に45°上げて、横方向に45°開く。
- 両手で患者の中手骨と手根骨をしっかりと握る。患者の体幹部を椅子の背もたれさせ、踏ん張らせる。
- 約10～15秒間引っぱり続ける。
- 5～8回

→**図2.39**

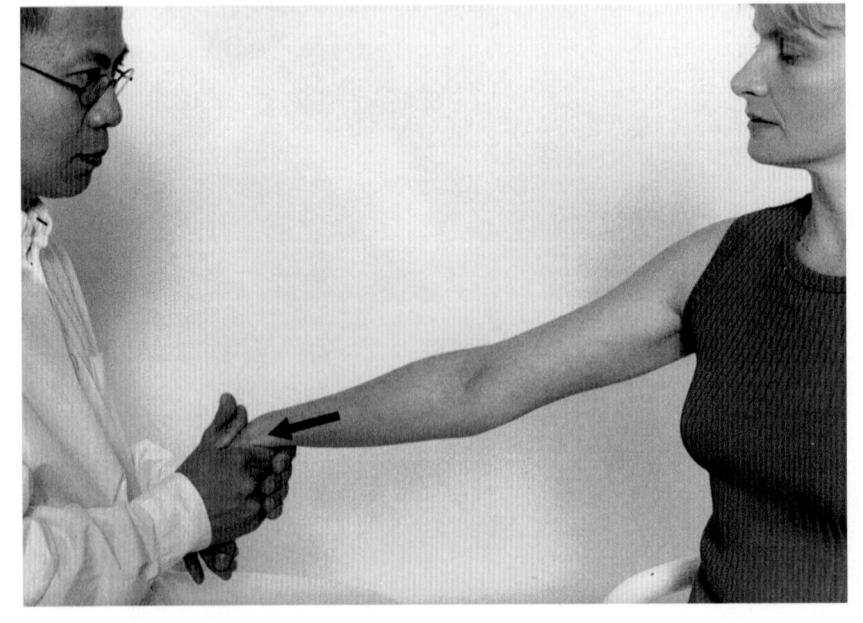

! 薬指と小指を施術者の対応する指でつかんで牽引してもよい。

図2.39

《牽引》 振るテクニックで引っぱる

■ 患者のやや前の方で斜めに位置をとり、マニピュレーションを行わない方の手で肩関節の上部を固定する。患者の中手骨と手根骨を握り、前腕を小さく内転させて振ることによって、すばやくぐいっと引っぱる。

■ 5〜8回

→図2.40 a、b

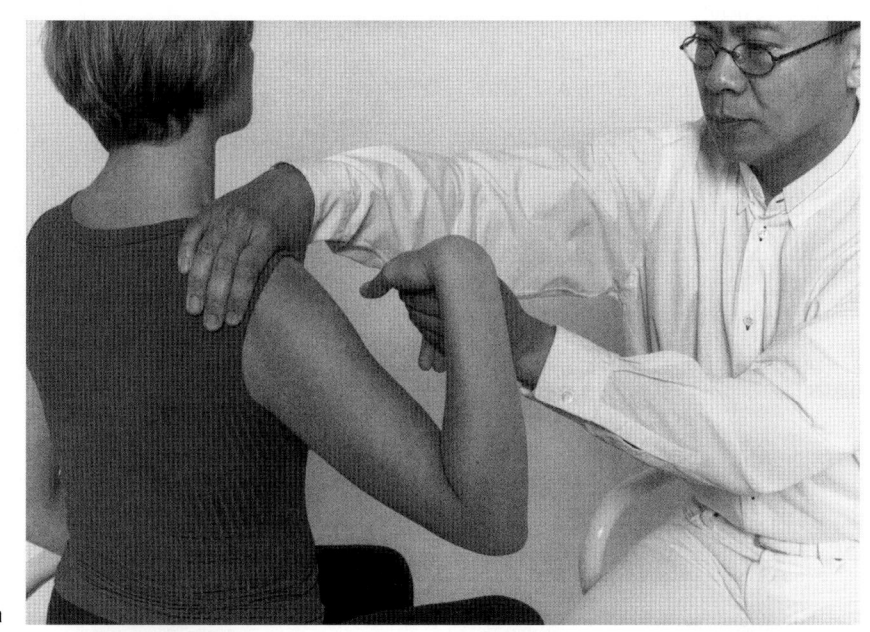

図2.40 a

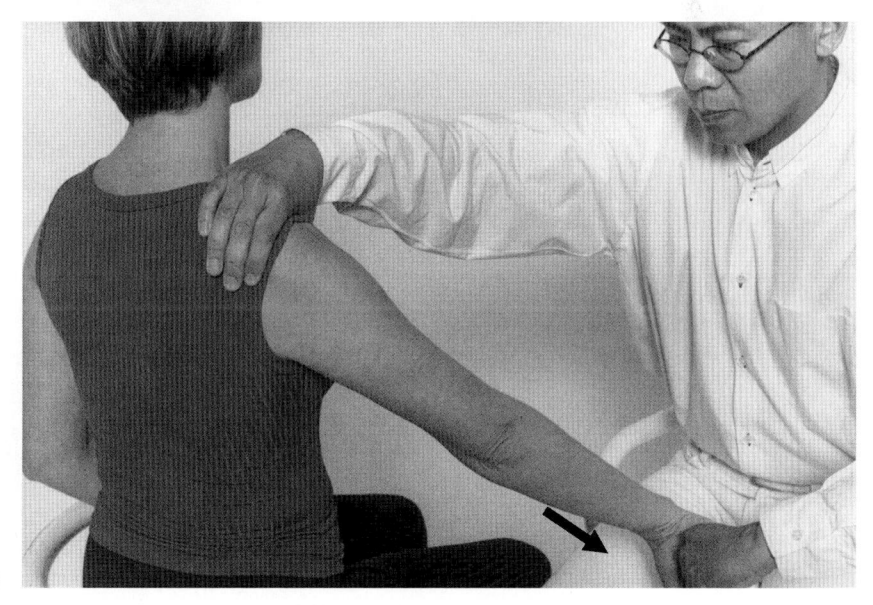

図2.40 b

■ 肩関節周囲炎
　　（癒着性関節包炎）

《旋转(転)法》　回転モビリゼーション

- 患者の後ろで斜めに立つ。両手を患者の肩関節の上にクロスさせる。患者の肘関節を曲げて、施術者の腕の屈曲部に置く。
- 膝と股関節をリズミカルに曲げる事で、最大で60~80°外転させて内方および外方に円運動をさせる。
- 施術者の肩の領域を安定させること。肩以外の部分を振らないようにすること。時計回り、反時計回りに5~8回転させる。

→図2.41 a-c

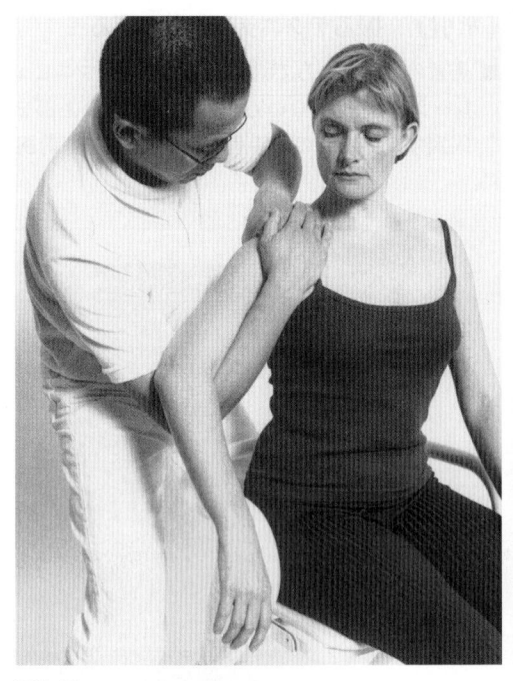

図2.41 a

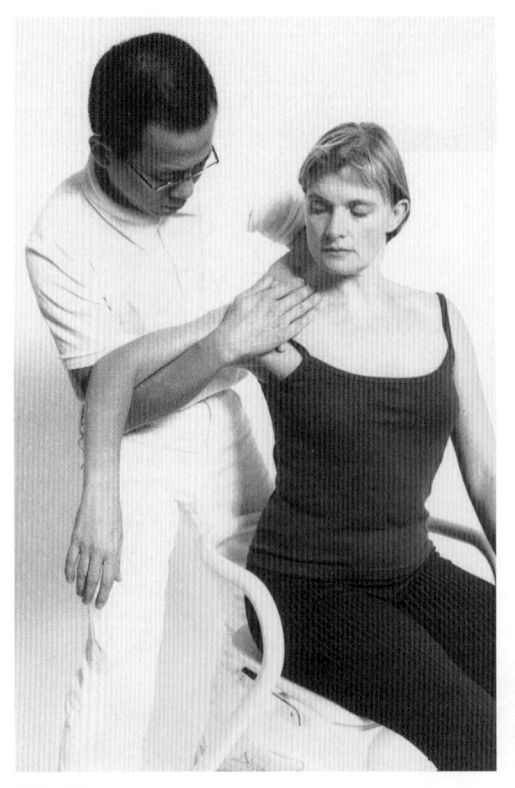

図2.41 b

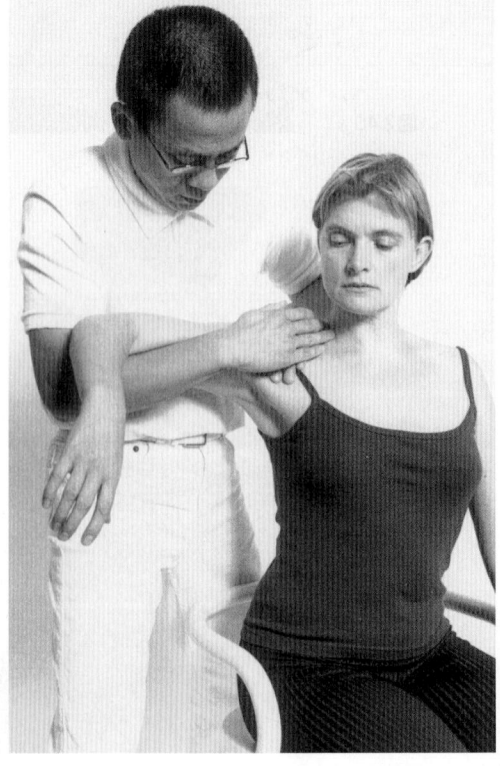

図2.41 c

上　肢

《牽引抖法》　揺すりながら牽引する
- 患者を座らせて
- 腕を前方に45°上げて、側方に45°開いた状態で、揺らしながら牽引する。
- 指を組んで、患者の手根骨と中手骨を両手で握る。牽引しながら揺らす。手と肩関節の間で定常波のようなものを起こす。
- 治療は約10秒間を、5～8回行う。

→図2.39を参照

肘、前腕、手
■ 腕橈骨および尺骨上顆炎
前腕の屈筋および伸筋の筋腱症

> ❗ 内側および側方の治療を組み合わせることを薦める。第3章「スポーツによる障害後の慢性痛の処置、予防」(p.82以下)にさらなるアドバイスがある。

《按法》　圧迫する
- 親指で
- SI-14
- GB-20
- GB-21
- SI-10
- LI-14

《推法》　押す
- 手のひらの付け根で
- 患者を座らせて
- 足の太陽膀胱経の上を頸椎の下部から仙骨に向かって両側を。
- 3～5回

→図2.42

《滾法》　転がす
- 手の尺骨側で
- 患者を座らせて

→図2.43

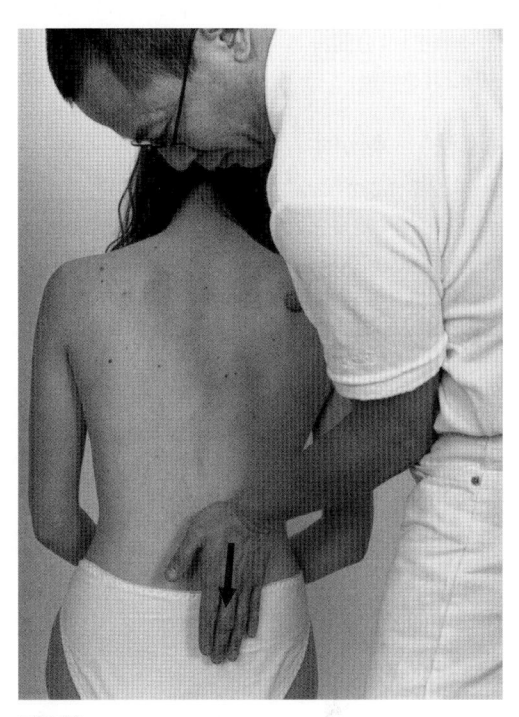

図2.42

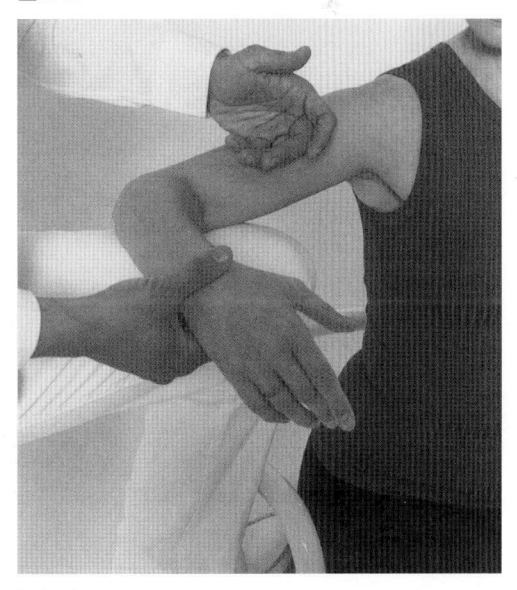

図2.43

もしくは

《揉法》 揉む
- 手のひらの付け根で
- 患部側の僧帽筋と三角筋の付近からはじめる。それぞれ1分間。
- →**図2.4**を参照

《滚法》 転がす
- 手の尺骨側で
- 患者を座らせて
- 患部側の前腕遠位から肩にかけて腕の3つの太陽経の上を下向きに治療する。3〜5回。
- →**図2.5**を参照

《滚法》 転がす
- 手の尺骨側で

もしくは

《揉法》 揉む
- 親指で
- LI-11、3〜5分間（**図2.44**）
- SI-8、3〜5分間
- HT-3、3〜5分間

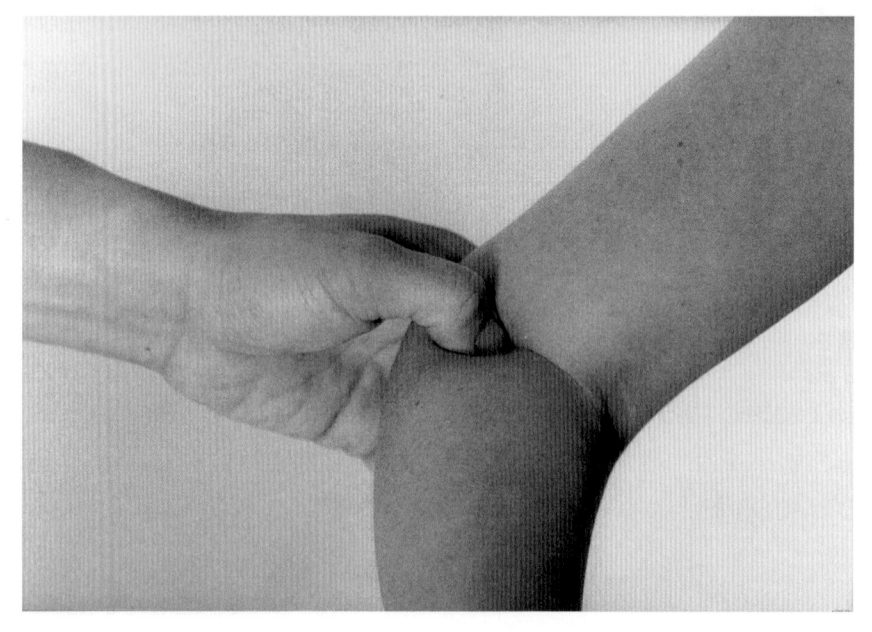

図2.44

■ 手掌関節炎

《揉法》 揉む

- 親指で
- 橈側伸筋の筋腹に
- おおよそLI-8およびLI-10の間。SI-7およびSI-8の領域の尺側伸筋も治療することを薦める。
- 5~10分間

《曲伸法》 曲げ伸ばし

- 患者と施術者は斜めに向かい合って座る。互いの膝の外側をつける。患者の肘領域の背面(この例では、右側)を、左手の親指、人差し指、中指でつかむ。右手の親指、人差し指、中指で、患者の手首をつかむ。
- ストレッチ動作では、肘関節を(牽引しすぎないように)中立位から最大約10°に近づける。肘関節を伸ばして、患者の手首関節を曲げて、前腕を回外させ、それによって指を受動的に伸ばす。
- この位置から、肘関節を最大屈曲から約10°のところまで屈曲させ、手首を最大に伸ばすようにストレッチし、前腕を回内(内側に回転)させる。それにより、患者の手の指が機能的肢位まで受動的に動く。この動きの組み合わせを約2秒のリズムで10~15回行う。

→図2.45 a、b

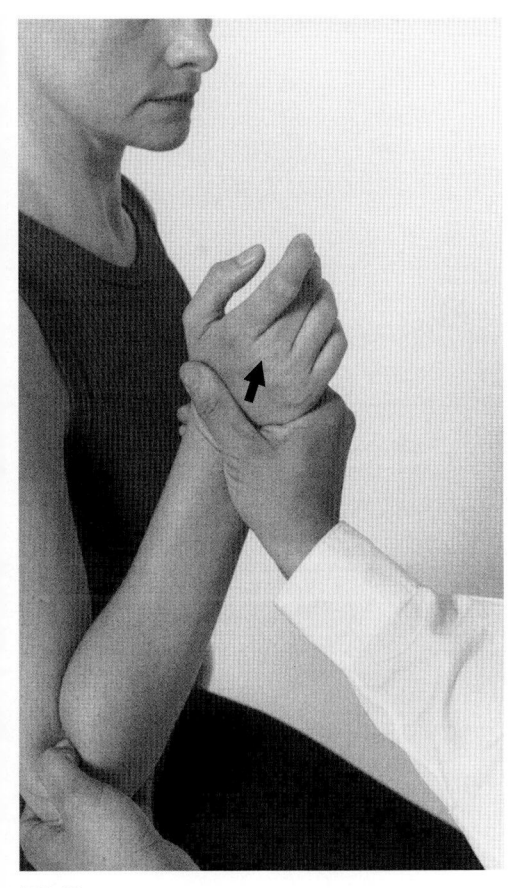

図2.45 a

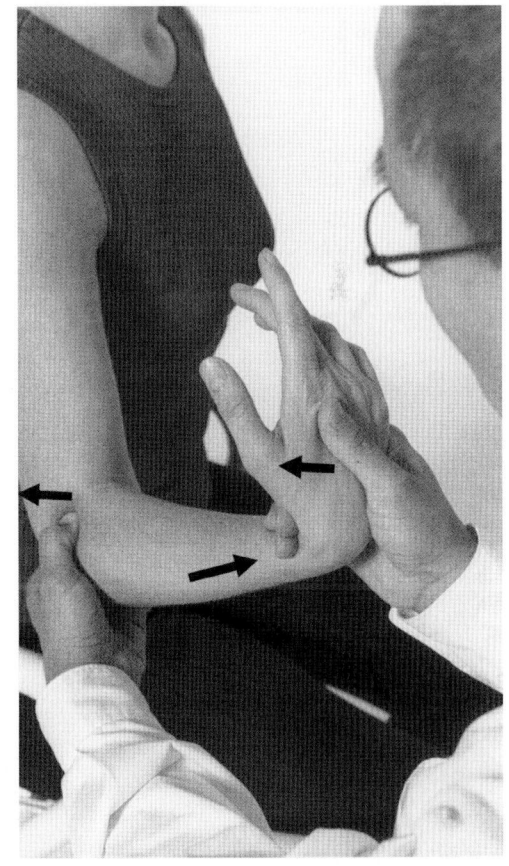

図2.45 b

《牽引》 手首の牽引とモビリゼーション

- 背筋を伸ばし背もたれに寄りかかるように患者を座らせる。
- 患部側の腕全体を前方に約50〜60°上げて、側方に45°開く。前腕は回内（内側に回転）させ、肘は伸ばす。
- 施術者の両手で患者の中手骨と手根骨をしっかりと握る。リズムよく交互に、手首をゆっくりと動かし、それぞれ最大の位置まで、屈曲および伸展を行い、そして、尺骨側と橈骨側に曲げる。
- 3〜5回
- →図2.46

《牽引》 牽引する

- 患者を座らせて
- 放射性の痛みがある側の5本の指
- 腕を肘と手首関節で伸ばし、斜め前へおよそ45°上げる。片手で、前腕遠位を固定する。もう片方の手の尺骨側の3本の指で、1本の指をしっかりと握り、指、中手骨、手首を通して徐々に引っぱる力を加えて、2、3秒間保持して離す。
- 一度に1本ずつ行う。
- →図2.12 a、bを参照

> ! 患者の肩と上腕の全体をリラックスさせることが欠かせない。牽引に抵抗するのは、背もたれにわずかにもたれた患者の上体の重さだけである。

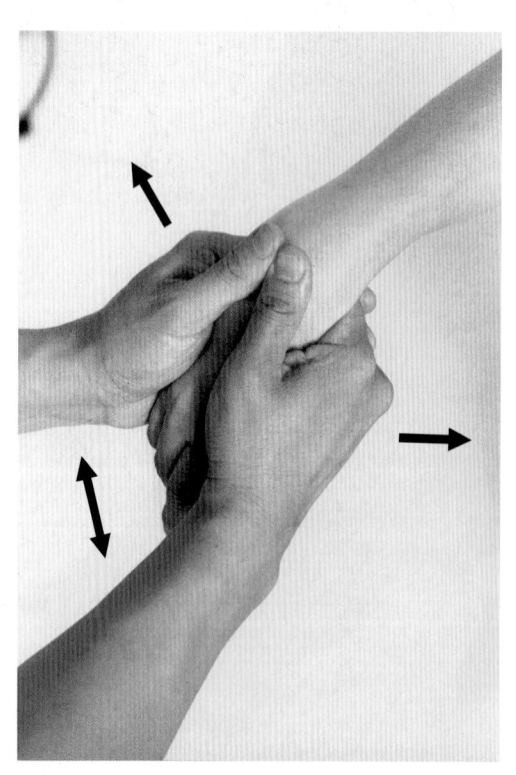

図2.46

下 肢

股関節

■ 股関節痛、変形性股関節症

一般的な治療

《按法》　圧迫する
- 肘で
- 側臥位で
- GB-29（**図2.47**）
- うつぶせで
- GB-30

《按法》　圧迫する
- 親指で
- うつぶせで
- GB-31
- GB-34
- BL-34
- BL-40
- BL-57

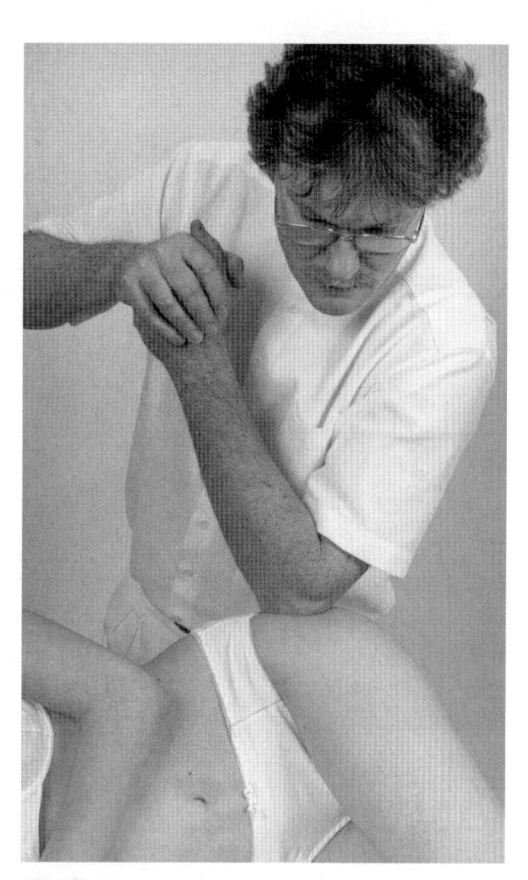

図2.47

《按法》 圧迫する
- 肘または両手の親指と人差し指のピンチグリップ
- うつぶせで
- L3の横突起の先端に向かって背中の目の位置の両側の腰の領域

→**図2.48、2.49**

➡ 「脊柱」の節と比較する（p.19以下）

《推法》 押す
- 手のひらの付け根で
- うつぶせで
- 両側の足の太陽膀胱経を、頸椎から足まで治療する。
- 3〜5回

→**図2.19 a-d**を参照

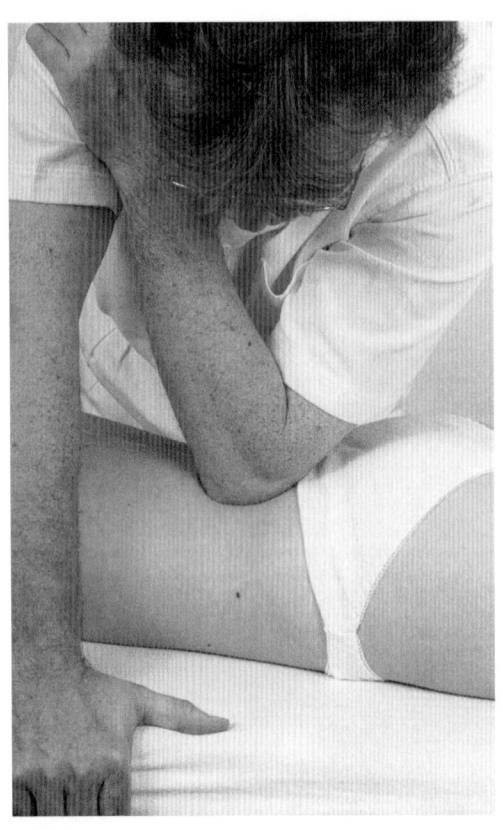

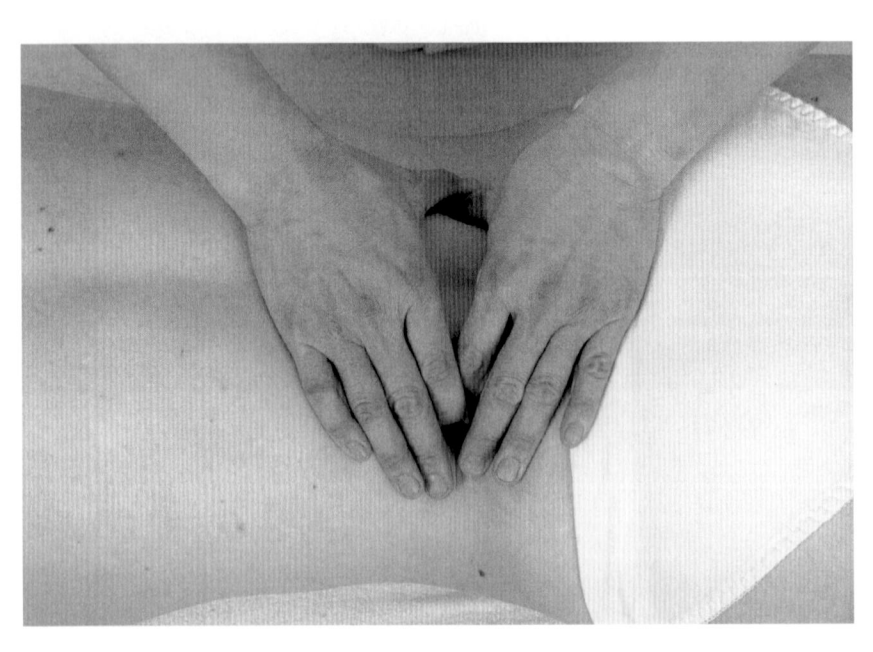

図2.48

図2.49

下 肢

《推法》 押す
- 手のひらの付け根で
- 足を曲げて側臥位で
- 両側の足の少陽胆経を、転子の領域から下肢の末端まで治療する。

- 5～10回
→**図2.50 a、b**

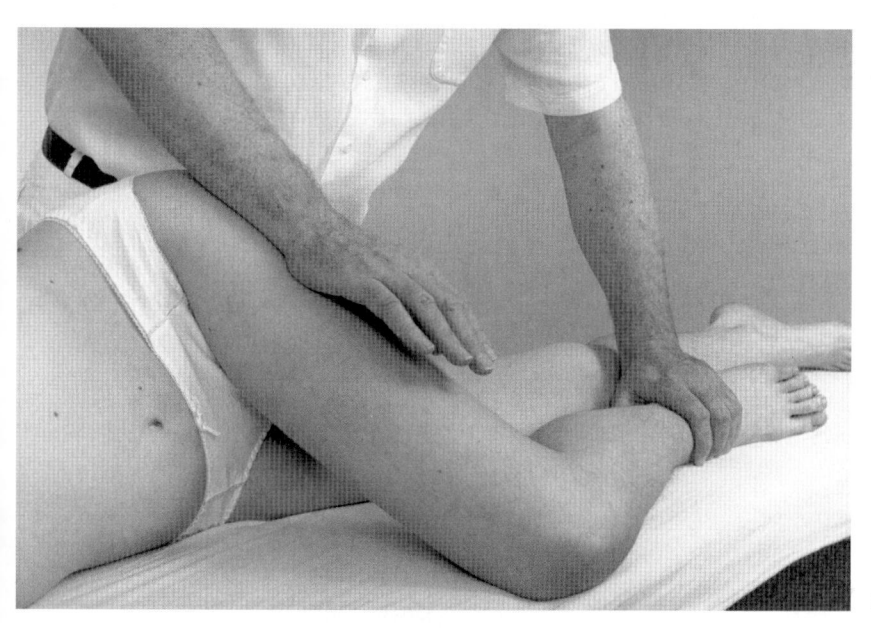

図2.50 a

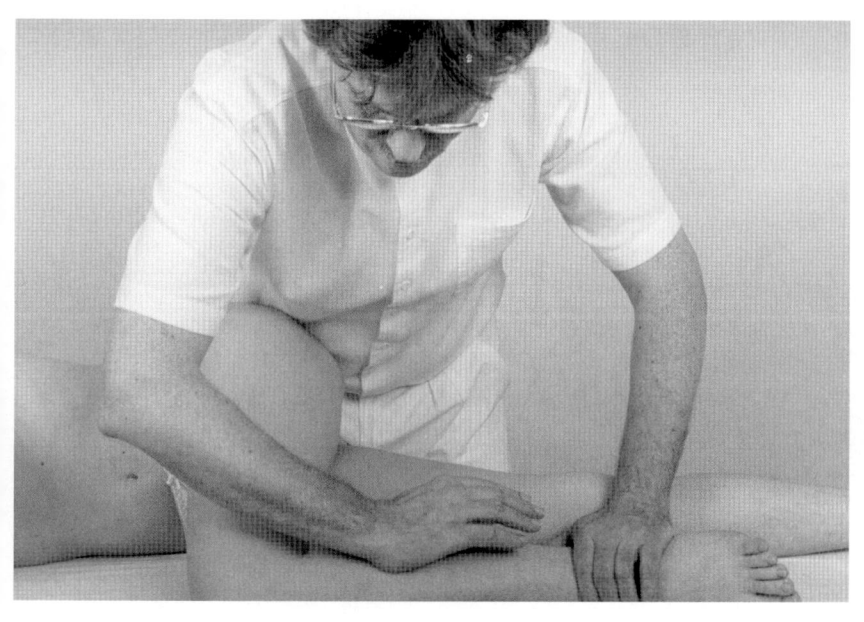

図2.50 b

《按膝提臀法》
膝と臀部の反対向きの圧迫と回転運動
主に腰椎の回転モビリゼーションと
殿筋のストレッチ

- 施術台の上で腕を体側に沿わせて仰向けにし、膝と股関節を最大に曲げさせる。
- 施術者の手と前腕で、上を向いた脛骨稜の前面を固定する。施術者のもう一方の腕と前腕で臀部を広く抱えて固定する。体幹に向かって施術者の前腕を固定する。
- 施術者が脚と骨盤を動かすことで運動を引き起こす。結果として起こる患者の円運動は、その頂点が腰椎の中央および下部の領域、つまり、右と左に向く。
- 約1分間
→図2.51

> ❗ 一般則として、小さい円運動のみを行うこと。

- 続いて、小臀筋のストレッチをさらに強めるために、回転運動をせずに、脛骨の上端を施術者の前腕でまっすぐに押しつつ、患者の臀部を固定しているもう一方の前腕を引っ張り上げてもよい。

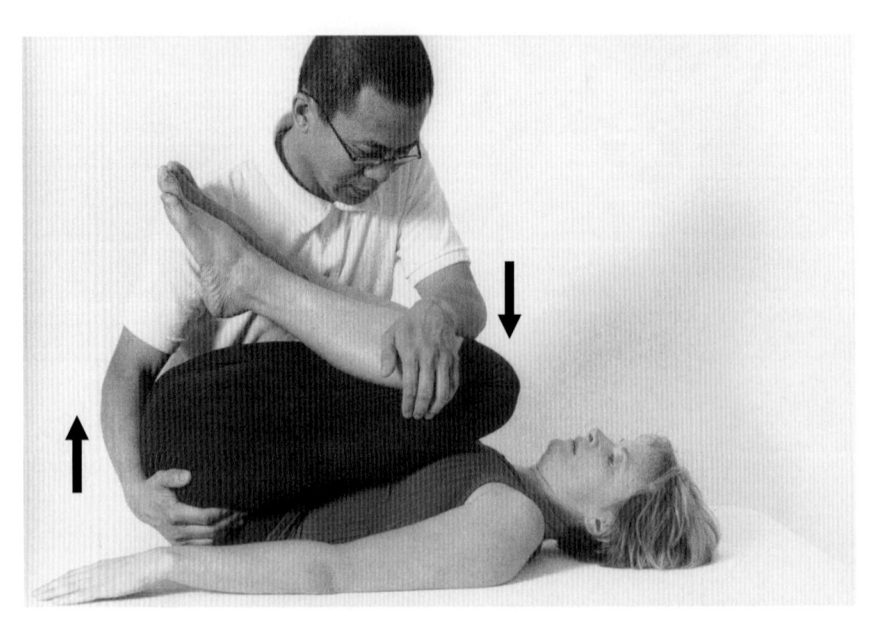

図2.51

《旋转(転)法》
股関節の回転モビリゼーション
股関節を曲げて外向きと内向きに回転

- あおむけで
- 施術台の下端のそばに立つ。患者に近い方の手で、下肢末端の足関節の上をつかみ、反対の手を膝の上に置く。
- 時計回りおよび反時計回りに伸展と屈曲、外転と内転を交互に行う。各方向に最大5回まで。

→図2.52 a、b

図2.52 a

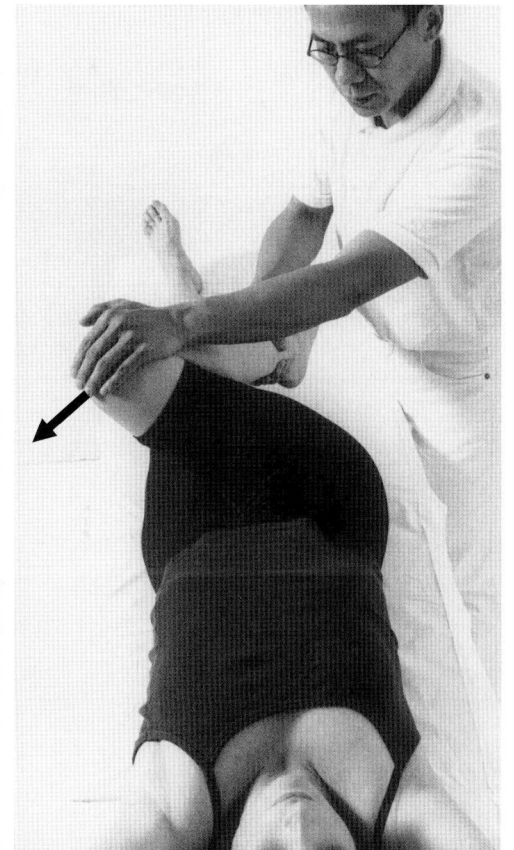

図2.52 b

《牽引》 牽引する
大腿四頭筋および股関節を軽く牽引する

- 股関節をおよそ50°、膝を100〜110°曲げて仰向けで、患者の足を施術台に置く。
- 施術台に座り、施術者の大腿部の下に患者の前足部を固定する。手を組んで、腹側から大腿部の遠位部分をつかむ。
- 手をしっかりと握って、軟組織をゆっくりと膝に向かって引っぱり、3〜5秒間維持して離す。
- 5〜10回

→図2.53

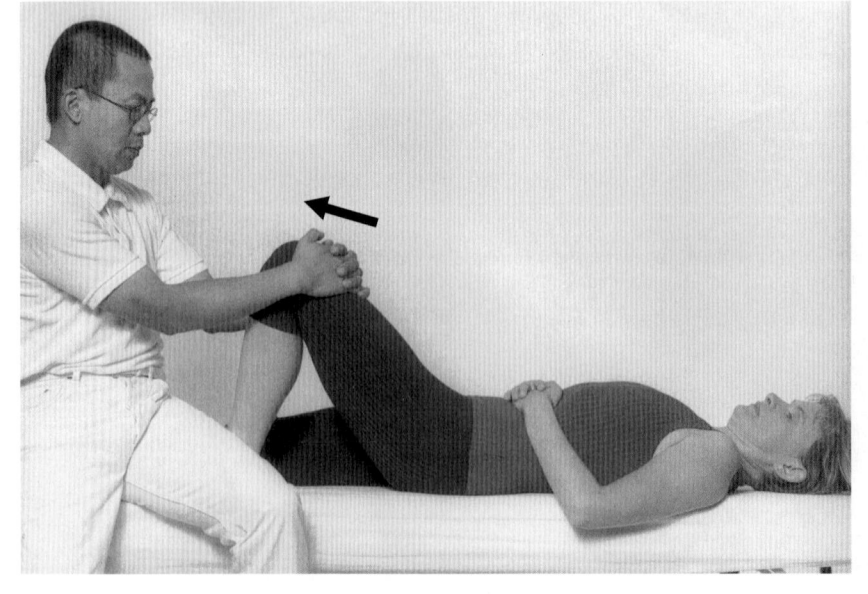

図2.53

《四字》 数字の4
股関節包の腹側および内転筋のストレッチ
- あおむけで
- 股関節を90°に曲げて、外側に回転させ、できるだけ外転させる。膝を90°以上曲げて、下肢を反対側の膝か大腿部の上に載せる（数字の4）。
- 片手で、横向きに載せた下肢を固定する。もう一方の手で膝関節または大腿部の内側を押すことにより、股関節の外転および外側への回転を注意深く強める。
- ゆっくりと張力を強めていき、最大の位置で5～10秒間保持して離す。
- 1～2回

→**図2.54**

《牽引》 足を牽引する
- あおむけで
- 踵の上方、アキレス腱と足関節の上の部分をつかむ。親指を腓骨または脛骨に沿って平らに置く（つままないこと）。もう一方の手を足の甲に置く。
- 股関節を20°外転、30°屈曲させ、伸ばした足を牽引する。ゆっくりと牽引を強め、3～4秒間保持して離す。3～5回牽引する。

→**図2.55**

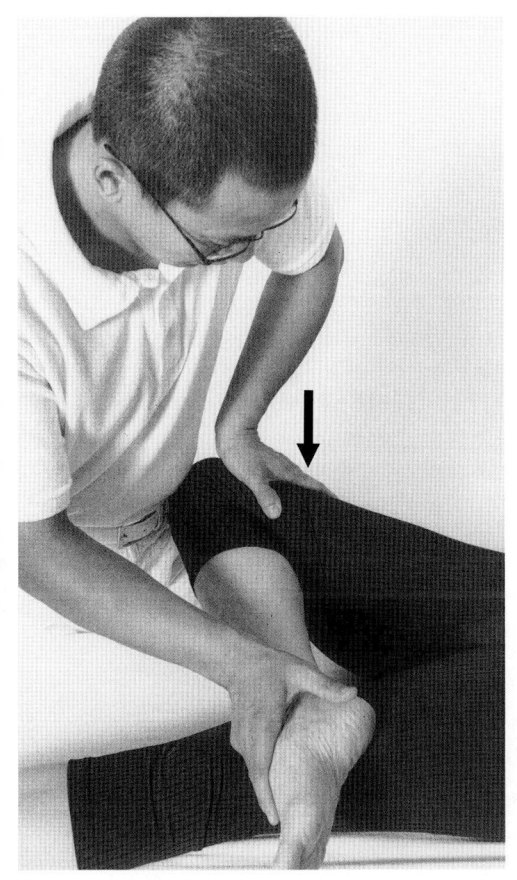

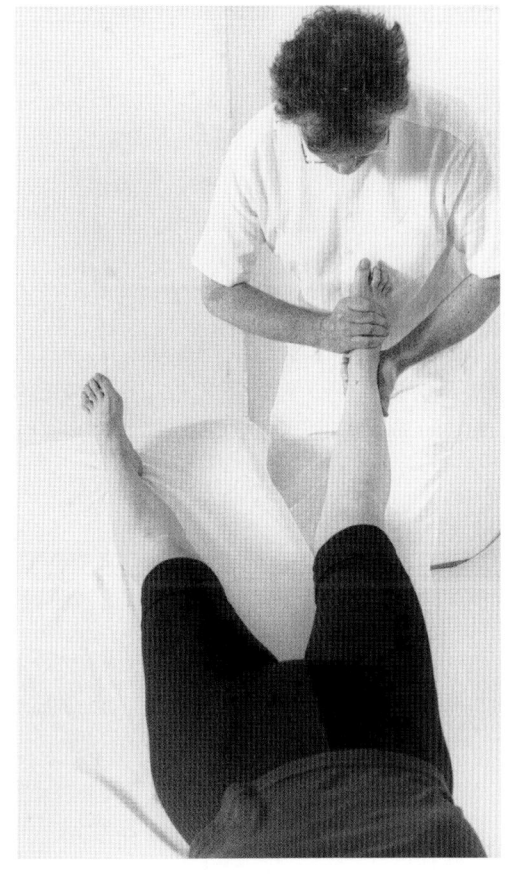

図2.54

図2.55

《按扳法》　押してねじる、股関節の伸展
- うつぶせで
- 仙骨を動かす治療に似る。一定の抵抗が仙骨ではなく臀部のアーチにかかる。
- 回転運動を、右側では反時計回りに、左側では時計回りに、3～5回行う。

→図2.56

> ❗ 続けて、およそ3～5秒間、最大に内転して引っぱって、股関節の伸展を維持することができる。「脊柱」の節に掲載の按扳法（p.40）と比較せよ。

《推法》　押す
- 手のひらの付け根で
- 側臥位で
- 足の少陽胆経の上を臀部から足の甲まで。
- 治療側の患者の脚を曲げる。
- 5～10回

→図2.50 a、bを参照

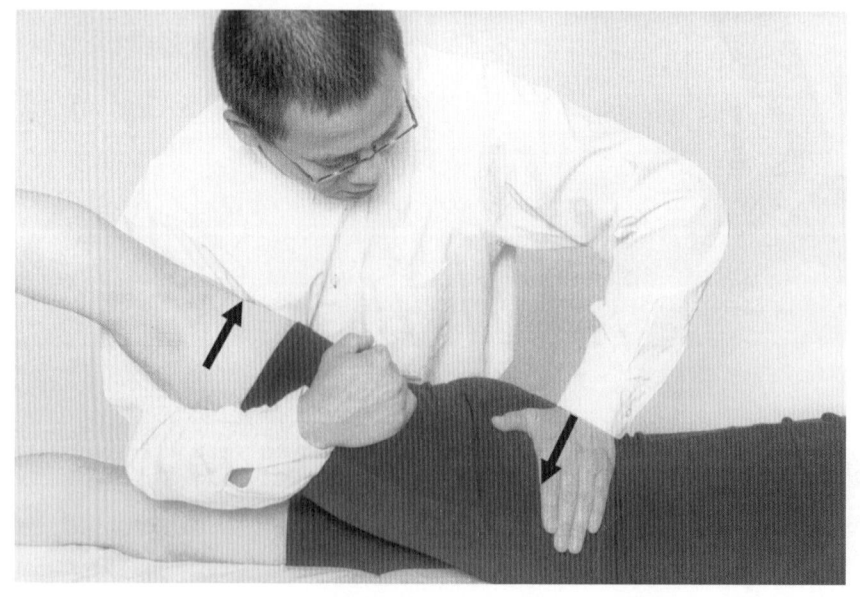

図2.56

下　肢

《推法》　押す
- 手のひらの付け根で
- あおむけで
- 足の陽明胃経の上を股関節の領域から足の甲まで。
- 3〜5回

→**図2.57**

《滾法》　転がす
- 手の尺骨側で
- 側臥位で
- 患者の治療側の脚を曲げて、大転子の突起上の手のひらくらいの広さの領域に対してこのテクニックを行う。最大3分間。

→**図2.58**

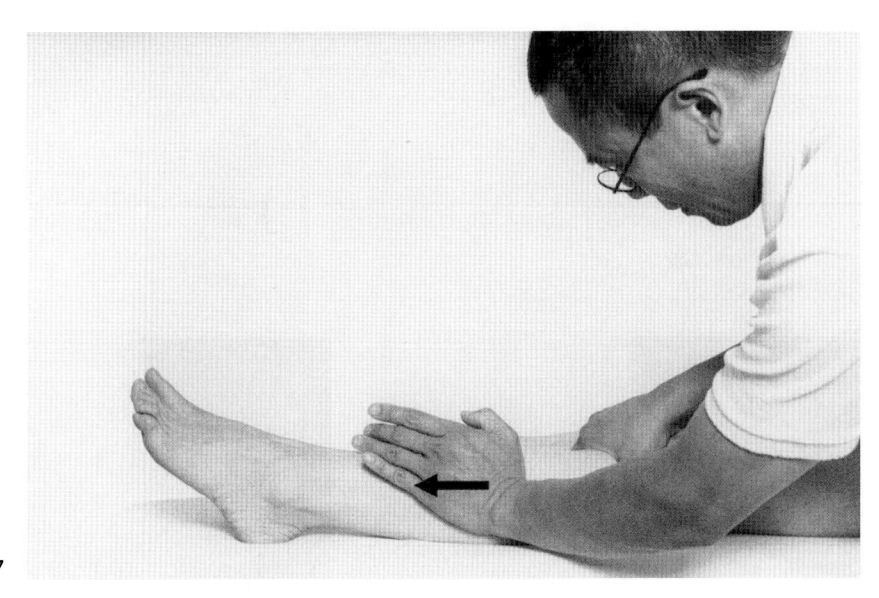

図2.57

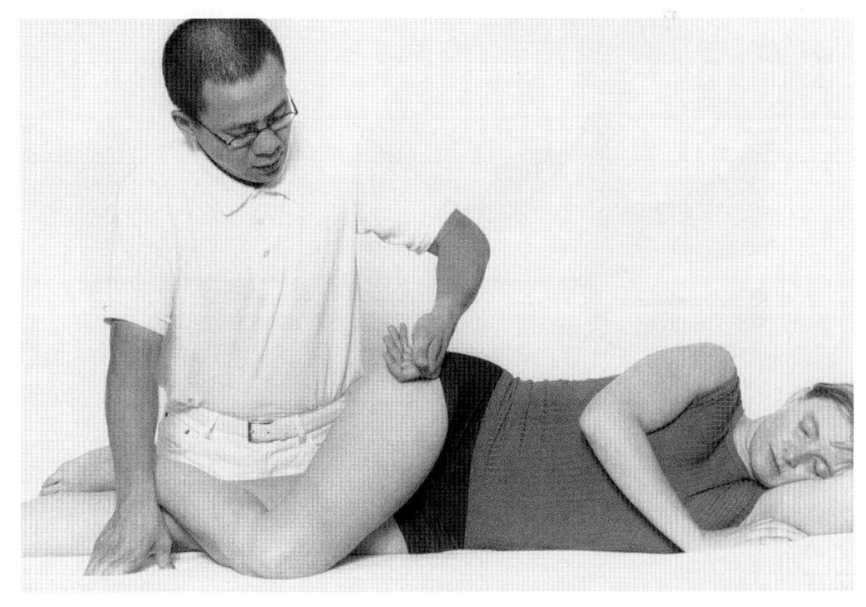

図2.58

《牽引》 足関節を牽引する

- あおむけで
- 施術台の足元に患者の方を向いて立つ。右手で、アキレス腱と踵を背側からつかんで引っぱる。脚は、股関節で約30°曲げる。言い換えると、施術台の上に30°持ち上げる。左手で、中足部とつま先の部分を内側から握り、足の親指の基部関節が、施術者の指の基部関節のしわの所に置かれるようにする。足の親指と足の母趾球に対して手の親指と母指球で足底側からしっかりと抵抗を与える。
- 施術者から見て、反時計回りの方向に小さく円運動を行う。上方への動きは、前足部を持ち上げる時に大きな牽引となり、下方への動きは、前足部を下げる時に前足部を大きく引っぱることになる。
- 両側を5〜8回円運動する。

→図2.59 a、b

図2.59 a

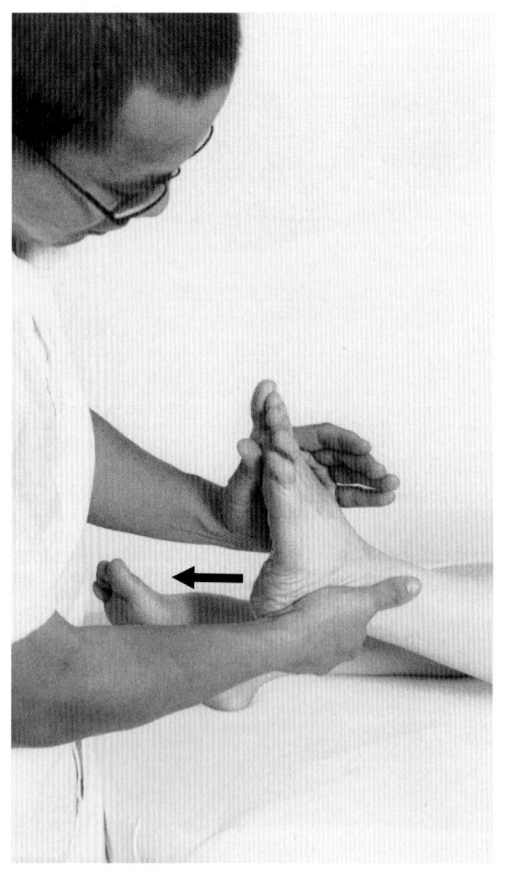

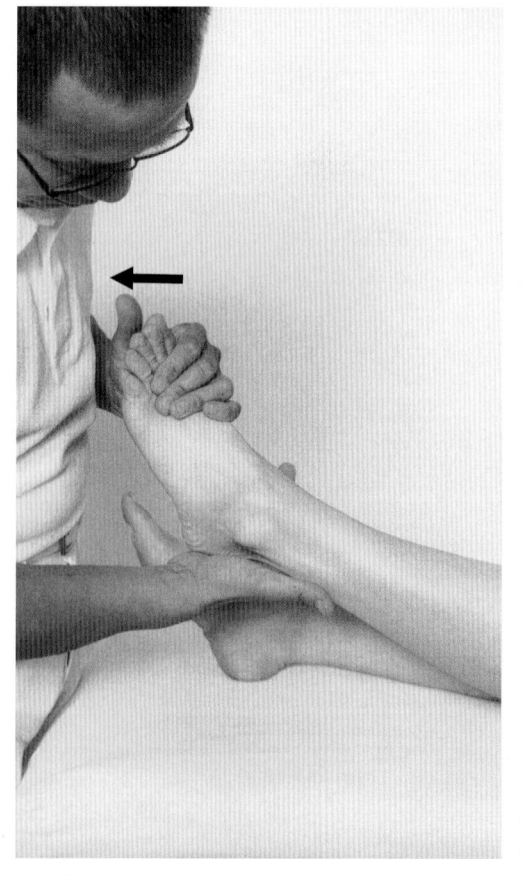

図2.59 b

《牽引》 つま先を牽引する

- あおむけで
- 小指のつま先からはじめて、片側または両側のつま先を親指と人差し指の間に上下から握り、穏やかな力で機能的肢位へと引っぱる。
- 足をやや底屈させて踵と足首の所で背側から片手で固定し、牽引中に足関節が引っ張られて伸展しないようにする。
- 各1回
- →**図2.60**

膝関節

■ 膝痛、包および人体の痛み、膝蓋軟骨疾患

機能的ユニットとしての膝と関連しうる痛み

一般的な治療

《按法》 圧迫する

- 肘の先端で
- BL-29
- 背中の目の位置(**図2.61**)
- 親指で
- BL-54、BL-57

図2.60

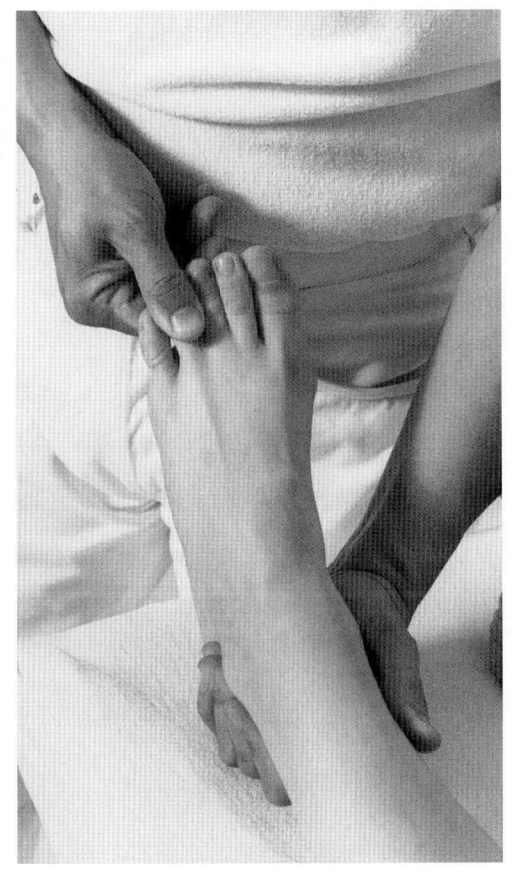

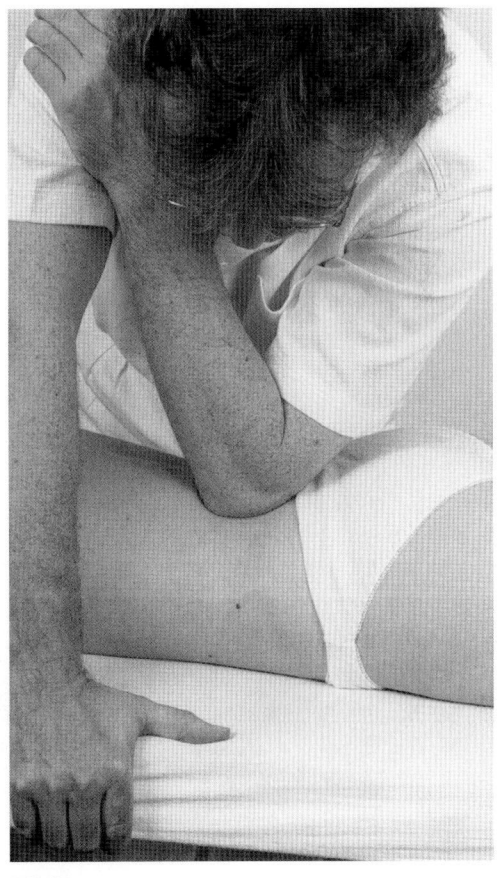

図2.61

《推法》 押す
- 手のひらの付け根で
- うつぶせで
- 足の太陽膀胱経の両側を、頸椎から足まで。
- 5～10回
- →**図2.19 a-d**を参照

《推法》 押す
- 手のひらの付け根で
- あおむけで
- 足の陽明胃経、足の少陽胆経(**図2.62**)、足の太陰脾経を足元に向かって
- 3～5回

《按法》 圧迫する
- 親指で
- GB-31、GB-34
- 患部側を
- ST-36も
- SP-10、SP-9、SP-6

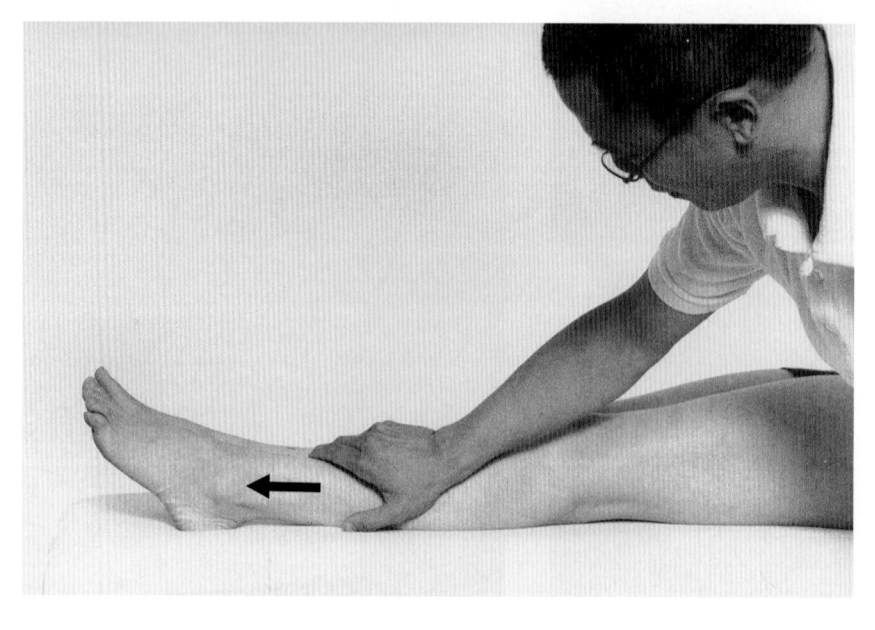

図2.62

下　肢

《旋转(転)法》
膝付近の牽引と回転モビリゼーション
- 上体を半分寝かせた位置で快適に支え、足を伸ばす。患者の足首を脇の下、胸壁の横、上腕で挟む。脛骨プラトーを両手で握る。
- 膝を10～30°軽く曲げて、牽引する。牽引しながら、膝が連続的に8の字を書くように動かす。
- 最大3回
- →**図2.63 a、b**

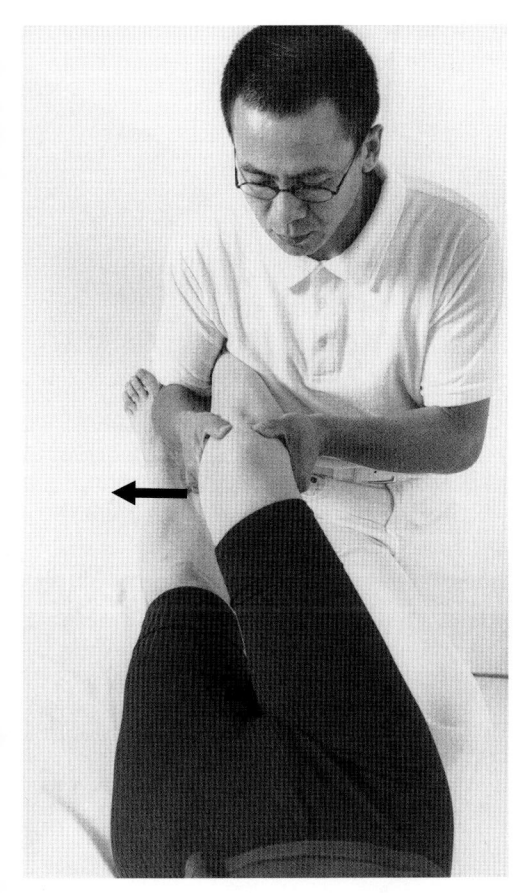

図2.63 a 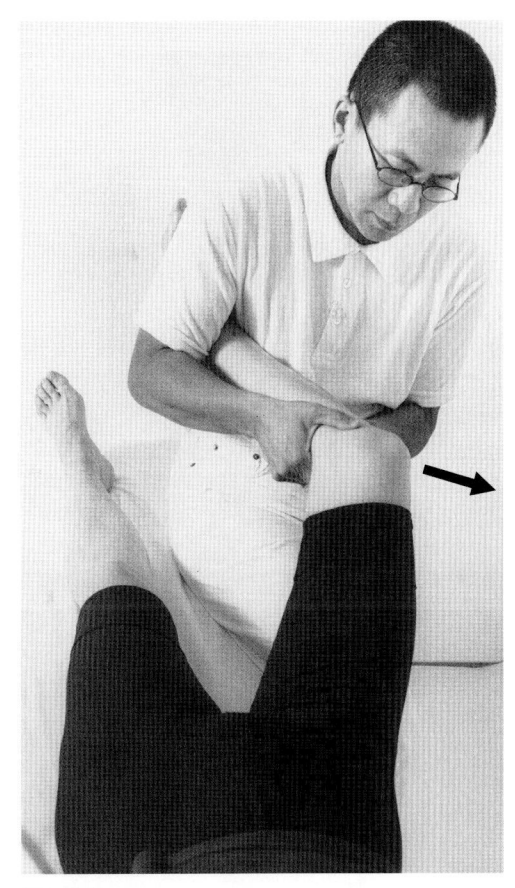　　　　　　　　　　　　　　　　　図2.63 b

■ 膝蓋軟骨疾患、膝蓋部関節炎、特異的治療

《拿髎》 膝蓋モビリゼーション

- 膝をやや曲げてあおむけで
- 施術者の5本の指の先端を内側を向けてやや向かい合うようにする。これによって、王冠状に指が配置される。
- 膝頭の端を注意深く握る。膝頭をちょっとの間持ち上げて離す。握っては離す動作をリズムよく行い、ゆっくりと10～20回繰り返す。

→図2.64

> ⚠ より深刻な滑膜炎の炎症患者や関節表面の端や骨膜への圧力に敏感な患者には、握る際に注意し、指先の配置を変えること。

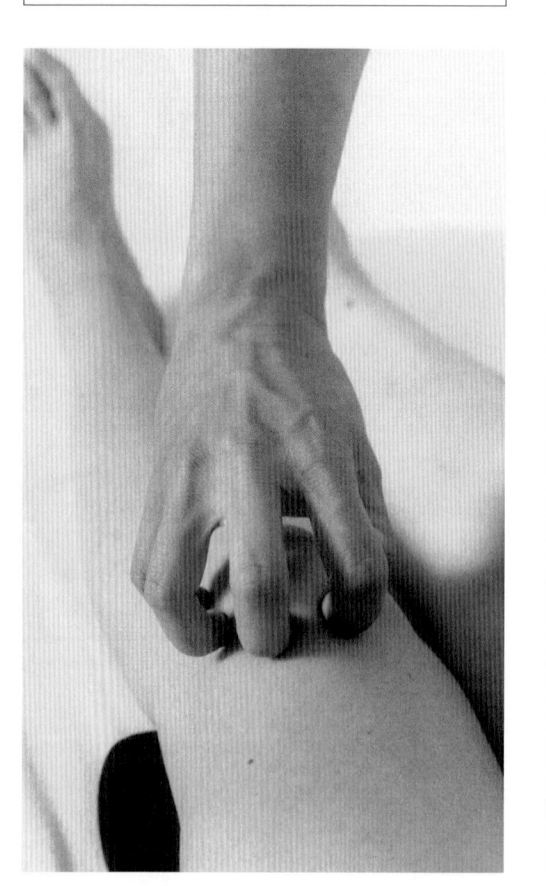

図2.64

■ 膝関節炎、軟骨疾患、慢性的広範囲の膝痛

《按法》 圧迫する

- 膝眼の位置を圧迫する。膝眼は、膝蓋の下端に2つあり、膝蓋腱の両側である。外側のポイントは、ST-35のやや外側にあり、親指で両側を圧迫する方向は、内側および外側に膝蓋下脂肪体の中央に向かう方向である。
- このポイントをゆっくりとリズムよく、穏やかな圧迫で数回治療する。
- 両方の親指で同時に3～5回行う。

→図2.65

> ⚠ 円運動は、ここでは明らかに禁忌である。

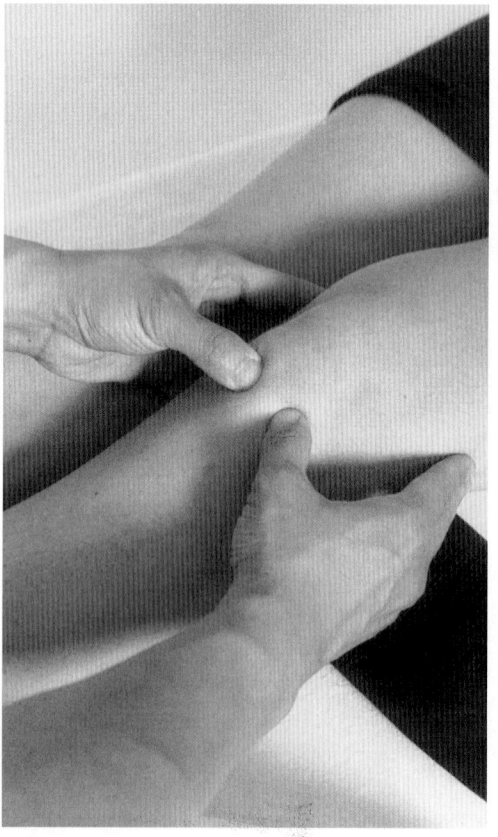

図2.65

■ 活動性膝関節炎、腫れの低減

《滾法》 転がす

- 手の尺骨側で
- 膝をやや曲げた状態にする。患者の上体を若干起こして仰向けで快適にする。

- 膝関節の前面上部の凹みに沿って、回転運動を連続的に行い、外側から内側そして後へとゆっくりと進む。15～20分。

→**図2.66**

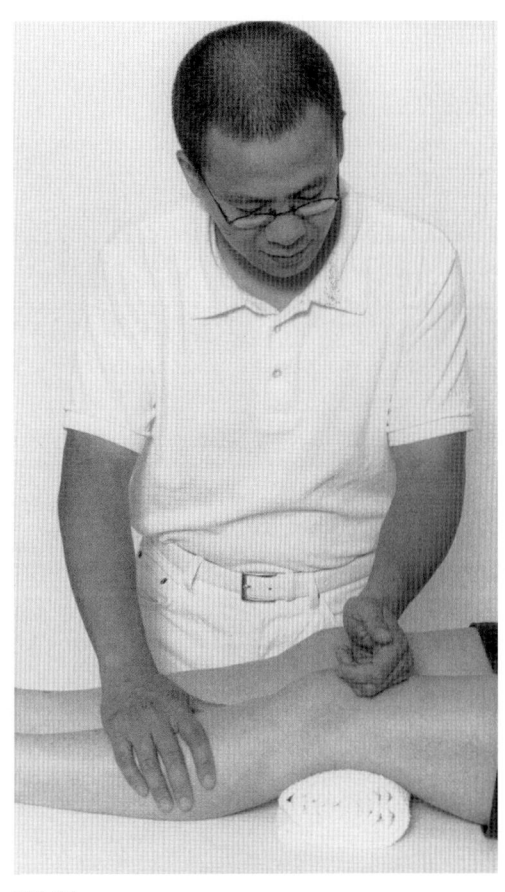

図2.66

■ 膝蓋骨尖症候群、ジャンパー膝

《按法》 圧迫する

- 親指の先端で
- 膝蓋腱（外側または内側）の全体幅にわたって付着部に対して足元に向かって圧迫する。膝蓋骨尖で、短い距離かつ強い圧力で小さく押し、腱の下の骨の層に向かって新たな位置に対して1回ずつ押す。膝頭の幅全体で5～10箇所を押すことができる。
- ツボを順番に治療、つまり、外側から内側へ、または、その逆に、1回ずつ押す。ここで、膝頭が動かないことが最も重要な点である。従って、大腿骨顆部の上に置いたもう一方の手で膝頭の上端を固定しなければならない。最も容易な方法は、親指で上端を固定する方法である。
- 治療の目標は、親指の先端で腱の付着部（微視的損傷部分）に刺激を与えることである。
- 最大3回

→**図2.67**

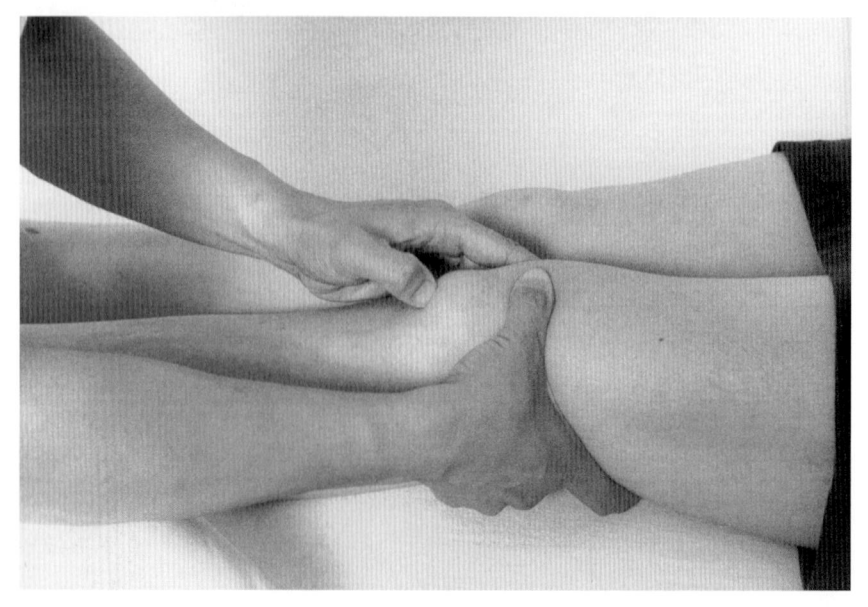

➡ 坐骨下腿筋のストレッチテクニックは、p.41（**図2.28a**）およびp.90に記載。

図2.67

■ 炎症性膝、慢性滑膜炎

《按法》 圧迫する

- 座るか、半分後に寄りかかって
- ピンチグリップで握り、深部で円を描いて圧迫してSP-10に向かってST-34をこする。
- これらのツボは両方ともが非常に敏感な傾向にあるので、注意深く圧力を調節すること。
- 3〜5分間

→図2.68

> ! 痛風関節症の患者には禁忌である。第1章の一般的な禁忌(p.7)を参照。

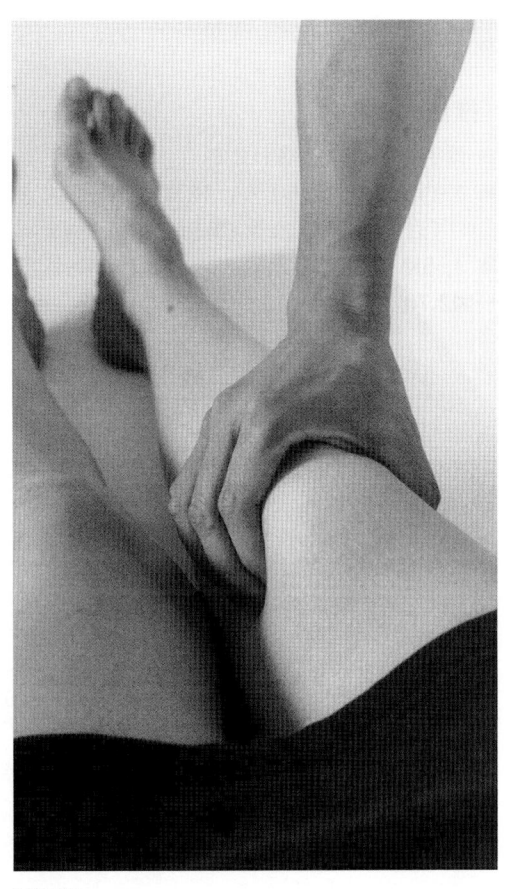

図2.68

アキレス腱

■ アキレス腱痛、ヒラメ筋・腓腹筋・足指屈筋の筋腱症状

左側の治療を例にとる。施術台の左側に立ち、患者の頭部の方を向き、施術者の右足を曲げて施術台に置く。膝を若干曲げて、施術者の大腿部で患者の下肢を支える。
この位置で以下を行う。

《揉法》 揉む

- 親指で
- BL-57

→図2.69

続けて、

- 両手の親指で
- アキレス腱とふくらはぎを下に向かって揉む。
- 3〜5回

《推法》 押す

- 両手の親指を重ね合わせて
- アキレス腱の踵から1〜2cmを短い時間押し、続けて近位に移動してヒラメ筋と腓腹筋を押す。
- 3〜5回

→図2.70

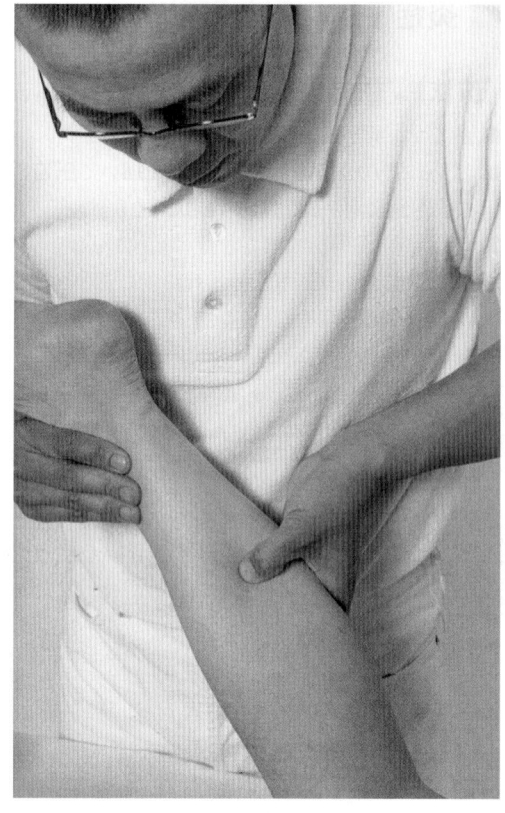

図2.69

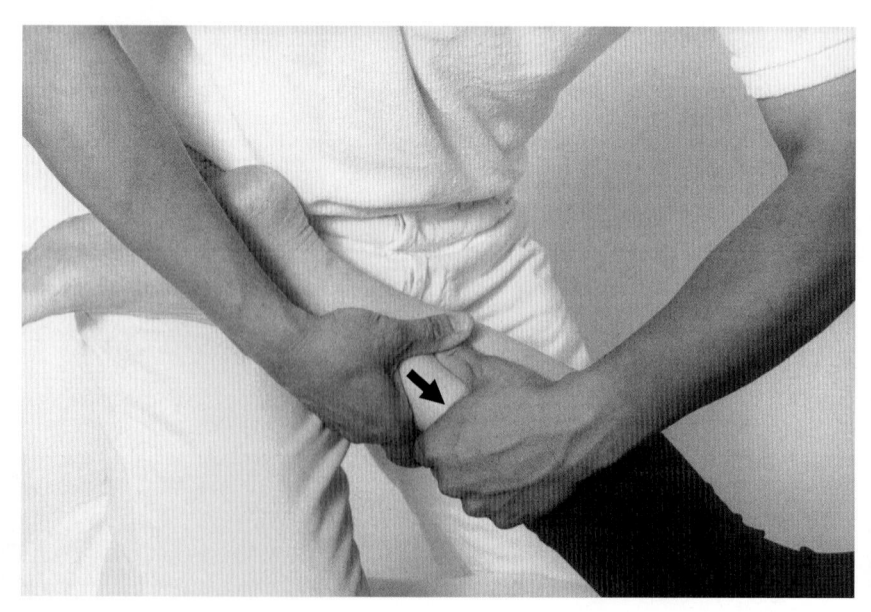

図2.70

《牽引》 牽引する

- うつぶせで
- 施術台の足元に立つ。膝をおよそ30～40°曲げる。前足部および中足部の甲を持ち、足底の遠位にわたって施術者の親指を組み合わせる。この位置で、足部を施術者の胸につける。
- 施術者の股関節、膝、足関節を曲げ伸ばしして、ゆっくりとリズムよく動かす。
- 腓腹筋を注意深く3～5回伸ばす。

→図2.71

《提抖》 牽引して揺する

- うつぶせで
- 膝を90°に曲げる。患者の頭に近い方の施術者の手を背側から踵に当てる。足部を若干傾けて、足関節を20～30°の角度にし、足部に近い方の手で足の甲を支える。頭に近い方の手で、踵を介して揺すり、下肢の縦軸に沿ってすばやく変化する回転を引き起こす。
- 足部を若干底屈させるのは、背側の下肢の筋肉をリラックスさせるのに重要である。およそ30秒間。

→図2.72

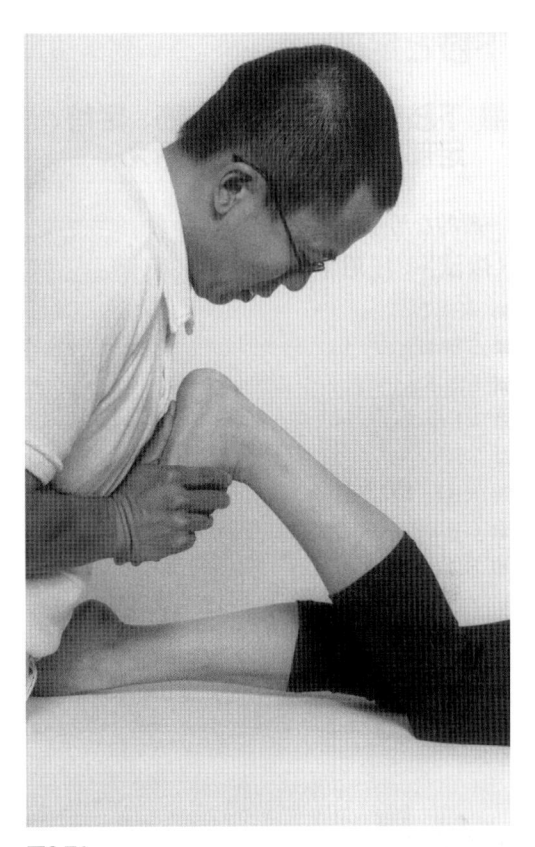

➡ 第3章「スポーツによる障害後の慢性痛の治療、予防」(p.80以下)に追加情報。

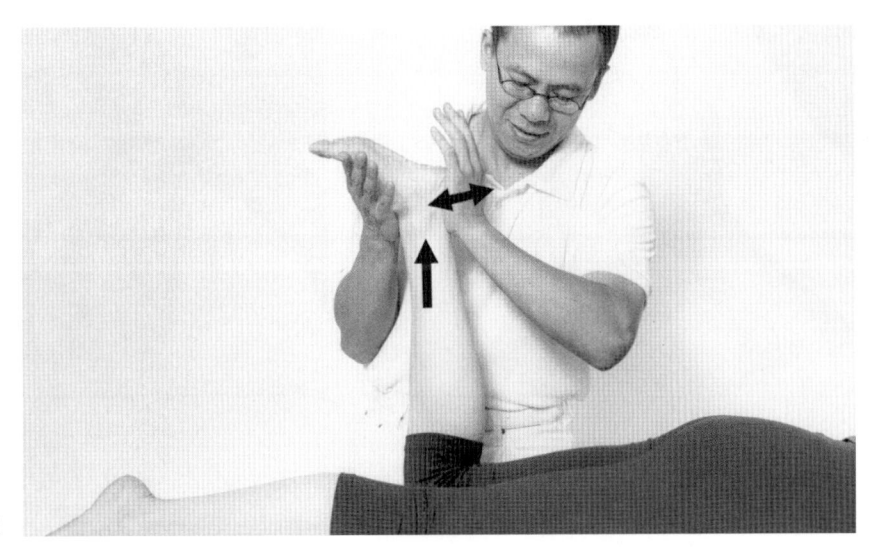

図2.71

図2.72

下肢と足部

■ 下肢前面および後面筋、足首、足部関節の筋緊張の訴え

一般的な治療
《按法》 圧迫する
- 親指で
- ST-41
- LR-4
- KI-6
- KI-3
- KI-1（**図2.73**）
- GB-40
- BL-62

■ 中足骨痛、横足弓および縦足弓の過労症状

《拇尖按》 圧迫する
- あおむけで
- 治療する側の膝を30〜40°曲げる。施術台の足元に立つ。
- 第2〜5指の腹で、足部アーチの末端をつかむ。親指の末節骨を隣り合わせて置き、前足部の母趾球に親指の先端を置いて、第1および第2の中足骨の間からはじめる。
- 深い接触を探し、骨の間の4つの空間を一つずつ治療する。こすりながら上下にゆっくりと移動し、各方向に3〜4回、最大3往復まで。

→**図2.74**

図2.73

図2.74

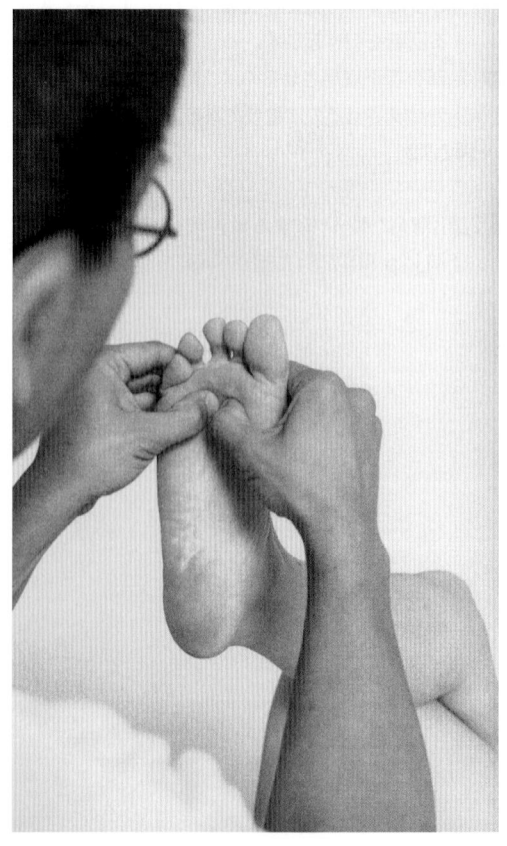

下 肢

《対按》 つかんで揉む動作
■ 指を組んで
■ 中足部と前足部を足の甲から握る。強い圧迫をせずに、足底に両方の親指を押し込む。横アーチが増すように、足の外縁と内縁を一緒に圧迫する。
■ 圧力をゆっくりと増していき、3秒間保持してから離す。最大3回まで。
→図2.75

《牽引》 牽引する
腓腹筋、足底腱膜、足部の横アーチ
■ うつぶせで
■ 縦アーチもストレッチできるような方法で、前足部を握る。この方法で固定して、施術者の胸の前に前足部を置く。圧力をゆっくりと増していき、3秒間保持してから離す。
■ 1～3回
→握りの位置は、図2.71を参照。

踵骨棘および足底腱膜の痛み

《推法》 押す
■ 親指で
■ うつぶせで
■ 患者に近い方の手で、足関節を握り、反対の手の親指で足底腱膜上の3つの経路を踵から前足部に向かって順番に強く押す。
■ 2～3往復
→図2.76

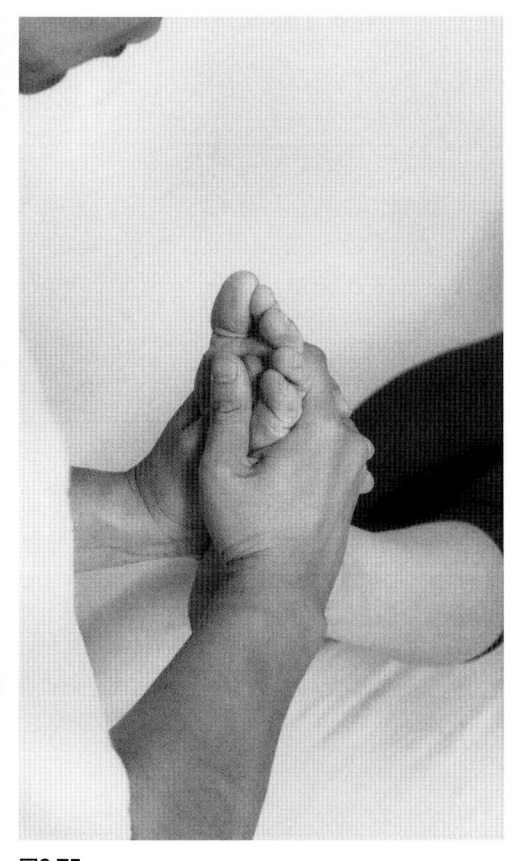

図2.75

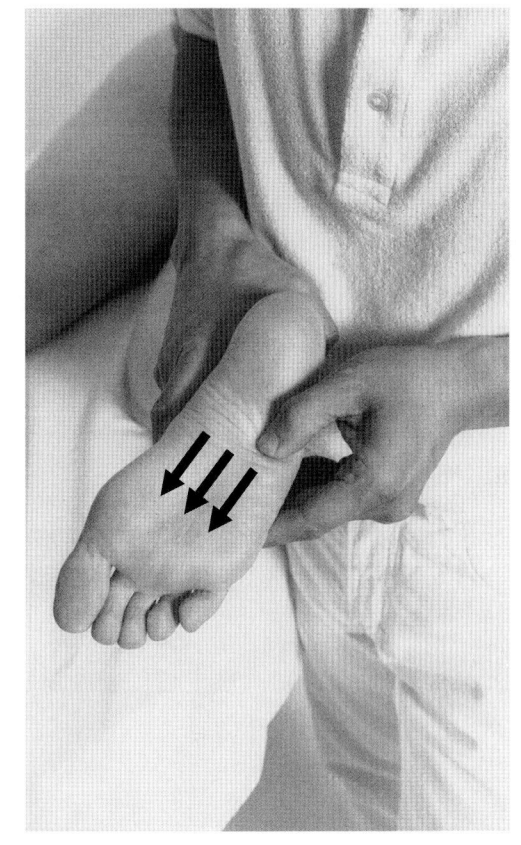

図2.76

《挤》 軽くたたく

- 握り拳の尺骨側で
- 膝を直角に曲げてうつぶせにし、反対の手で後足部と足関節を固定する。
- ゆったりと、やや跳躍するようにとんとんたたく。
- 5〜10回

→**図2.77**

《按法》 圧迫する

- 親指の先端で
- 膝を直角に曲げてうつぶせで
- 指で前足部に抵抗を与える。踵の先端からはじめて、踵球の外側および内側の端に同時に圧力をかけていき、約1センチずつ進めて親指を置き直す。
- 3〜5回

→**図2.78**

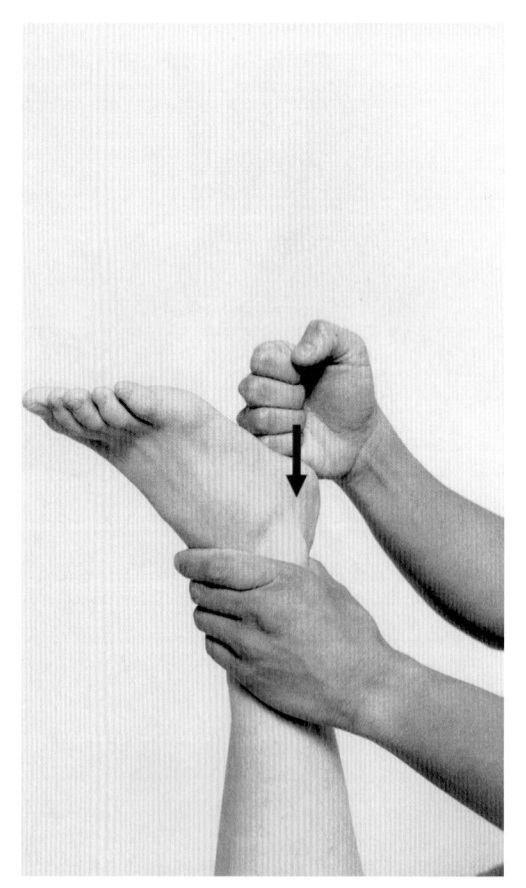

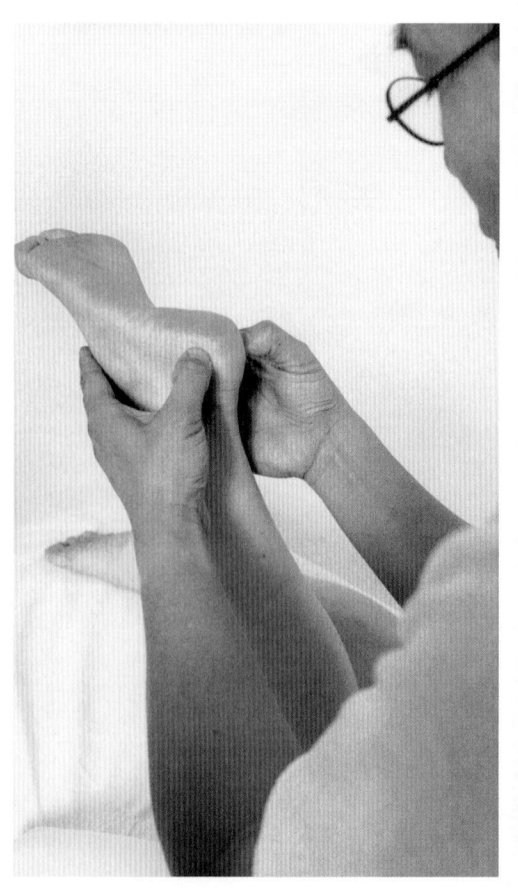

図2.77

図2.78

《牽引》 つま先を牽引する

- あおむけで
- 小指のつま先からはじめて、片側または両側のつま先を親指と人差し指の間に上下から握り、穏やかな力で機能的肢位へと引っぱる。
- 足をやや底屈させて踵と足首のところで背側から片手で固定し、牽引中に足関節が引っ張られて伸展しないようにする。
- 各1回
- →**図2.79**

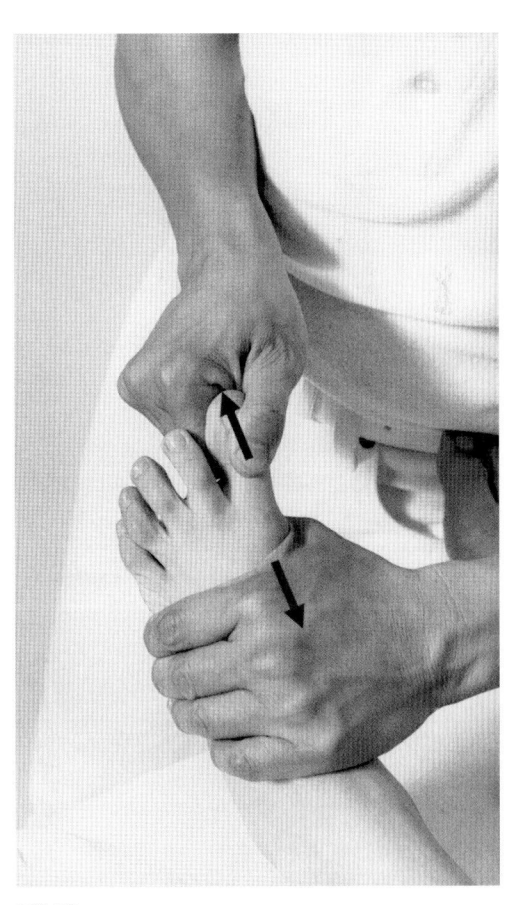

図2.79

3
スポーツによる障害と慢性痛の治療

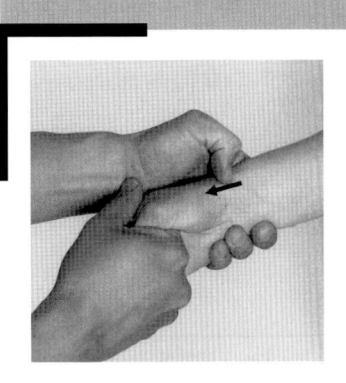

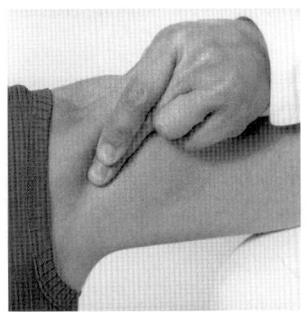

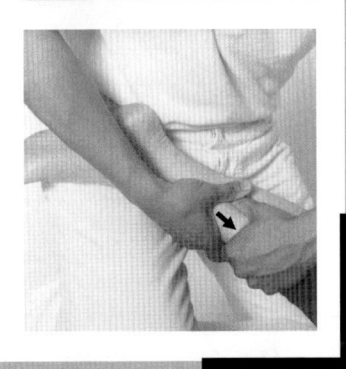

■ 慢性化した肩の痛み、肩峰下滑液包炎、上腕二長頭筋の腱症（例えば、投手、フェンシングの選手、水泳選手）

➡ 第2章「上肢」の節に前治療を掲載(p.44)。

《按拔法》 押してねじる

- 肘を曲げて、肩を斜め前へ160～180°に最大に挙上して座位で。

→図3.1 a

- 前腕遠位の後をつかんで、肩関節をさらに外転させる。
- 3～5回

> ❗ この治療は、例えば、ドアの枠を使って行うこともできる。ここで、前腕遠位の背面を受動的に押す際に、腹側からではなく、側腹側方向からより大きい力が来ていることを確認しなければならない。

→図3.1 b

図3.1 a

図3.1 b

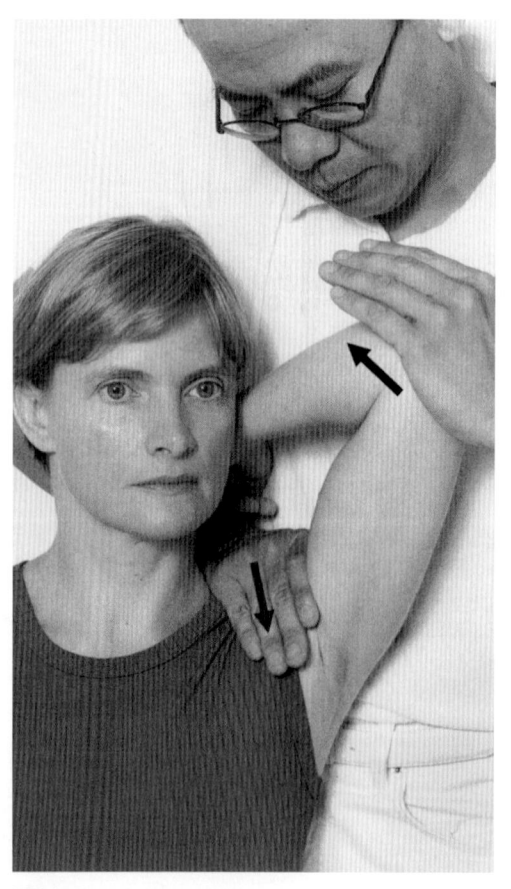

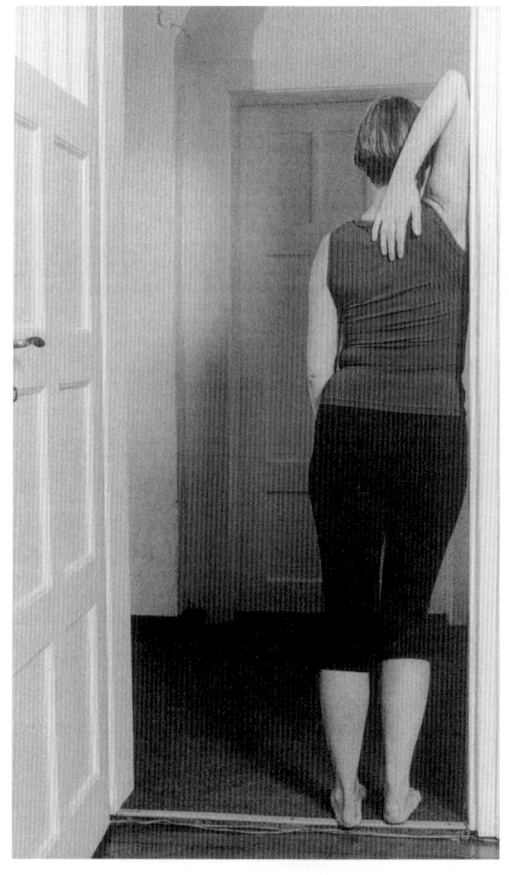

慢性化した肩の痛み、肩峰下滑液包炎、上腕二長頭筋の腱症　83

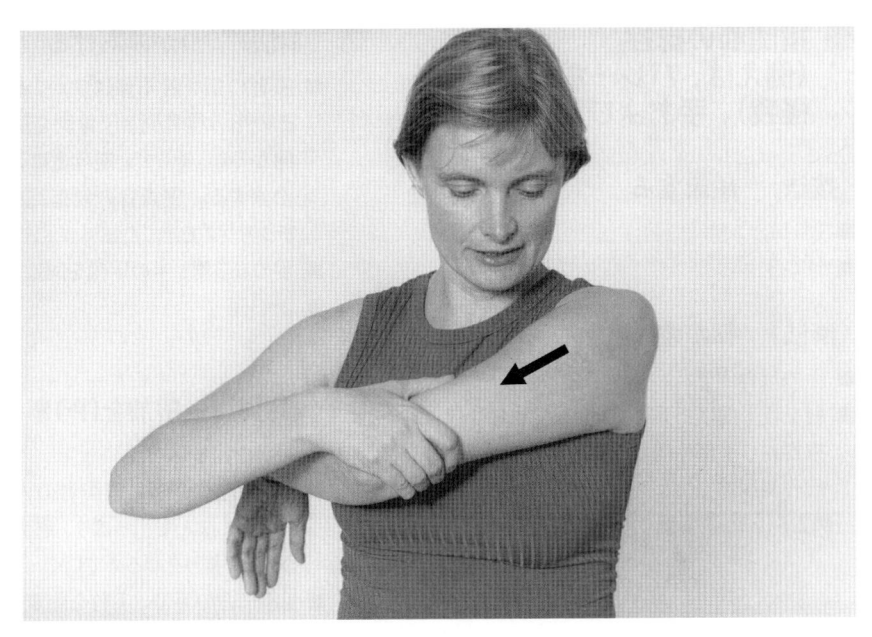

図3.2 a

《牽拉法》　牽引して引っぱる

- 座位で自己治療
- 上腕を70〜80°前方に持ち上げ、肘を曲げ、内転を増した状態で、上腕の遠位背面を手で押さえることで、背側の肩の筋肉をストレッチする。
- 3〜5回

→図3.2 a、b

> ❗ 自己治療は、ドアの枠にもたれかかって行うことができる。腕をまっすぐ上に挙げるか前方に挙げ、水平に内転をした状態で、急激に内転しすぎないようにすることが非常に重要である。ゆっくりと穏やかに力をかけて最大位置までストレッチする。同じようにして力を抜く。

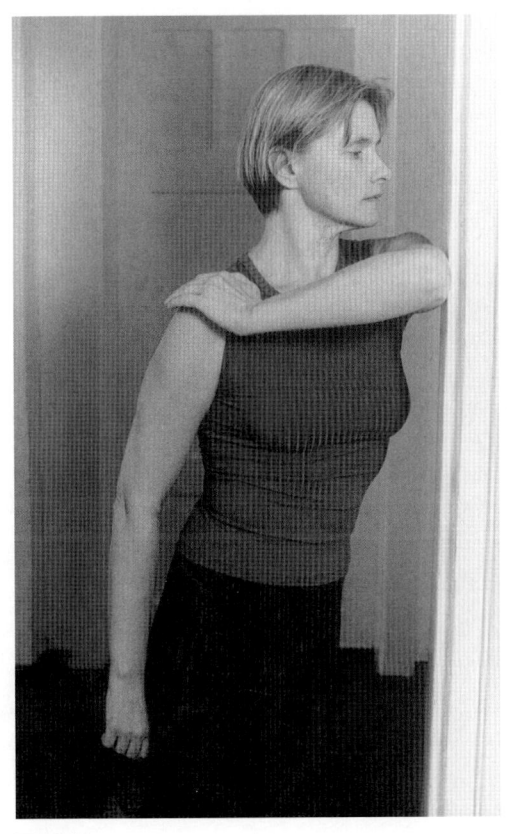

図3.2 b

■ 指関節の捻挫
  （例えば、バレーボールによる怪我）、手および前腕の腱症

《按法》　圧迫する
- LI-11
- HT-3

《滾法》　転がす
- 手の尺骨側で
- 肘を若干曲げて手首を伸ばして患者を座らせる。末端から基部に向かって、手首の橈骨側および尺骨側屈筋を、約2〜3分間治療する。
→**図2.5**（2章）を参照

《拿法》　つかみあげる
- 患者の指を若干伸ばすか、機能的肢位にして、その指の橈骨側と尺骨側を基部関節から先端に向かって、そして、逆向きに、すばやく連続的に治療する。施術者の親指と人差し指の間のピンチグリップで。
- 手のひら側と手の甲側を同じ方法で
- 2〜3回
→**図3.3**

《牽引拇》　解放を伴う牽引
- 患者を座らせて
- 患者の指を順々に施術者の人差し指と中指の間で優しく挟んで引っぱり、患者の指を滑らせるようにして握りをゆるめていく。
- もう一方の手で、手首を固定すること。1本の指に対して3〜5回行う。
→握りの位置：**図2.12a、b**（2章）を参照

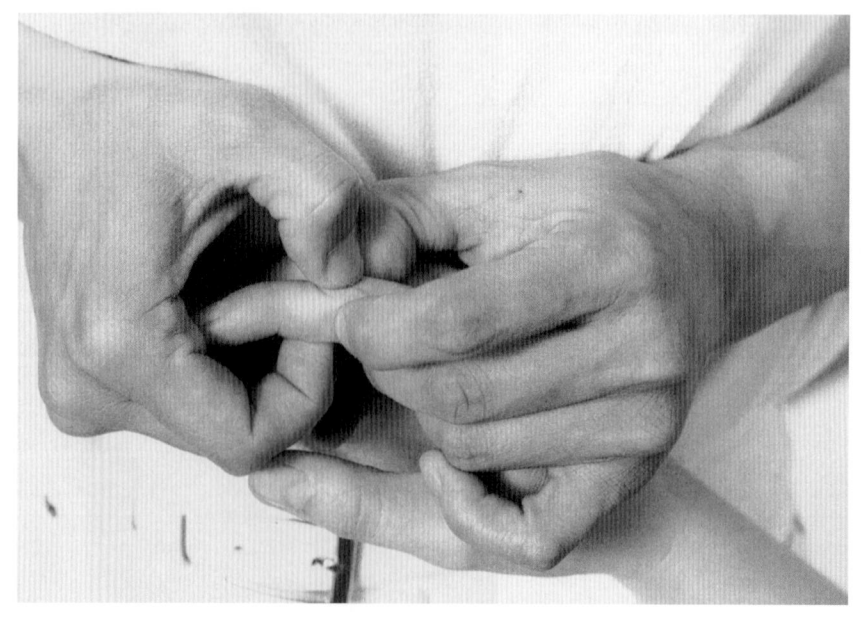

図3.3

《牽拉捈》
親指の伸筋腱を引っぱって牽引する

- 施術者の3本の指を使って手のひらの中に患者の親指を固定する。親指と人差し指で母指球を挟む。穏やかに引っぱる。
- 反対側の手の親指の先端で、腱を深くゆっくりとなでて、伸筋腱の支持面を鞍関節に向かって末端方向へ滑らせる。
- 3~5回

→図3.4

《牽引》
手首のモビリゼーションを伴う牽引

- 背中をまっすぐにして患者を座らせ、背もたれで支える。
- 患部の肩側の腕を前方に約50~60°持ち上げ、約45°外転させる。前腕は回内（内側に回転）させ、肘は伸ばす。
- 施術者の両手で患者の中手骨と手根骨をしっかりと握る。リズムよく交互に、手首をゆっくりと動かし、それぞれ最大の位置まで、屈曲および伸展を行い、そして、尺骨側と橈骨側に曲げる。
- 3~5回

→図3.5

> ! 患者の肩と前腕をリラックスさせることが欠かせない。牽引に抵抗するのは、背もたれにわずかにもたれた患者の上体の重さだけである。

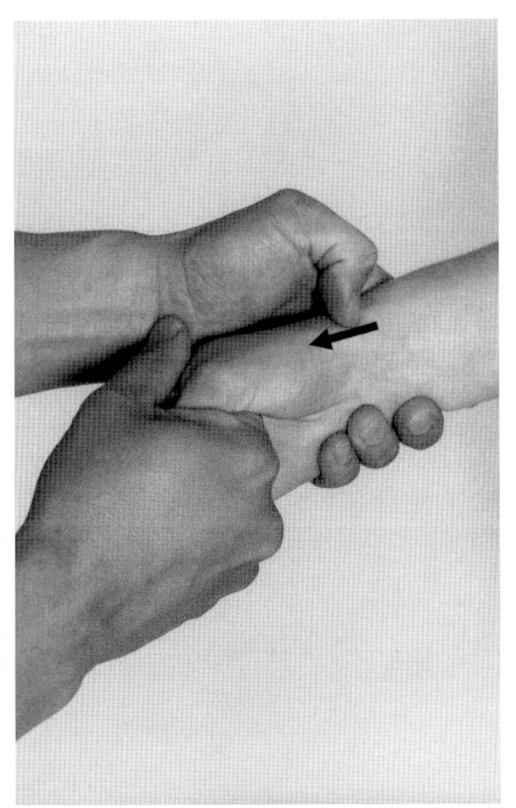

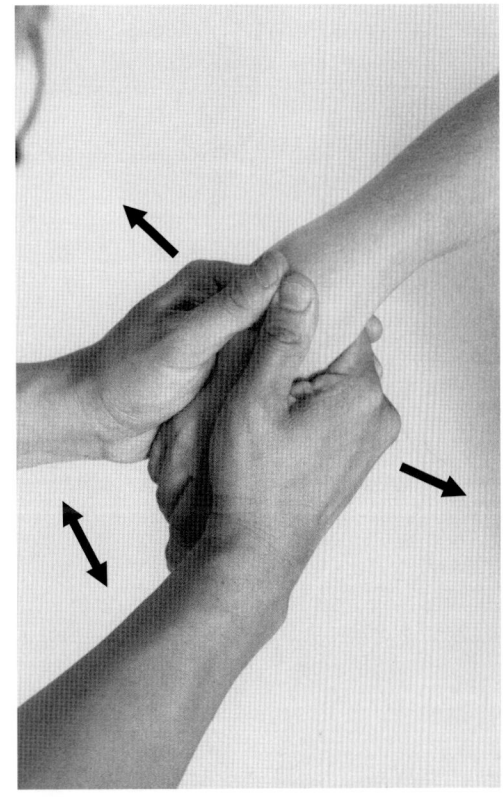

図3.4

図3.5

■ 大腿部の内転腱障害

《推法》 押す
- うつぶせで
- 足の太陽膀胱経の両側を、手のひらの付け根で首から足まで。
- 3〜5回

《按法》 圧迫する
- 肘で
- BL-23
- GB-29（**図3.6**）
- GB-30

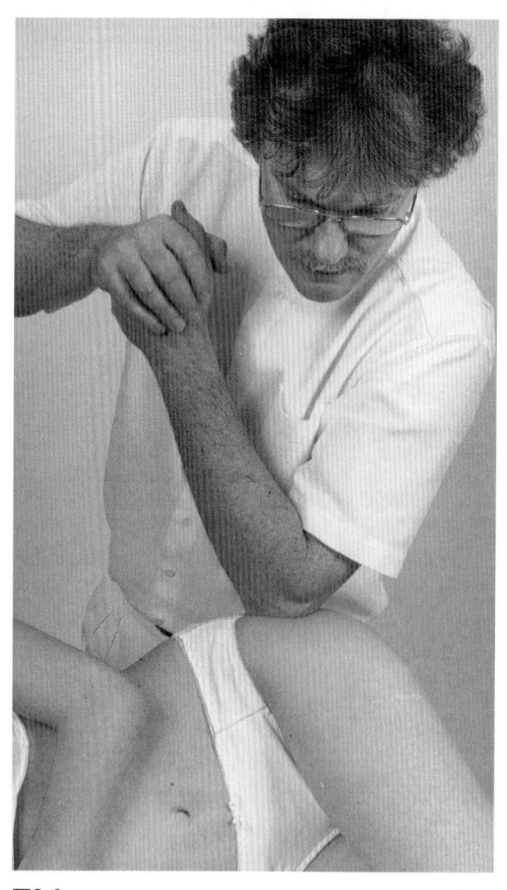

図3.6

《按法》 圧迫する

- あおむけで
- 親指を重ね合わせ、大腿部の反対側から指で支え、親指で圧迫する。
- 治療中の足の反対側に立つ。内転筋にゆっくりと強い圧力をかけていく。末端から基部に向かって、起始から付着部に向かって、5～6回。
- 連続的に5～6回、このストレッチを行う。

→**図3.7**

《四字》 数字の4
股関節包の腹側および内転筋のストレッチ

- あおむけで
- 股関節を90°に曲げて、外側に回転させ、できるだけ外転させる。膝を90°以上曲げ、下肢を反対側の膝か大腿部の上に載せる(数字の4)。
- 片手で、横向きに載せた下肢を固定する。もう一方の手で膝関節または大腿部の内側を注意深く(下方向に)圧迫し、股関節の外転と股関節の外側への回転を増す。
- ゆっくりと張力を強めていき、最大の位置で3秒間保持して離す。
- 1または2回

→**図2.54**(2章)を参照

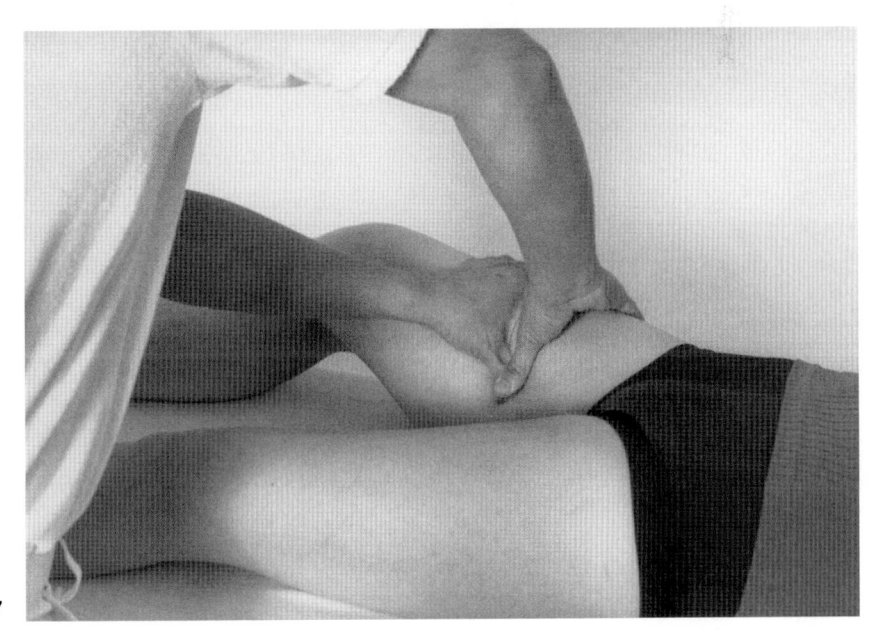

図3.7

《推法》 押す
- 手のひらの付け根で
- うつぶせで
- 足の太陽膀胱経を首から足に向かってまで
- 3〜5回

《按法》 圧迫する
- 肘で
- 側臥位で
- GB-29にゆっくりと力をかけ、離す。
- 1または2回

《滚法》 転がす
- 手の尺骨側で
- 股関節と膝を曲げて、大転子を下にして側臥位で、最大5分間。

《推法》 押す
- 手のひらの付け根で
- 足の少陽胆経を臀部から足まで。
- 5〜10回
→図3.8 a、b

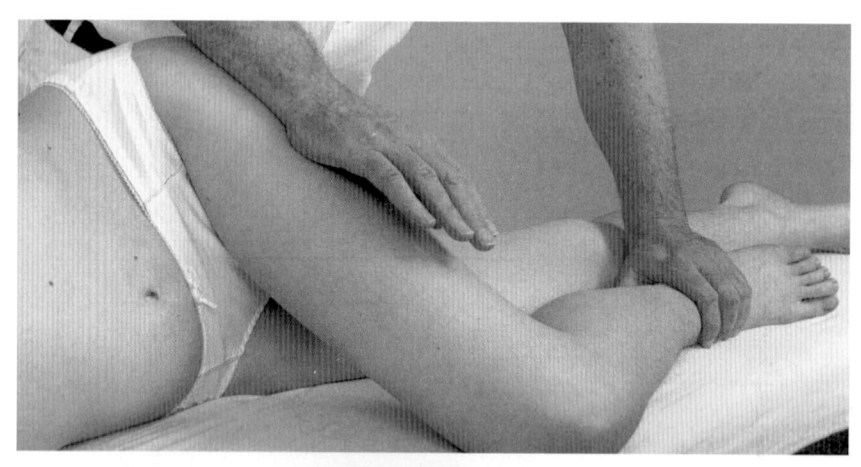

図3.8 a

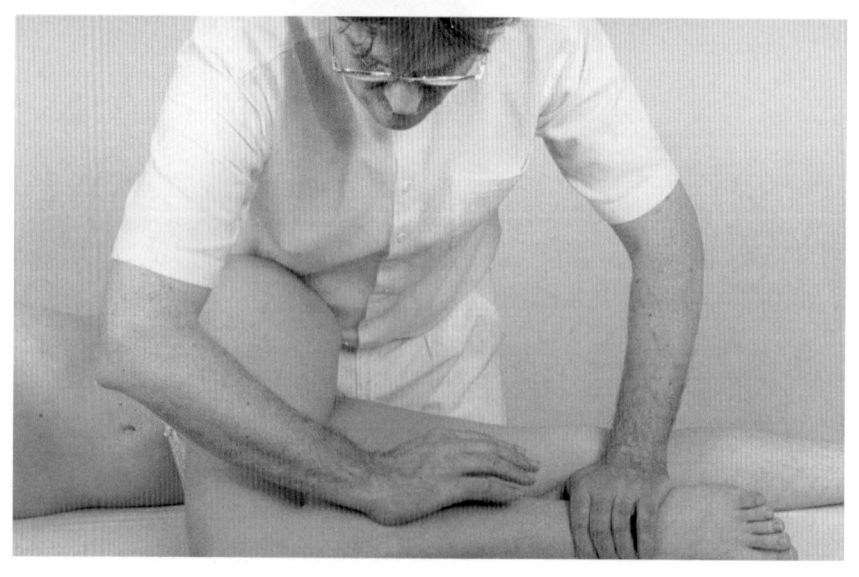

図3.8 b

■ 大腿二頭筋の近位3分の1 および膝屈筋近位の痛み （例えば、短距離走者や中距離走者）

《推法》 押す
- うつぶせで
- 足の太陽膀胱経を首から足まで
- 3～5回

《按法》 圧迫する
- 肘で
- 腰眼（第2章の「脊柱」の節、p.30、**図2.16**を参照）
- GB-29、GB-30

《按法》 圧迫する
- 重ね合わせた両手の親指または肘で
- うつぶせで
- 大腿部の背側で坐骨の結節から遠位に向かって、およそ5～6回、大腿二頭筋を圧迫する。
- 1または2回
- →**図3.9 a、b**

> ! この治療は非常に痛い可能性がある。施術台の端に対してふんばると、力のかけ方を調節し、バランスを保つ助けになる。

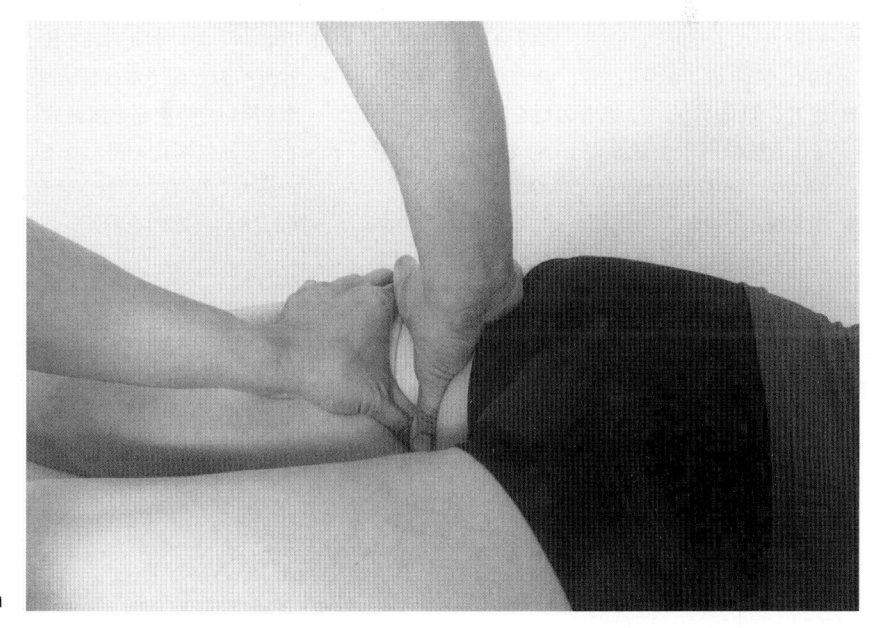

図3.9 a

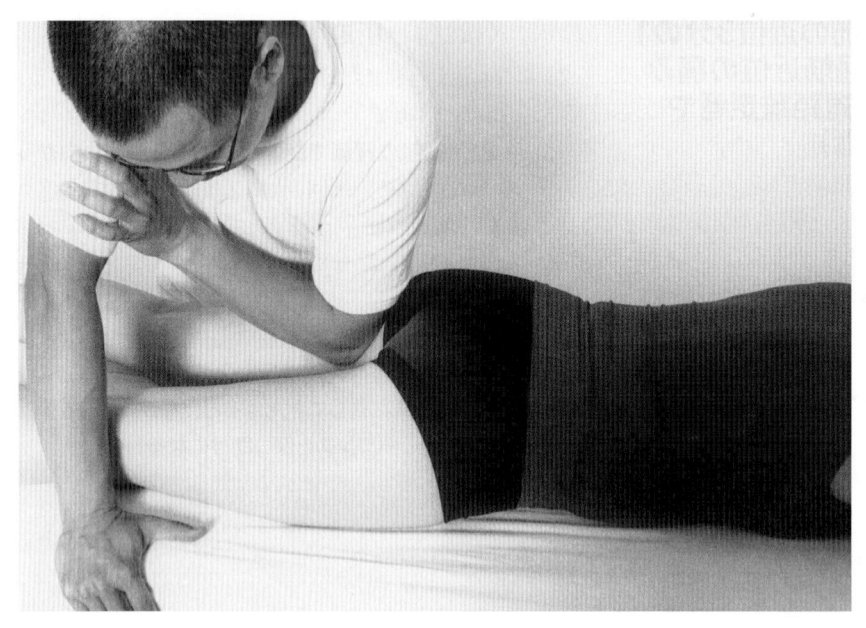

図3.9 b

《牽引》 膝屈筋と腓腹筋の牽引

- 施術台の足元近くに立ち、施術台の頭の方を向く。
- 患者を仰向けにして、患者の足を受動的に上げて、下肢伸展挙上試験のようにできるだけ膝を伸ばす。施術者の肩の前にふくらはぎを置く。
- 指を組んで大腿部の末端近くに反対向きの力を加える。最初は、患者の足関節を伸ばしたままにする。施術者の体幹を直立に維持する。
- 牽引の張力は、股関節、膝、足関節の曲げ伸ばしだけで施術者の体幹を前後に移動させることによって増減される。
- 両側3〜5回
- 患者が十分に耐えられる場合には、内側および外側への回転でゆっくりと張力を増したり、足関節を用いて腓腹筋を強制的に牽引したりすることで、方法に変化を持たせることができる。各方向最大で3回まで回転させる。

→**図2.28a-c**（2章）を参照

> ❗ 足関節の回転に対する感受性によっては、この方法は、かなり制限される場合がある。

■ 膝蓋骨尖症候群、膝蓋軟骨疾患

《静蹲》　等尺性ストレッチ

- 立位で自己治療
- 足を互いに平行にして肩幅に開いて立ち、踵と前足部に同じだけ体重をかける。膝をおおよそ10°曲げて、骨盤をまっすぐにし、腰椎の脊柱前弯をやや低減する。
- 体重を移動させずに立ち、筋肉がわずかに震え始めたら、さらに10～20秒間張力を維持して、最後に脚の力を抜く。
- このエクササイズを1日に2回行う。
→図3.10

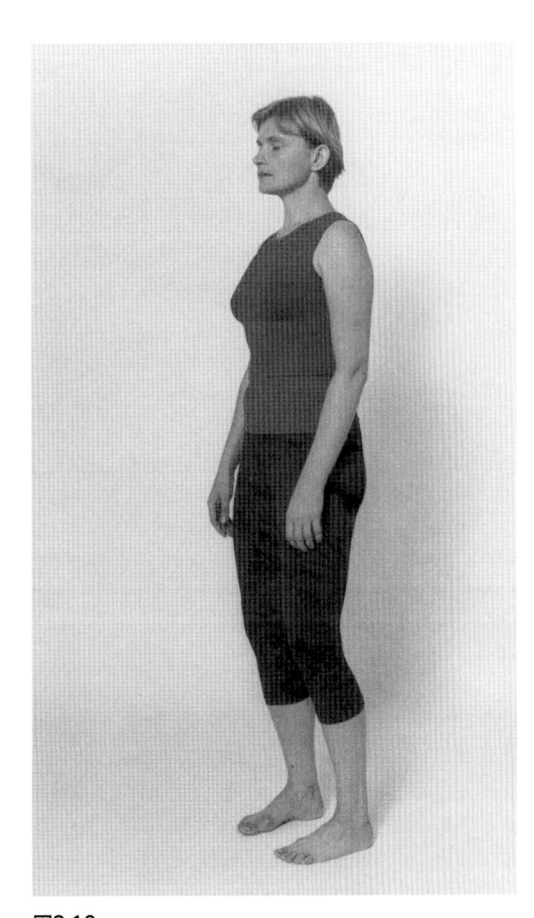

図3.10

■ アキレス腱痛

⮕ 第2章「下肢」の節(p.57～p.79)に補助的な治療テクニックを掲載。

《牽引》　牽引する

- 立位で自己治療
- 片足を前方向にやや伸ばす。膝と股関節を若干曲げて、戸口の側柱または壁に向かって前足部のつま先と母趾球を支えにして、踵を地面にしっかりとつける。膝関節を軽く曲げて前に進めるようにして、足部の底屈を増す(腓腹筋のストレッチ)。
- 耐えられる限界までゆっくりと張力をかけて、3～5秒間保持し、ゆっくりと解放する。両側に、3～5回。
- このエクセサイズをトレーニングの前後に行うとよい。

→図3.11

図3.11

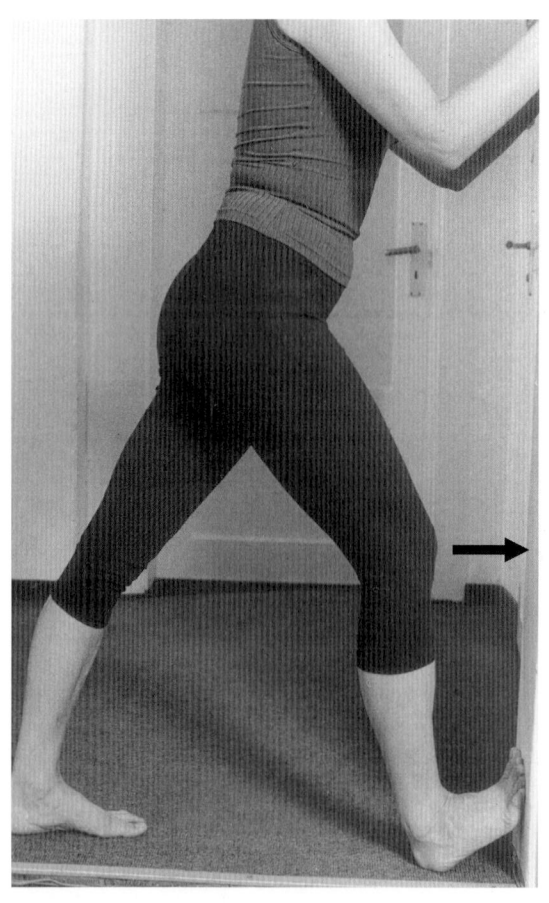

■ 競技のための準備

以下の方法によって、イベント前日に気分を落ち着けることができる。試験の準備にも役立つだろう。これらのテクニックは、夜間の睡眠を改善する。

《推法》 押す
- 手のひらの付け根で
- うつぶせで
- 足の太陽膀胱経を頭部の頂点から上部頸椎まで、両側別々に3〜5回、非常にゆっくりと押す。
- 両側を同時に行うこともできる。

《揉法》 揉む
- 両手の親指で
- GB-20（**図3.12**）

および

- EX-5（安眠）
- 1または2分間

《推法》 押す
- 手のひらの付け根で
- うつぶせで
- 足の太陽膀胱経を首から足まで、非常にゆっくりと押す。
- 経絡の両側を、順番に治療する。
- 3回

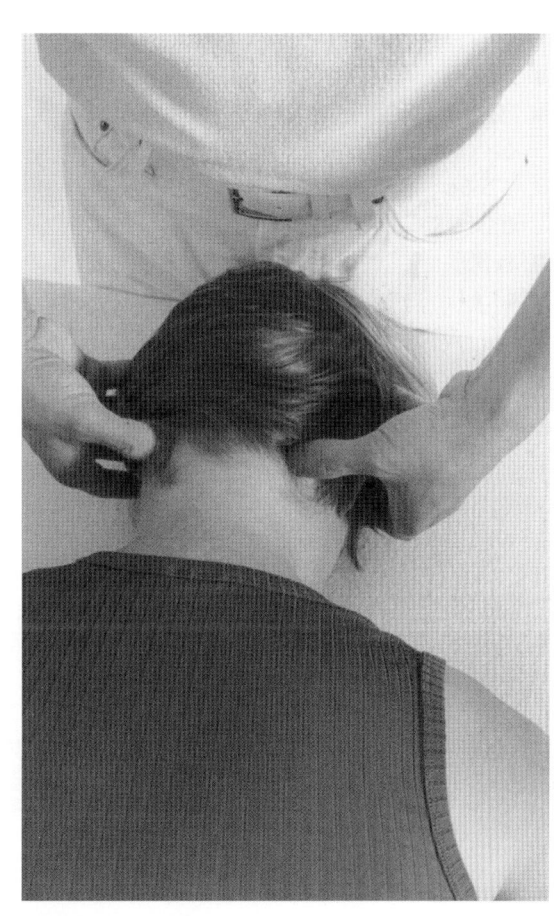

図3.12

《按法》 圧迫する
- 親指の先端で
- あおむけで
- 足の太陽膀胱経の両側で、生え際のBL-4からはじめて、頭頂に向かって上方向に。
- 続けて、片手で同じテクニックを用いて、督脈上をGV-24から頭頂および後頭部に向かって。
- 各3~5回

《分推》 側方を押す
- 親指の橈骨側で
- 眉毛の上方で平行に額の皮膚をEX-2(太陽)に向かってなでつける。
- 3~5回
→図3.13

《刮法》 こする
- あおむけで
- 第2指から第5指を軽い機能的肢位(屈曲)にする。(爪を短く切って)指の先端を頭皮にまっすぐに下ろし、足の少陽胆経と耳の前、上方、後の近くをなでる。
- 3~5回
→図3.14

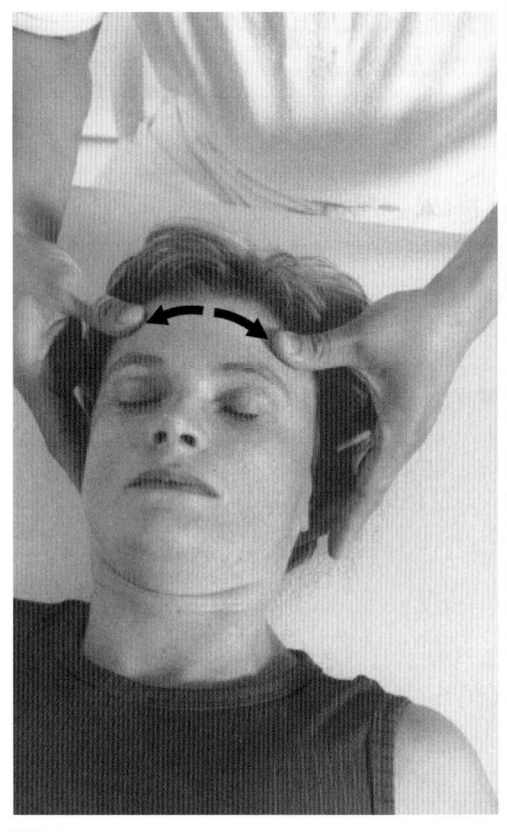

図3.13

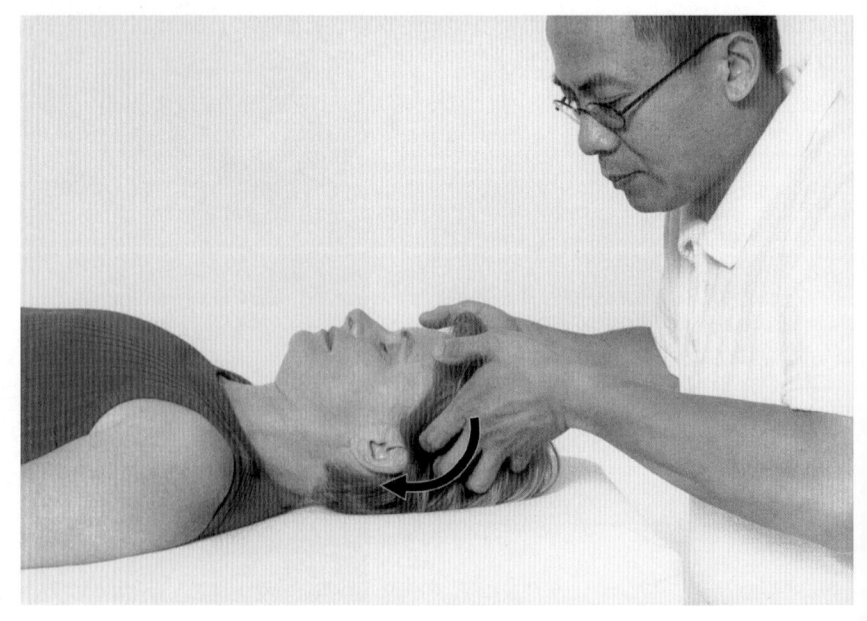

図3.14

《按法》　圧迫する

- あおむけで
- この治療はゆっくり落ち着いて行うのが重要である。
- 2つの側を別々に治療する。最初は上肢を、続けて下肢を。
- LU-1
- ST-36
- SP-6
- GB-34
- GB-43
- LR-3

《意図》　集中とリラックス

- あおむけで
- 治療を終えるために、患者の体を快適な位置にする。施術台の隣に座り、強い圧力をかけずに、へその高さで腹部の真ん中に片手を置く。
- 競技者/受験者は、横隔膜からゆっくりと呼吸し、15〜20分眠ってもよい。
- →図3.15

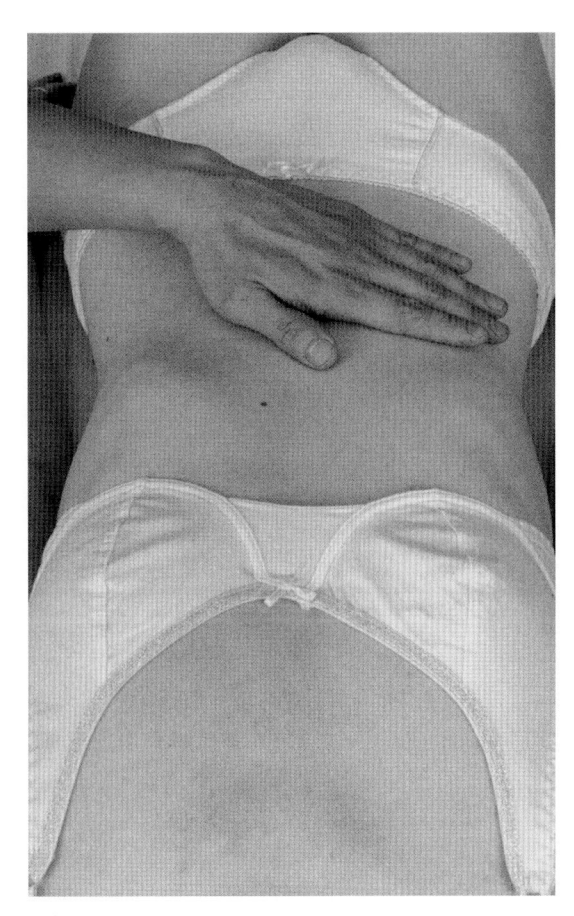

図3.15

4
内科での症状・疾患に対する治療

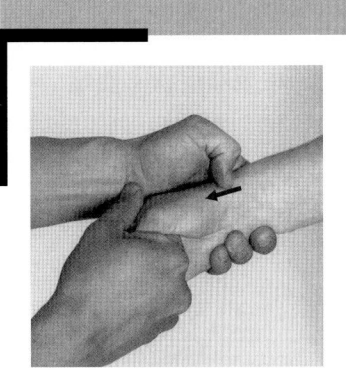

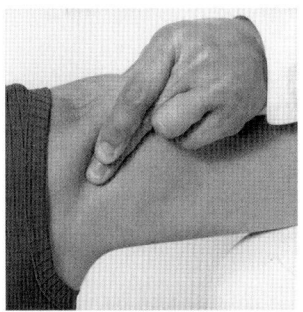

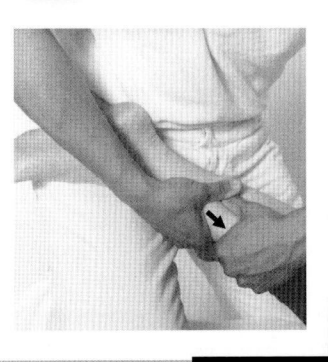

■ 風邪およびインフルエンザ、上部呼吸道の疾患

主要な症状：寒症
震え、頭痛、眠気、口渇感の欠如、無発汗を伴う

主要な症状：熱症
発汗、咽頭痛、頭痛、口の渇きを伴う

寒症に対しては
《按法》　圧迫する
- BL-12
- LU-7

熱症に対しては
《按法》　圧迫する
- GV-14
- 両側のLI-4（第1章、**図1.11**、p.13を参照）
- 両側のGB-20

■ 慢性気管支炎、気管支ぜんそく

虚 証

力のない咳、蒼白な顔色、休息時でも発汗しやすい、自覚的な寒気と寒冷への敏感さ、軟便、口とのどの渇き、舌苔を伴わない紅色舌、手足の湿り、深脈および弦脈

実 証

力強い咳、荒い呼吸、イライラする、大きな声、腹部の膨張、硬い便、口の渇きと併せて苦みを感じる、舌苔を伴う舌、黄色がかった痰、弦脈および滑脈

一般的な治療
《推法》 押す
- 両方の手のひらの付け根で
- うつぶせで
- 施術台の頭側に立ち、足の太陽膀胱経をC6から仙骨に向かって治療する。両側同時に行う。
- 息を吐くごとに3回推す。

→**図1.3**(1章)を参照

《推法》 押す
- 両手の親指を重ね合わせて
- 足の太陽膀胱経を交互(左右)に、足元に向かって
- 頸椎下部および胸椎中間の間の領域を各側3回ずつ治療すれば十分である。

→**図4.1**

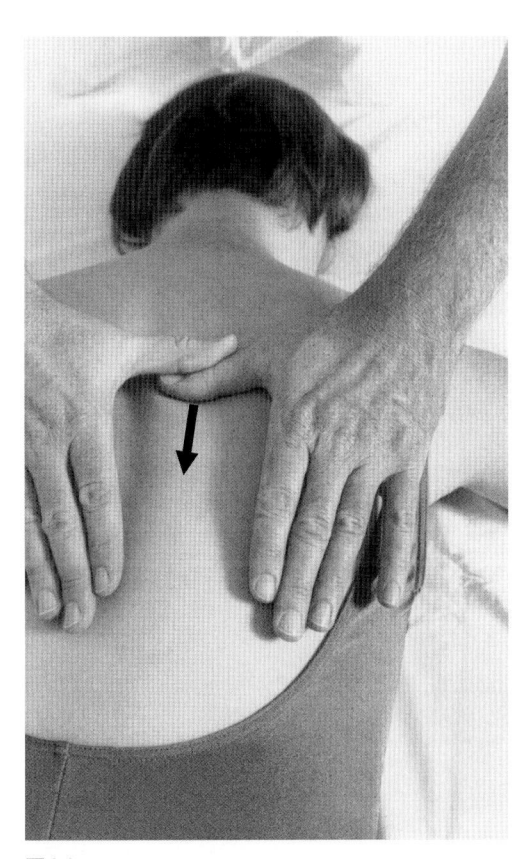

図4.1

《横擦》 横方向に擦る
- 平らにした手のひらで
- あおむけで
- 胸部の第2肋骨および第4肋骨間の領域をすばやく100～200回

→**図4.2**

《横擦》 横方向に擦る
- 平らにした手のひらで
- うつぶせで
- 背中の上部の第7頸椎および第3胸椎の間の領域をすばやく100～200回

→**図4.3**

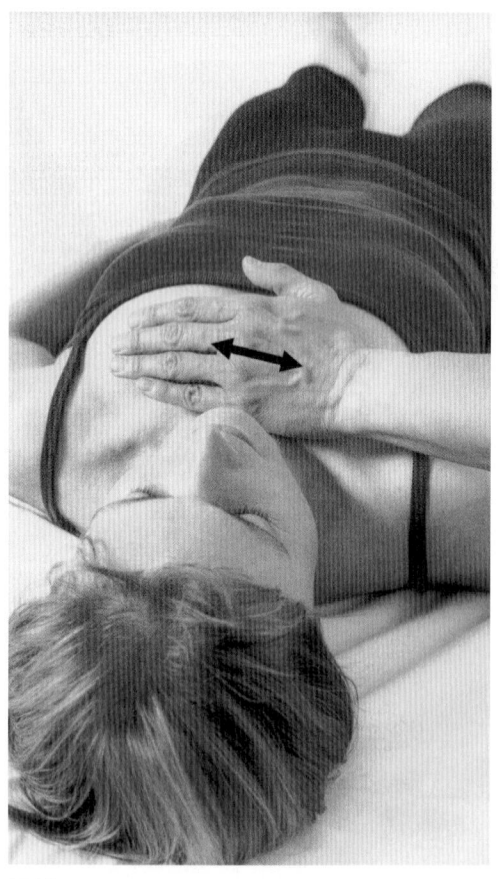

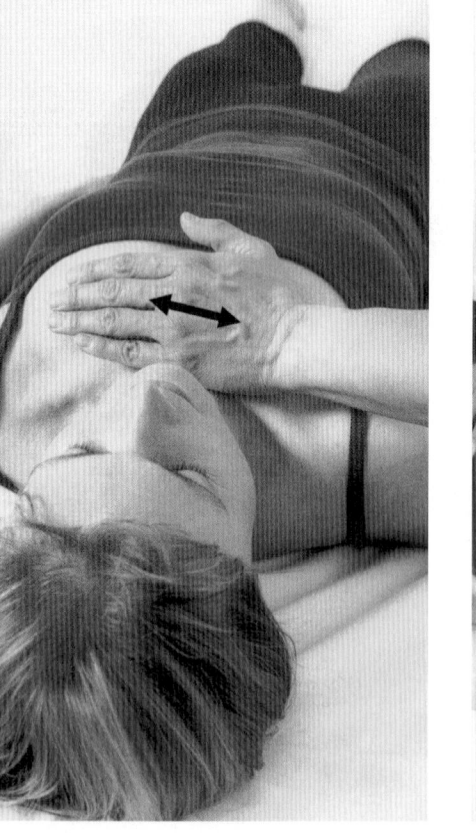

図4.2

図4.3

《揉法》 揉む

- 親指で
- 施術台の頭側に立ち、C7の棘突起の両側0.5寸を親指でゆっくりと円を描くように行う。1分間。
- EX-17

→図4.4

《揉法》 揉む

- 両手の親指で
- 両側のBL-13
- 3分間

《推法》 押す

- 両手の親指を重ね合わせて
- 仰向けで、胸骨柄から剣状突起まで胸骨を。
- 息を吐くごとにそれぞれ3〜5回

→図4.5

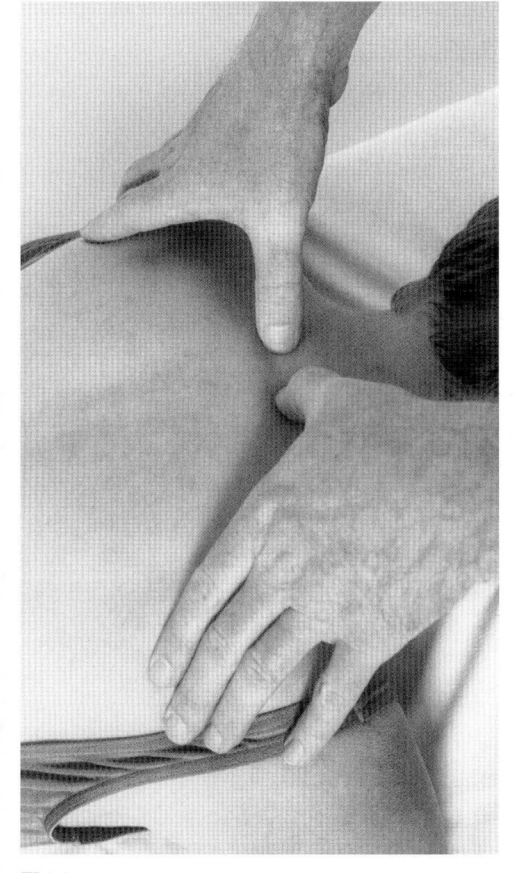

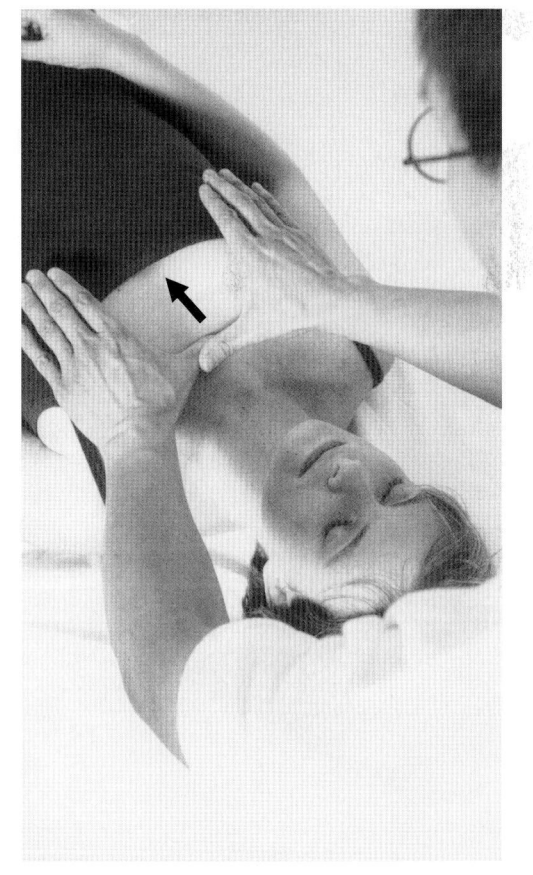

図4.4

図4.5

《分推》 側方へ押す
- 両手の親指で
- 両側の肋間間隙を触知し、胸骨から側方へ対称に推す。第1-2肋間間隙から始めて、第7-8肋間間隙まで順に、両側を1回ずつ推す。
- 3～5回

→**図4.6**

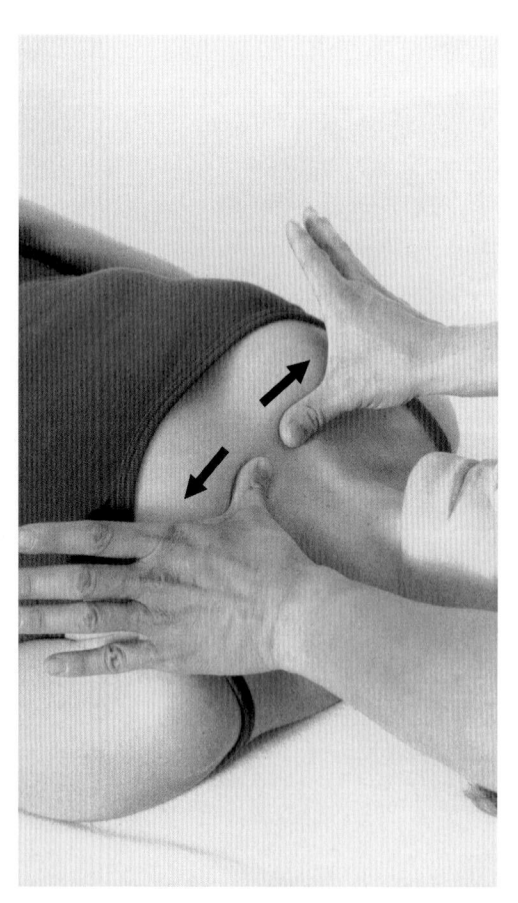

《揉法》 揉む
- 親指で優しく推す
- あおむけで
- CV-22
- CV-17
- 各5分間

実証に対しては
《按法》 圧迫する
- 親指で
- 患者を座らせて
- ST-36
- KI-3

《按法》 圧迫する
- うつぶせで
- BL-23

実証に対しては
《按法》 圧迫する
- 親指で
- 患者を座らせて
- LI-4
- ST-40
- 両側のツボを同時に押すことができる。最長1分。

図4.6

■ 動脈高血圧

実 証
頭痛、目眩、耳鳴り、物忘れ、内面の不安感、休まらない夢、足の虚弱感と背中の筋肉痛、疲労、息切れ

実 証
頭痛、目眩、赤面、まぶたの縁が赤い、炎症を起こしやすい、怒りやすい、口の中の苦み、固形便、頭重感

一般的な治療
《按法》 圧迫する
- LI-11
- SI-8
- ST-36

《推法》 押す
- 両方の手のひらの付け根で
- 両側の足の太陽膀胱経を、首から足まで治療する。
- 3～5回

→2章の**図2.19 a-d**を参照

《拿法》 つかみあげる
- 患者を座らせて
- 両手で
- 僧帽筋の上部をピンチグリップでゆっくりと引っぱって放す。両側に。
- 各側、3回まで

→**図4.7**

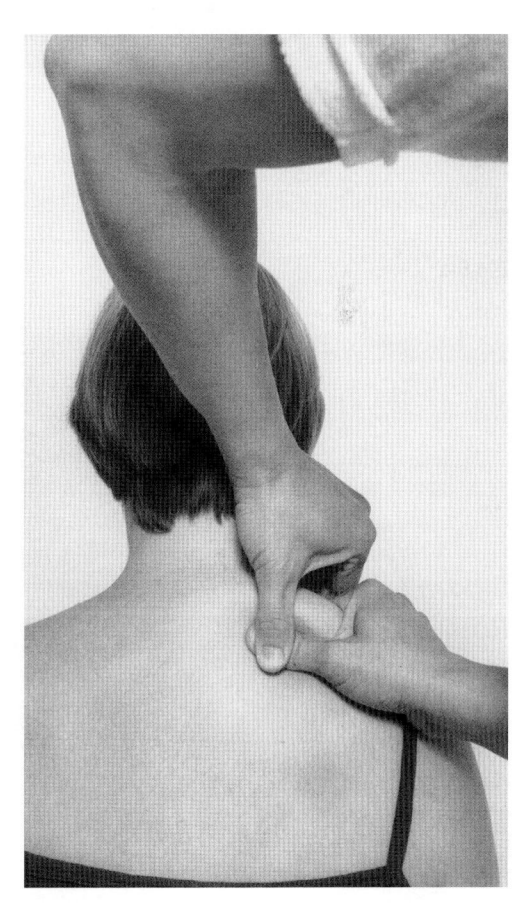

図4.7

《摩腹》 腹部を円形にさする
- あおむけで
- 時計回りに5～10分

《牽引》 牽引する
- あおむけで
- 両側の手足の指
- 各1回

→図4.8 a、b

実証に対しては
《按法》 圧迫する
- SP-6
- KI-3
- CV-6
- CV-3

実証に対しては
《按法》 圧迫する
- LR-3
- PC-6
- ST-40

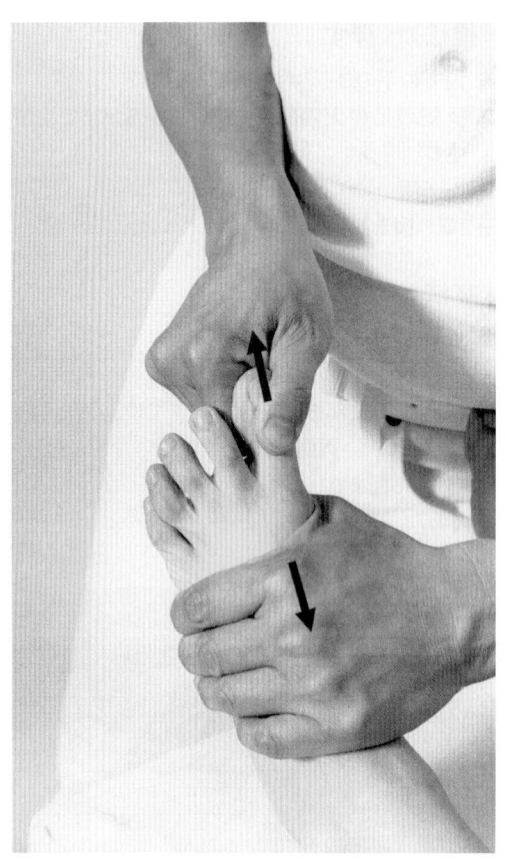

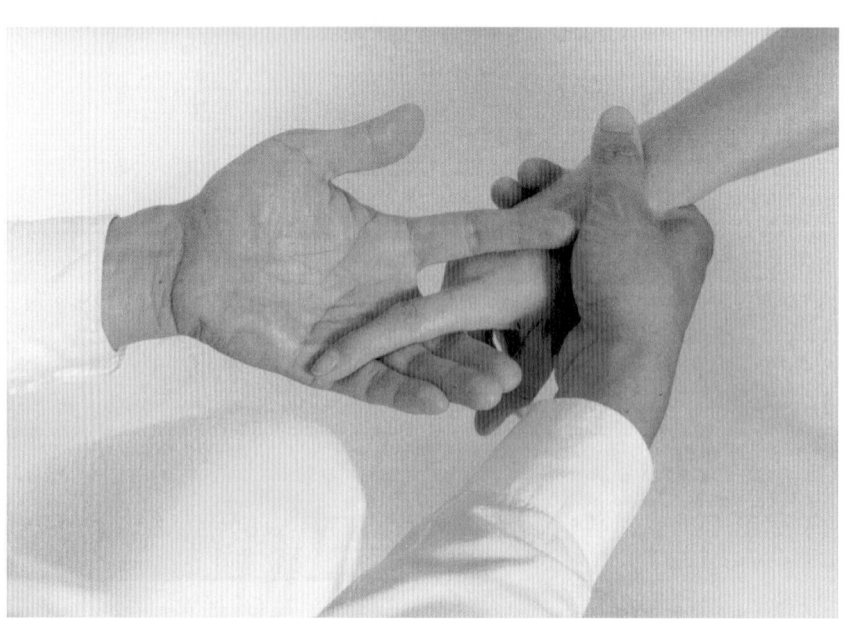

図4.8 a

図4.8 b

■ 逆流性食道炎、胃炎、潰瘍疾患の付随的治療

虚 証
上腹部の引っ張られるような痛み。不快感のある部分に施術者の手を当てると和らぐ。すきま風や寒さが痛みを悪化させる。軟便と下痢、精神的不安、ドライマウス、手のひらと足の裏が湿る。

実 証
膨満感を伴う上腹部の痛みと肋骨弓の下の引っ張られるような痛み、げっぷを伴う胃酸の逆流、胸焼け。怒りとも関連し、興奮や怒りで悪化する痛み。冷たいものを飲むと和らぐ痛み。ドライマウスと口臭、硬い便。

一般的な治療
《推法》 押す
- 両方の手のひらの付け根で
- うつぶせで両側を
- 足の太陽膀胱経を頸椎の下部から仙骨に向かって。
- 5回

→図4.9

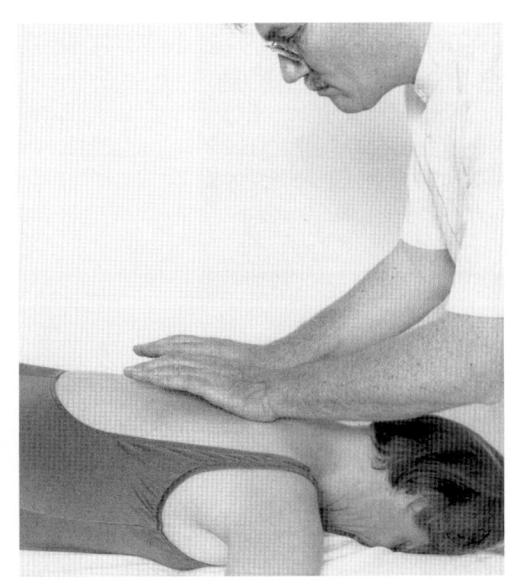

《揉法》 揉む
- 両方の手のひらの付け根で
- うつぶせで
- 足の太陽膀胱経を両側同時に、胸椎の中央部から腰椎の下部に向かって。
- 3～5回

→図1.8（1章）を参照

実証に対しては
《按法》 圧迫する
- BL-18
- BL-21

《揉法》 揉む
- 親指で
- あおむけで
- CV-4
- ST-41
- SP-6

実証に対しては
《按法》 圧迫する
- あおむけで
- LR-3
- CV-6

《分推》 側方へ押す
- 手のひらの付け根で
- うつぶせまたは座位
- 肋骨上を両側同時に側方になでる。上部胸椎から、腰椎まで。3分間。

→図4.10

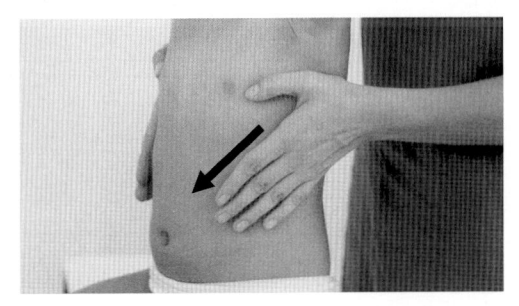

図4.9

図4.10

■ 便 秘

虚 証
高齢患者の虚弱体質、つやのない肌と唇、疲労感を伴う心理的消耗、力が入らない、軟便

実 証
ドライマウス、口臭、濃縮尿、肋骨弓下の緊張感、息切れ、硬い便

一般的な治療
《按法》 圧迫する
- ST-25
- ST-37
- BL-25

《推法》 押す
- うつぶせで
- 足の太陽膀胱経を首から足まで
- 3～5回
- →図2.19 a-d（2章）を参照

《摩腹》 腹部を円形にさする
- あおむけで
- 手を平らにして
- 時計回りおよび反時計回りに5～10分
- →図4.11

実証に対しては
《按法》 圧迫する
- BL-20、BL-21
- CV-6

実証に対しては
《按法》 圧迫する
- TB-5
- LI-11

図4.11

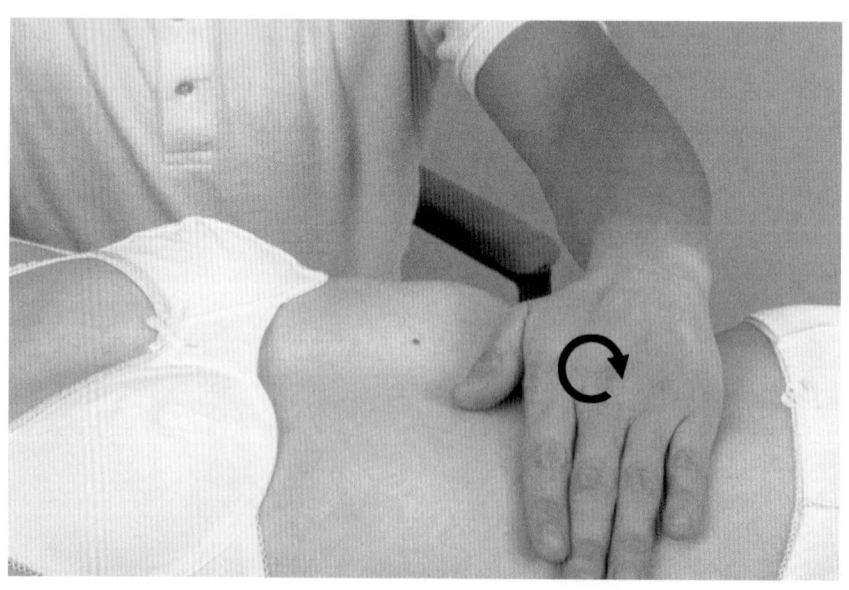

■ 尿路感染症、膀胱炎・腎盂腎炎・失禁とその予防の付随的治療

虚 証

頻繁な尿意逼迫と残尿感、身体活動で増す尿意逼迫、背中の脱力感、目眩、耳鳴り、物忘れ、情動不安、興奮性、睡眠障害、ドライマウス、顔色が悪い、軟便、手足の冷え

実 証

痛みを伴う頻繁な排尿、濃い黄色の尿、体の熱感、下腹部の緊張と痛み、ドライマウス、硬い便

一般的な治療
《按法》 圧迫する
- BL-23
- BL-28

《揉法》 揉む
- 親指で
- CV-3
- SP-6
- 各3~5分間

《推法》 押す

もしくは

《揉法》 揉む
- 両方の手のひらの付け根で
- うつぶせで
- 両側の足の太陽膀胱経を上部腰椎から仙骨に向かって。
- 3~5回

→図4.9を参照

実証に対しては
《按法》 圧迫する
- 親指で
- CV-6
- ST-36
- LI-4

実証に対しては
《按法》 圧迫する
- TB-5
- LR-3
- SP-9

■ 自律神経失調ストレス症状、過労

虚証
不眠症、眠りが浅い、夢をよく見る、頻脈、物忘れ、目眩、耳鳴り、背中の筋肉痛、下肢の疲労

実証
実証は、この疾患と関連がないと考えられている。

《按法》 圧迫する
- うつぶせで
- GB-20
- GB-21
- SI-14
- SI-11
- BL-15
- BL-20
- BL-23

《竪(豎)擦》 縦方向に擦る
- うつぶせで
- 仙骨上の皮膚を縦方向に、熱感が現れるまで。およそ1分間。

→図4.12

《推法》 押す
- 頭を親指で、または、手の付け根で。両側を5〜8回。
- うつぶせで、足の太陽膀胱経を頭から足まで

→図2.19 a-d(2章)を参照

《按法》 圧迫する
- あおむけで
- 両側のEX-2(太陽)

《按法》 圧迫する
- あおむけで
- 両手の指を左右対称において指先と爪で頭皮のさまざまな場所をゆっくりと両手同時に推す。指先をできるだけ頭皮と垂直にすること。
- 皮膚を爪でひっかかないように。2分間。

→図4.13

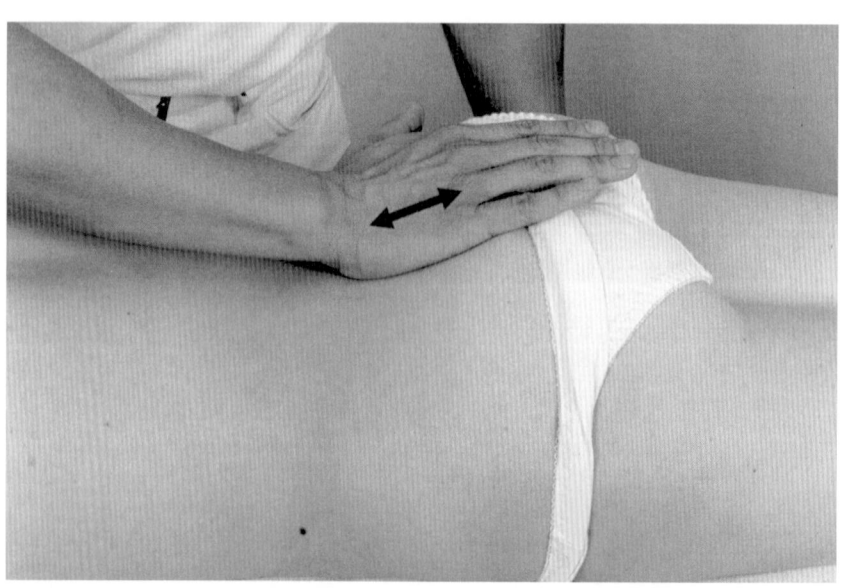

図4.12

《摩腹法》　腹部を円形にさする

- あおむけで
- 時計回りに手を平らにしてゆっくりと、5〜10分

→**図4.11**を参照

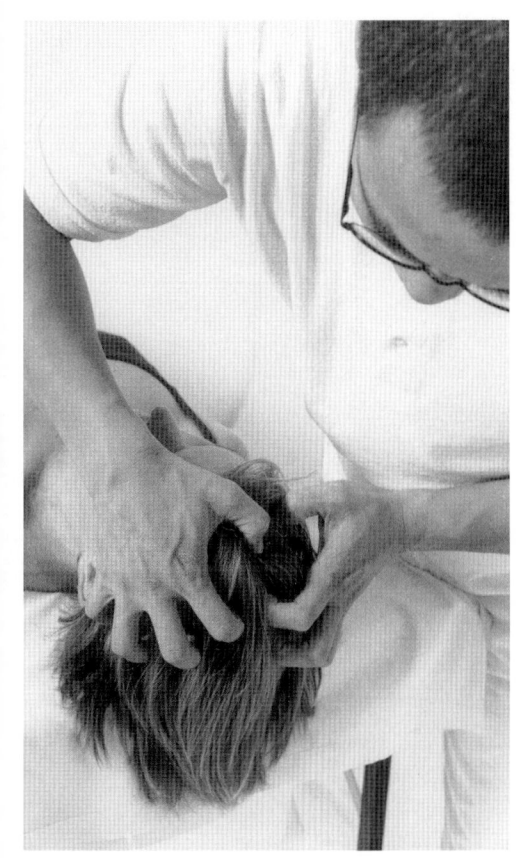

図4.13

■ 睡眠障害

虚証
夢をよく見る、眠りが浅い、頻脈、物忘れ、目眩、耳鳴り、物思いに沈む、背中の筋肉痛、下肢の疲労

実証
頭痛、目眩、肋骨弓下のはり、興奮しやすい、いらいらする、げっぷ、膨満感

一般的な治療
《按法》 圧迫する
- HT-7
- SP-6
- EX-1（印堂）
- GB-20およびTB-17の間のEX-5（安眠）

《摩腹法》 腹部を円形にさする
- 手を平らにして
- あおむけで
- 呼吸に合わせて時計回りに、息を吸う時に右側を上向きになで、息を吐く時に左側を下向きになでる。
- 10回

→**図4.11**を参照

《推法》 押す
- 手のひらの付け根で
- うつぶせで
- 両側の足の太陽膀胱経を、首から足まで治療する。
- 3～5回

→**図2.19 a-d**（2章）を参照

実証に対しては
《按法》 圧迫する
- BL-15
- BL-19
- BL-20、BL-23
- KI-3

実証に対しては
《按法》 圧迫する
- BL-18
- BL-21
- LR-3
- ST-36

■ 頭痛

虚証
広汎性の頭痛、身体運動によって悪化する頭痛、顔につやがない、風邪をひきやすい

実証
場所の特定が容易な痛み、痛みに対する強い感受性、赤面と口内の苦み、興奮性、激しい怒り、目眩

一般的な治療

《推法》 押す
- 手のひらの付け根で
- 横たわるかまたは座位
- 足の太陽膀胱経を首から仙骨まで
- 3〜5回

→図4.14

> ❗ 座位での治療を特におすすめする。座位の場合、肘を自分の腸骨稜で支えて、胸椎および腰椎の高さでの押しを強めることができる。

《拿法》 つかみあげる
- 両手で
- 両側の僧帽筋および頸板状筋
- 3〜5回

→図4.15

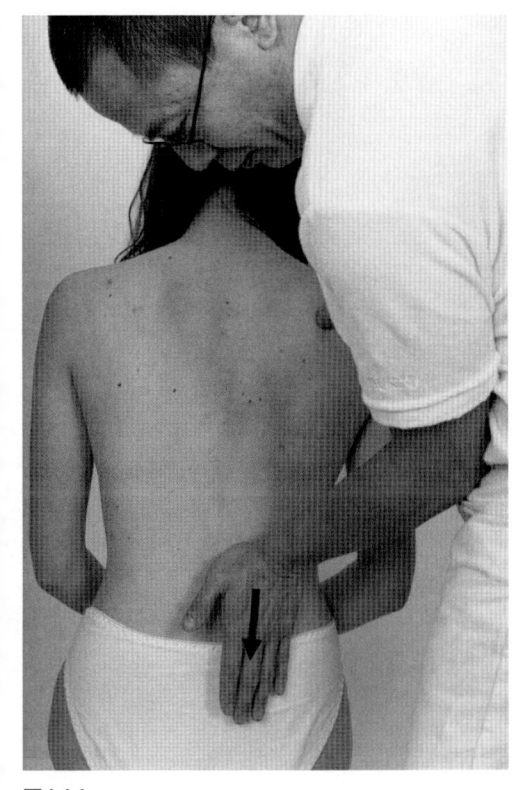

図4.14

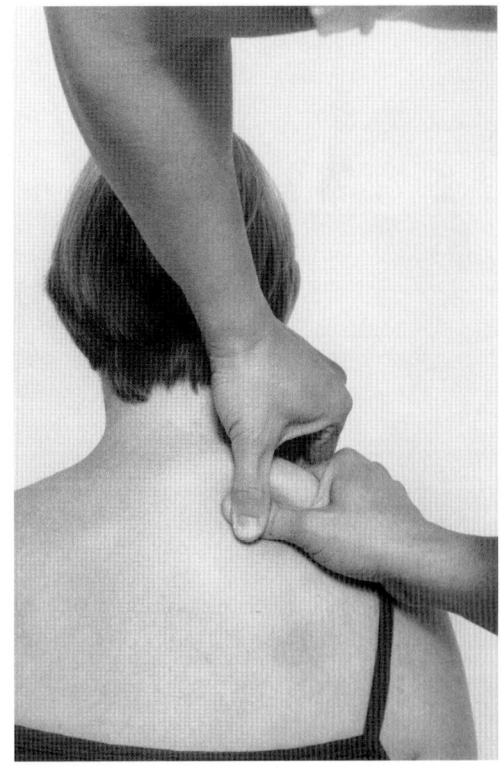

図4.15

実証に対しては
《按法》 圧迫する
- CV-4
- ST-36

《摩腹法》 腹部を円形にさする
- あおむけで
- 手を平らにして
- 時計回りに3〜5分

実証に対しては
《按法》 圧迫する
- LR-3
- GB-43

■ 前頭部頭痛

《按法》 圧迫する
- 眉毛の間のEX-1（印堂）
- GV-23

《推法》 押す
- 親指の先端で交互にリズムよく
- EX-1（印堂）から額の生え際まで
- 5〜10回

→**図4.16**

《分推》 側方へ押す
- 両手の親指で
- 額の中央部からこめかみのあたりまで。眉毛の上から始めて、側頭部に向かって約1cmずつ移動していき、生え際に至るまで。
- 3〜5回

→**図4.17**

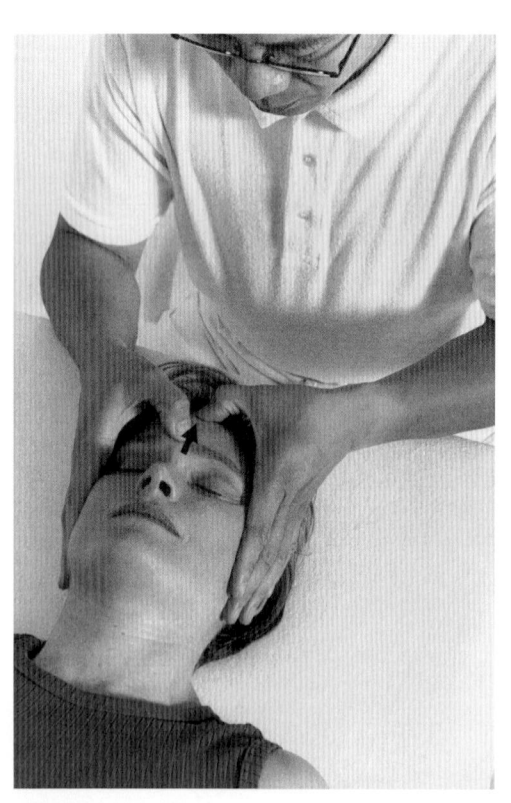

図4.16

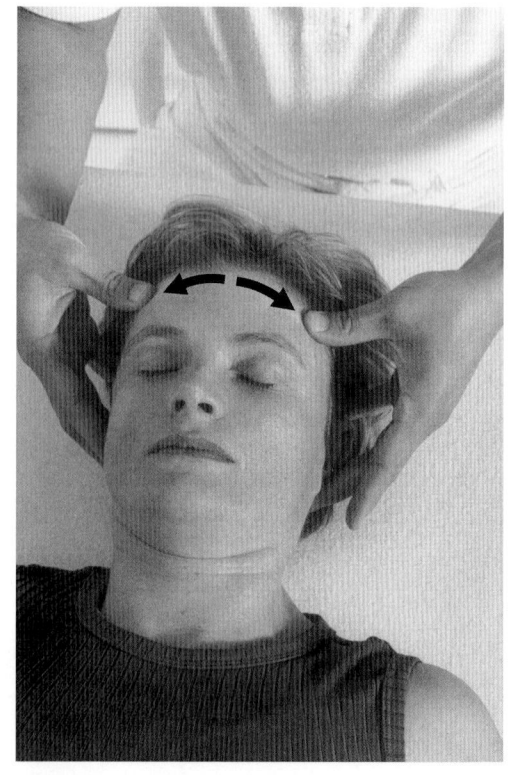

図4.17

■ 側頭部頭痛、こめかみ痛

《按法》 圧迫する
- GB-20
- TB-5

《推法》 押す
- 親指の橈骨側で
- EX-2（太陽）の上およそ4cmから始めて、EX-2まで。
- ゆっくりと最大5回まで押す

→図4.18

《刮法》 こする

（爪を短く切って）第2指から第5指の先端を頭皮に垂直に近づけて、耳の前、上方、後に位置する足の少陽胆経とその付近をこする。
- 3〜5回

→図4.19

《按法》 圧迫する
- あおむけで
- （爪を短く切って）すべての指の先で、こめかみの領域の頭皮のさまざまな場所を繰り返し押す。

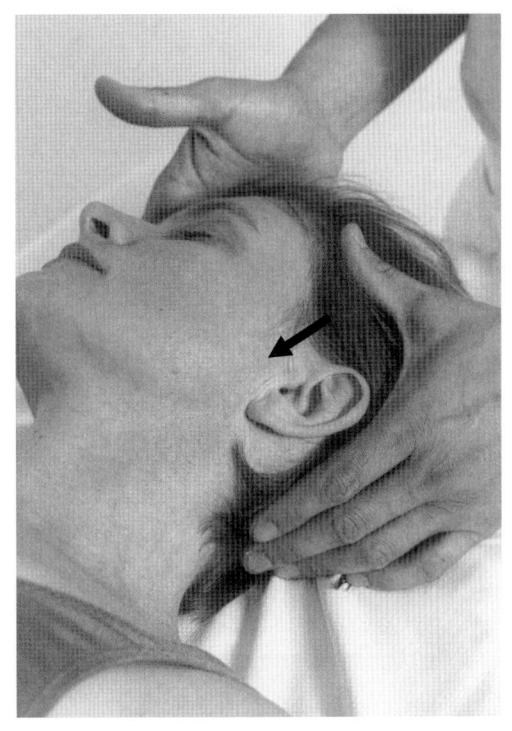

図4.18

- ゆっくりと圧力を強めていき、3〜5秒間保持して放す
- 3〜5回

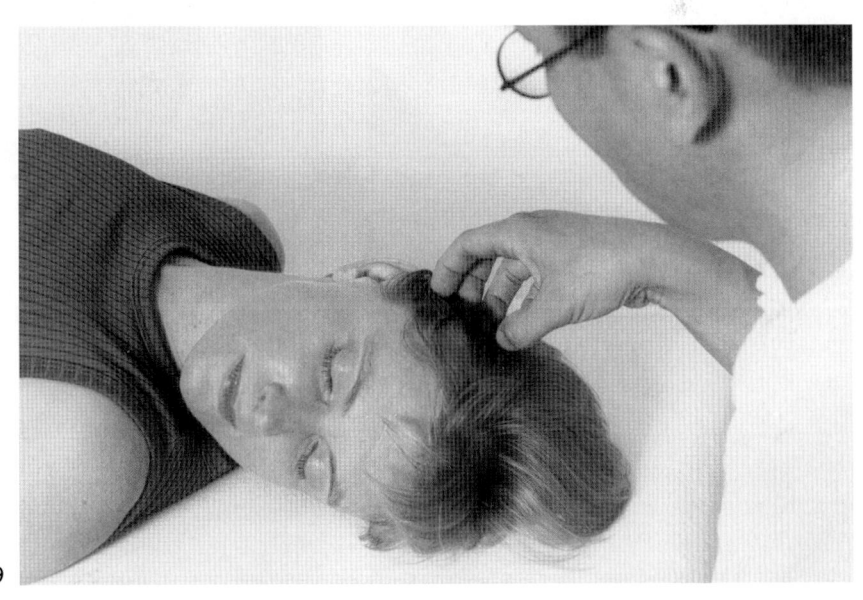

図4.19

■ 後頭部頭痛

《按法》 圧迫する

もしくは

《揉法》 揉む

- GV-19
- GB-20
- BL-9、BL-10
- EX-2（太陽）
- SI-3

《分推》 側方へ押す

- あおむけで
- 親指の先で眉毛の上を
- 5～10回

→図4.20

《分推》 側方へ押す

- 閉じた上まぶたを穏やかに親指で押す
- 3回

→図4.21

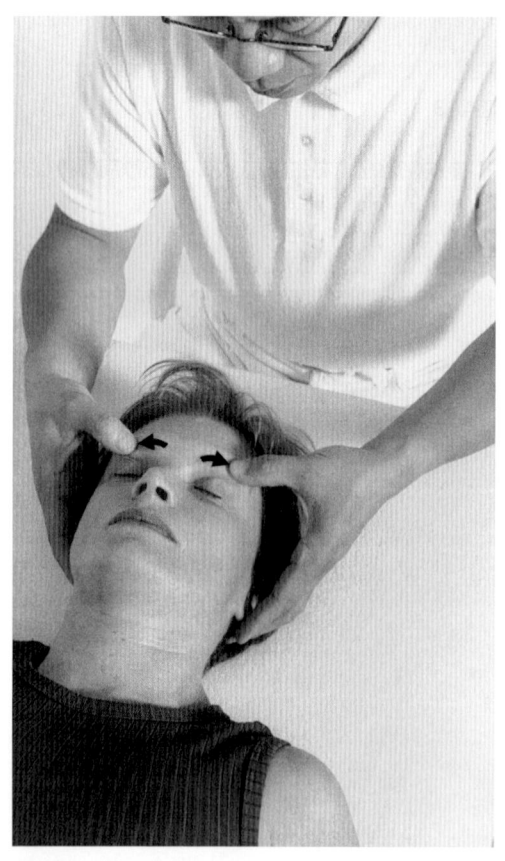

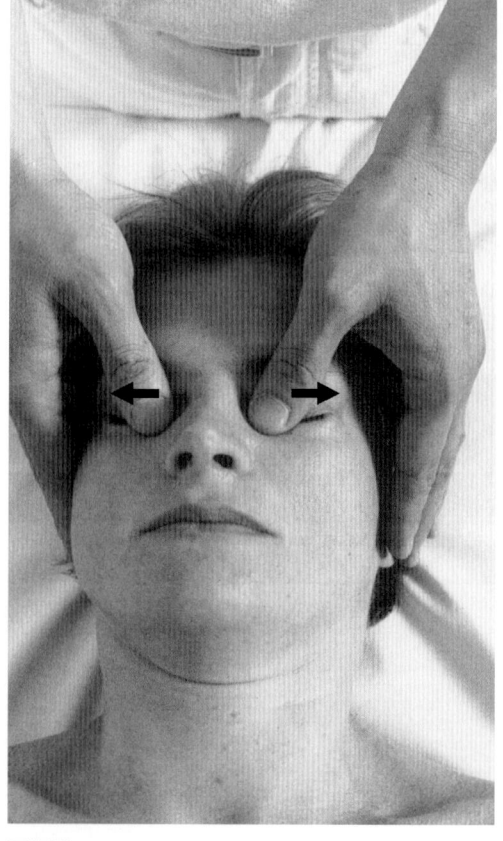

図4.20

図4.21

■ 頭頂部頭痛

《按法》　圧迫する
- GV-20
- 両側のBL-7
- LR-2
- KI-1

《按法》　圧迫する
- あおむけで
- すべての指の先端で、頭頂部のあたりの頭皮のさまざまな場所を繰り返し押す。
- ゆっくりと圧力を強めていき、3~5秒間保持して放す。
- 3~5回

→**図4.22**

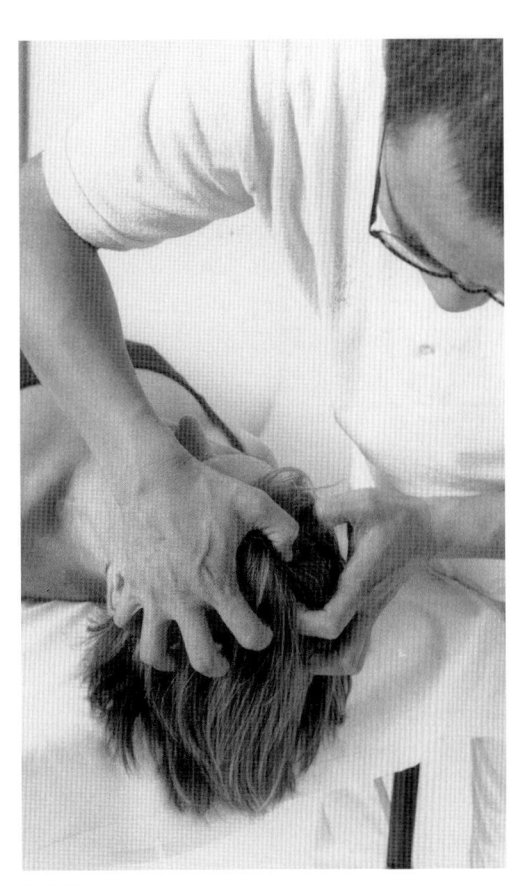

図4.22

5
婦人科および産科での治療

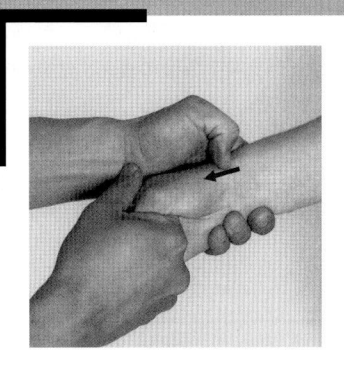

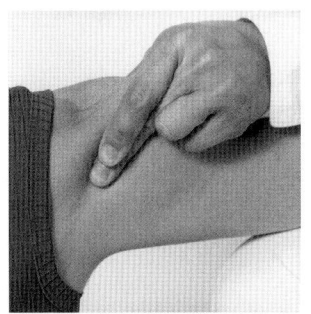

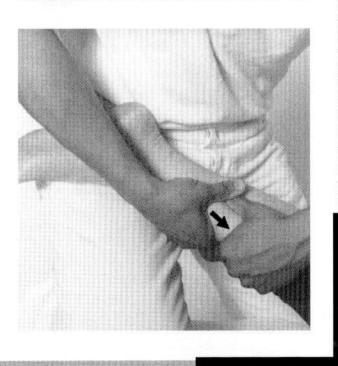

■ 月経異常、頻発月経または稀発月経

虚 証
月経が遅れがち、量が少ない、経血の色が薄い、濃度が薄い、顔色が蒼い、頻脈と目眩、背中の衰弱と筋肉痛、下肢の衰え、食欲の低下、軟便

実 証
早発月経、経血の色は暗赤色、濃度が濃い、赤面、唇が赤い、腹痛、ドライマウス

一般的な治療
《横擦法》 横方向に擦る
- 手を平らにして
- うつぶせで
- 仙骨上をすばやく擦る
- 100〜200回

→図5.1

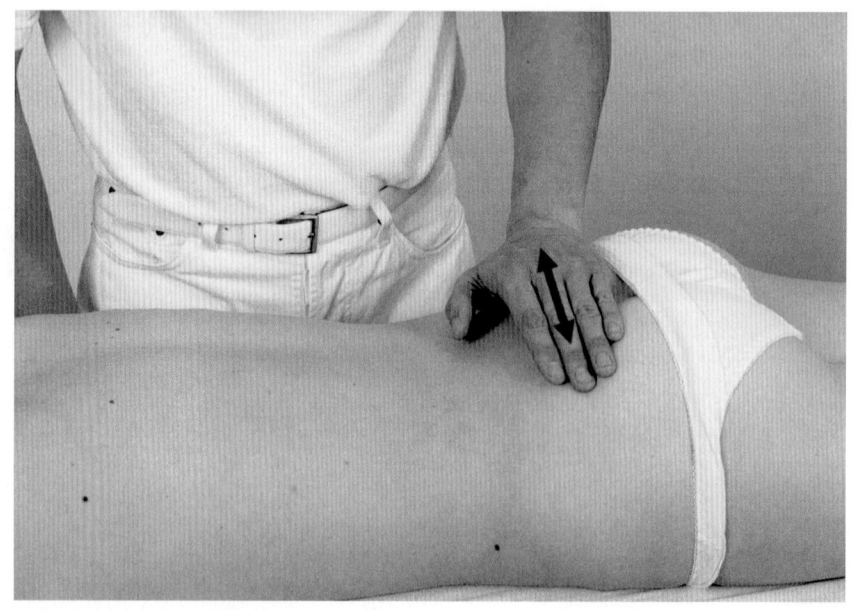

図5.1

《竪(豎)擦法》 縦方向に擦る
- 手を平らにして
- あおむけで
- 中程度の速さで大腿部の内側を両側。各1分間。

→図5.2

《推法兩(両)肋》 肋骨の両側を押す
- 両方の手のひらの付け根で
- 座位で
- 患者の後に立つ
- 胸部側面から腹部の中央および下部までを両側推す。最長3分間。

→図4.10(4章)を参照

実証に対しては
《按法》 圧迫する
- CV-6
- ST-36
- LI-4
- BL-23

実証に対しては
《按法》 圧迫する
- SP-10
- LR-3
- SP-6
- CV-3

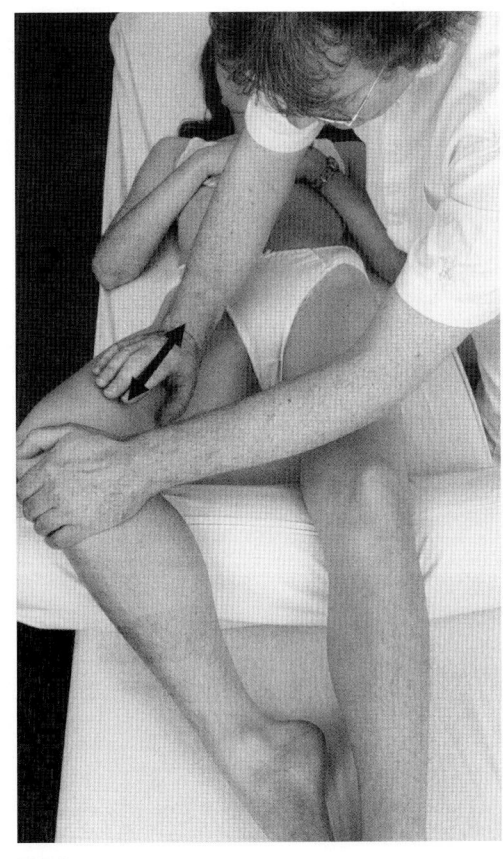

図5.2

■ 月経困難症

虚 証
規則的な月経開始、痛みはあるが穏やかな痛み、はっきりしない痛み、疲労感、顔色が悪い、手足の冷え、軟便

実 証
腹部が張って非常に痛い、肋骨弓の下にかけての痛み、接触過敏、暗赤色の血液、凝血するような粘度、凝血塊の排出後に安堵感、ドライマウス、のどが渇かない、硬い便

一般的な治療
《按法》 圧迫する
- CV-3
- SP-6
- LV-3

実証に対しては
《按法》 圧迫する
- ST-36
- BL-23
- BL-20
- GV-4

実証に対しては
《按法》 圧迫する
- SP-10
- BL-32

■ 無月経

虚 証
手足の冷え、顔色が蒼い、頭痛、目眩、全身疲労、息切れ

実 証
暗赤色の顔色、乾燥肌、さめ肌、ドライマウス、のどが乾かない、腹部が張って痛い、接触過敏、硬い便

一般的な治療

《按法》 圧迫する
- CV-3
- SP-6

《推按法》 横方向に擦る
- 平らにした手で
- あおむけで
- 腹部を中程度の速さでリズミカルに、両手で反対方向に。約2分間。

→図5.3

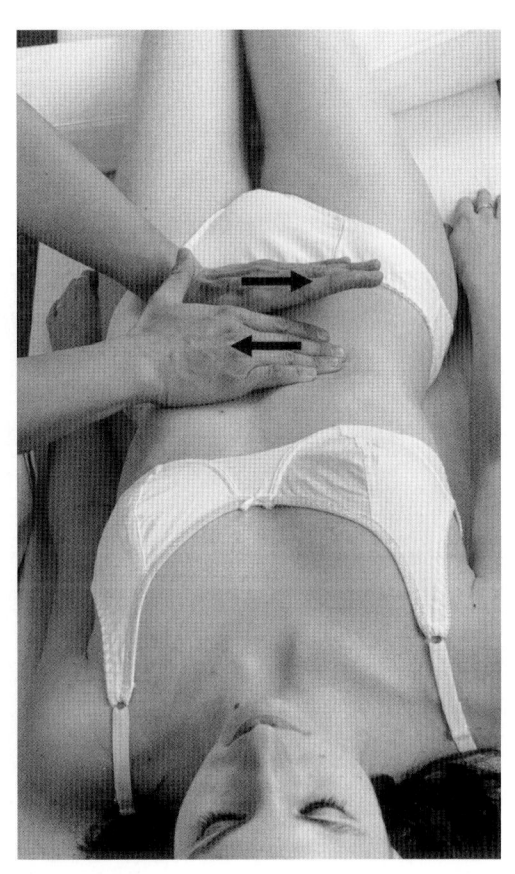

図5.3

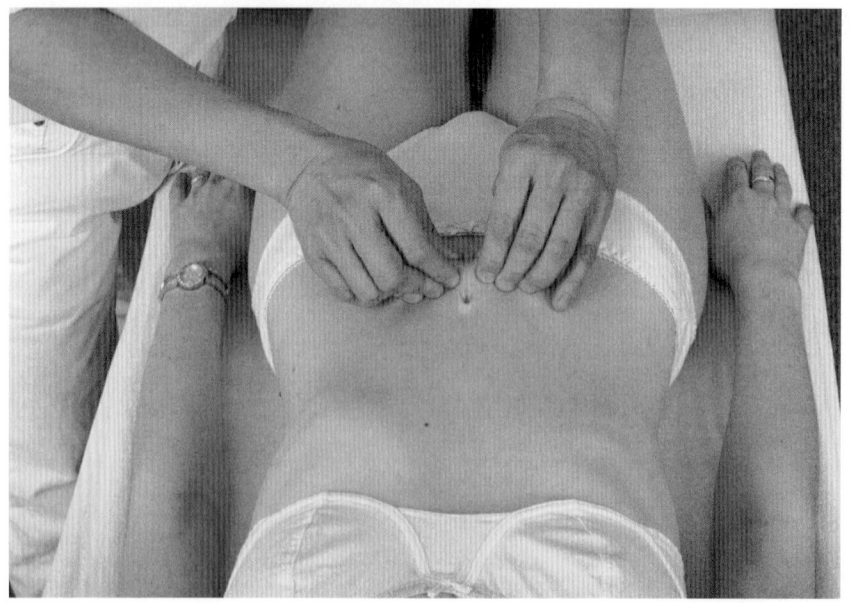

《拿法》 つかみあげる
- 両手で
- あおむけで
- 下腹部から上腹部まで。およそ10回、腹壁を上下からつかんで引っ張り上げ、2～3秒間保持して放す。
- 最大2回

→図5.4

実証に対しては
《按法》 圧迫する
- ST-36
- BL-23
- CV-6
- CV-17

実証に対しては
《按法》 圧迫する
- SP-10
- LR-2

図5.4

■ 産後の分娩室での産科的処置

虚 証
全身の脱力感、顔色が悪い、極度の疲労、頻脈、息切れ

実 証
神経質、憂鬱感、物思いに沈む、強い腹痛、胸部の不快感

一般的な治療
《豎(竪)擦法》 縦方向に擦る
- 手のひらの付け根で
- 患者を座らせて
- 仙骨を中程度の速さで足の方に向かって擦る。10分間。

→図5.5

実証に対しては
《按法》 圧迫する
- ST-36
- SP-10

実証に対しては
《按法》 圧迫する
- LI-4
- SP-6
- BL-67

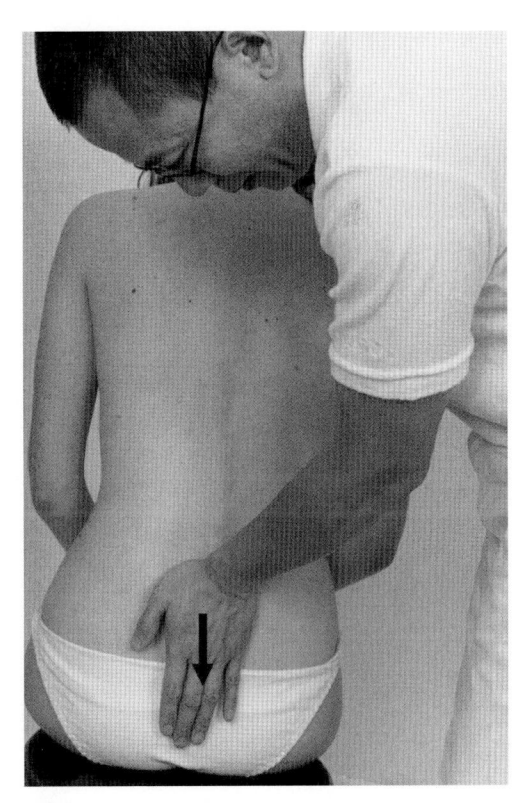

図5.5

■ 乳汁分泌不足または欠乏

虚 証
乳汁分泌不足、濃度が薄い、顔色が悪い、皮膚の光沢がない、目眩、耳鳴り、頻脈、息切れ、食欲不振、軟便

実 証
胸の張り、胸の腫れと痛み、肋骨弓の不快感、膨張、食欲減退、冷え性または熱感

一般的な治療
《按法》　圧迫する
- CV-17
- ST-18

実証に対しては
《按法》　圧迫する
- BL-20
- ST-36

実証に対しては
《按法》　圧迫する
- BL-18
- SP-6
- SI-1

6
大人のための自己治療

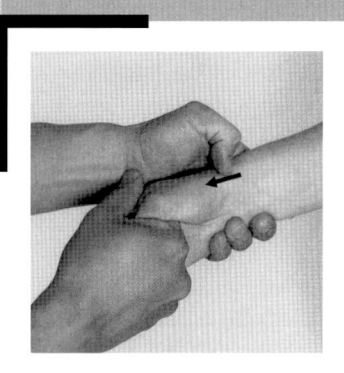

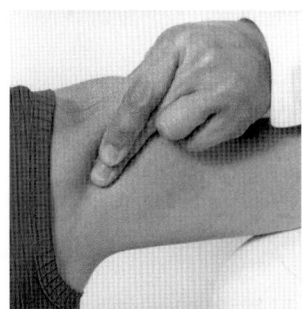

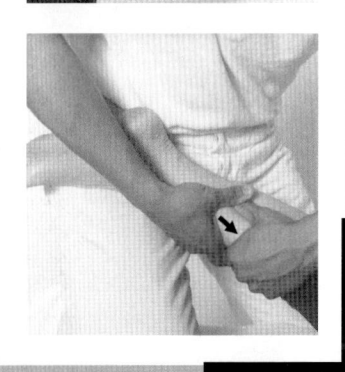

■ 集中力不足、目の疲れ

《按法》 圧迫する
- 親指と人差し指でピンチグリップ
- 鼻梁の高さでBL-1を。内眼角（目頭）へ向かって若干内側に。
- ゆっくりと圧迫を強めてはゆるめる。
- 3〜5回

→図6.1

《揉法》 揉む
- 人差し指または中指で
- 頬の中央ST-2とST-3の間を同時に。約1分間。

→図6.2

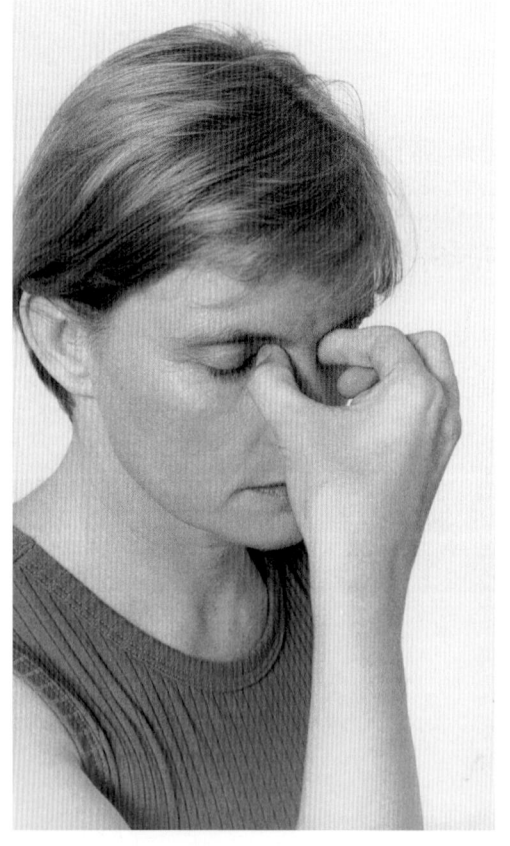

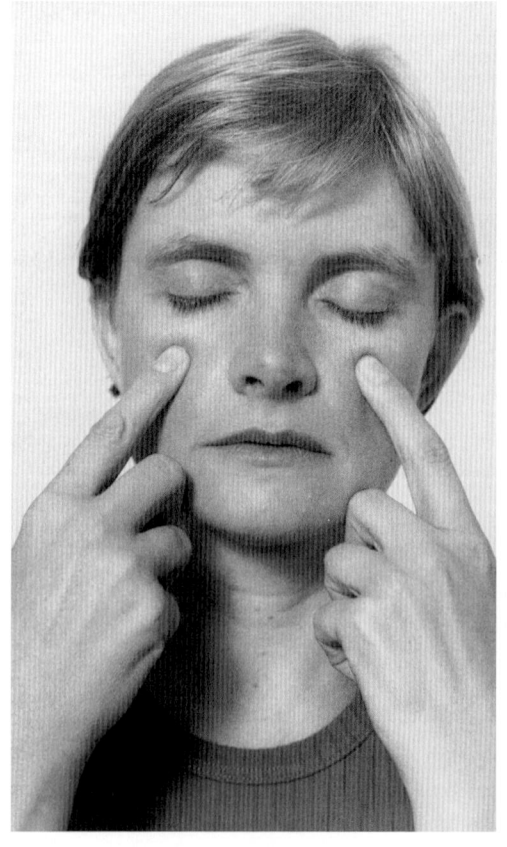

図6.1

図6.2

《揉法》 揉む
- 親指の先で
- 座位で
- 眉毛の内側の生え際(BL-2)を。両手を合わせて、両側の親指の先を同時にツボに置く。
- 穏やかに押して、目を閉じて小さな円をゆっくりと描く。3〜5分間。

→**図6.3**

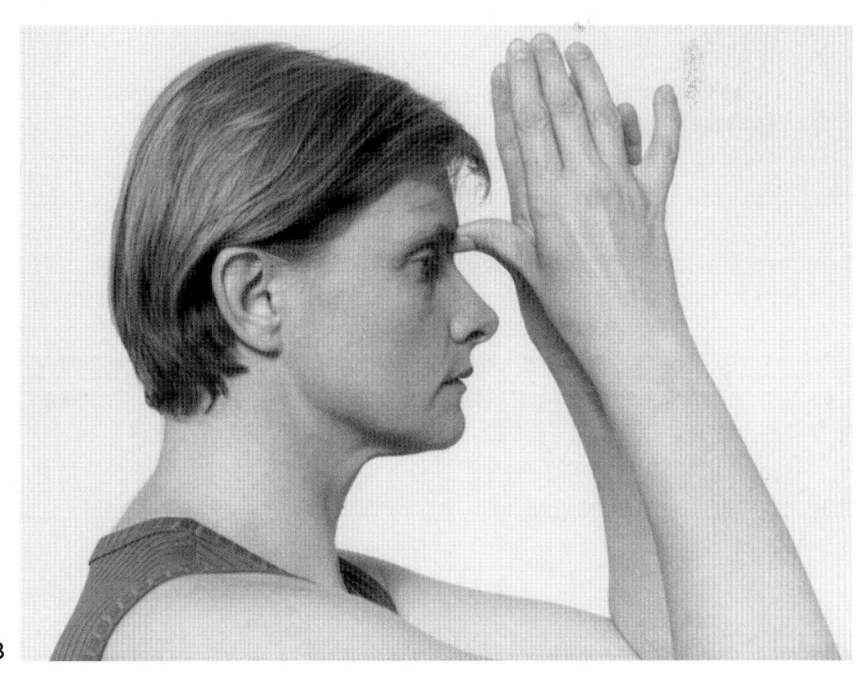

図6.3

《按法》 圧迫する

および

《揉法》 揉む
- 親指の先で
- 指を開いて頭の後に置き、親指の先端で首の付け根の筋付着部の適切な位置を押す。
- ここで、円運動も行うことができる。
- GB-20を圧迫しながら、首をすくめて頭をゆっくりとリズムよく後方へと倒せば、効果的に押すことができる。後方におよそ20°倒す。
- 揉法治療は全体で2分または3分続け、2～4拍のリズムで頭を後方に傾けると同時に指圧する。

→図6.4

《按法》 圧迫する

および

《推法》 押す
- 座位で
- 両側のEX-2(太陽)に親指を置く。人差し指の中節骨の橈骨側を使って、中程度または少し強めの圧迫を2または3秒間隔で内側から外側に向かって対称に、眉毛に行う。30秒ごとに交互に、頬の上の方を内側から外側へと同じようにして人差し指の縁で圧迫する。親指でEX-2を圧迫したままにする。
- 治療の全体の長さは3-5分間。

→図6.5 a、c

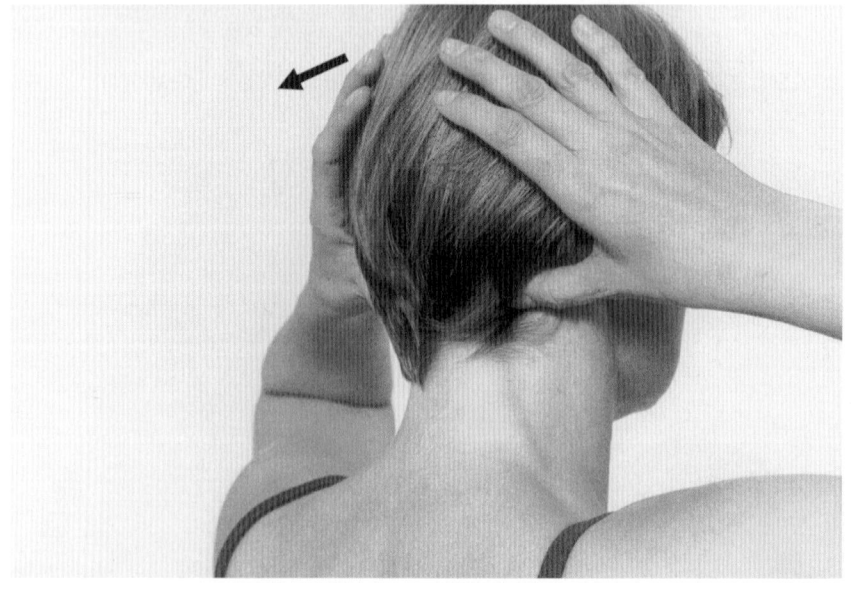

図6.4

■ 側頭部または前頭部頭痛

《推法》 押す

- こめかみの前の部分、両側のEX-2（太陽）に親指の先を置く。人差し指の中節骨の橈骨側で、両方の眉毛、それから、眉毛の上の額、最後に頬の上の方を内側から外側に向かってなでつける。
- 各3～5回

→図6.5 a-c

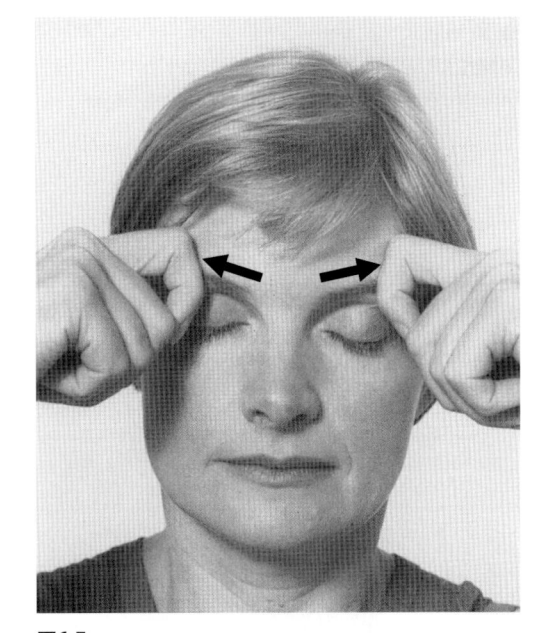

図6.5 a

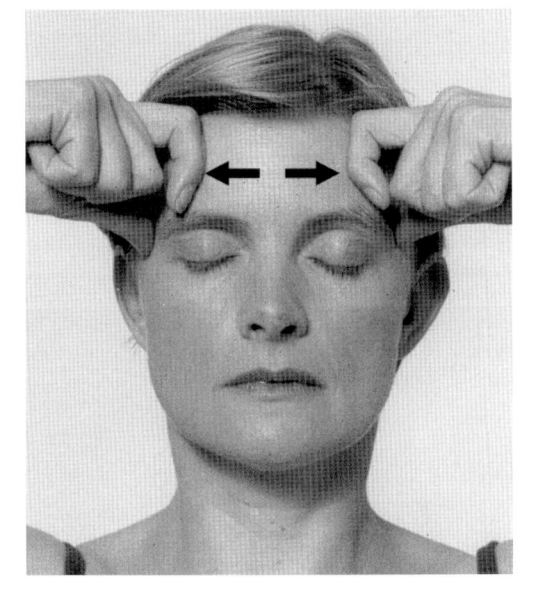

図6.5 b

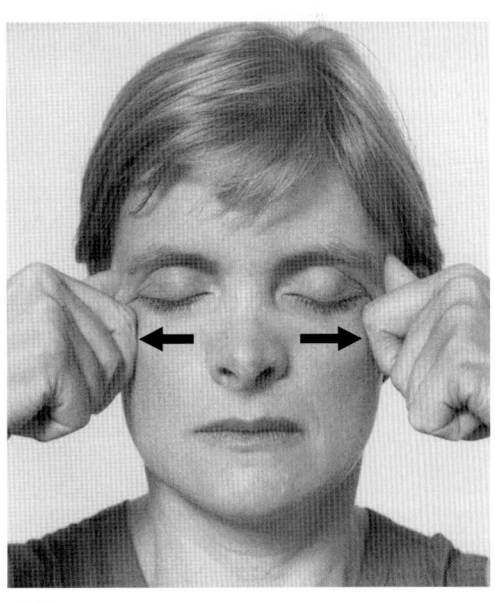

図6.5 c

■ 肩および腕の痛み

《拿法》 つかみあげる

- 反対側の手で肩の上の方をつかむ。親指以外の4本の指と手のひらで、僧帽筋の水平部分をつかんで、引っ張り上げ、ぱっと放す。
- 3～5回

→**図6.6**

《按法》 圧迫する

- 反対側の人差し指と中指で、治療したい側の肩をつかむ。
- 人差し指と中指で関節窩唇の背側縁の上方にあるSI-10を押す。

→**図6.7**

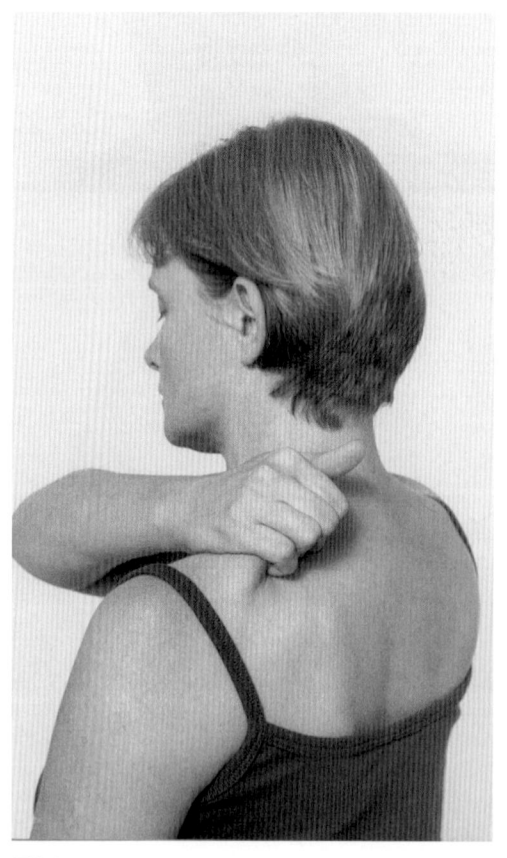

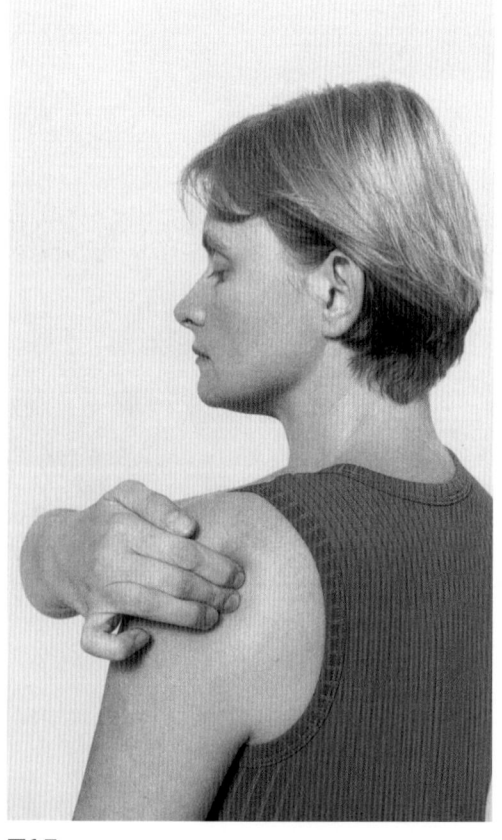

図6.6

図6.7

《按法》 圧迫する

- TB-14を人差し指または中指で、肩峰の外側縁の側に向かって。
- ゆっくりと圧迫して放す。2回。

→**図6.8**

> ❗ TB-14から若干背中側または腹側にも、同じ方法で治療するツボを特定することができる。肩の痛みだけであれば、このテクニックを自分で行うことができる。

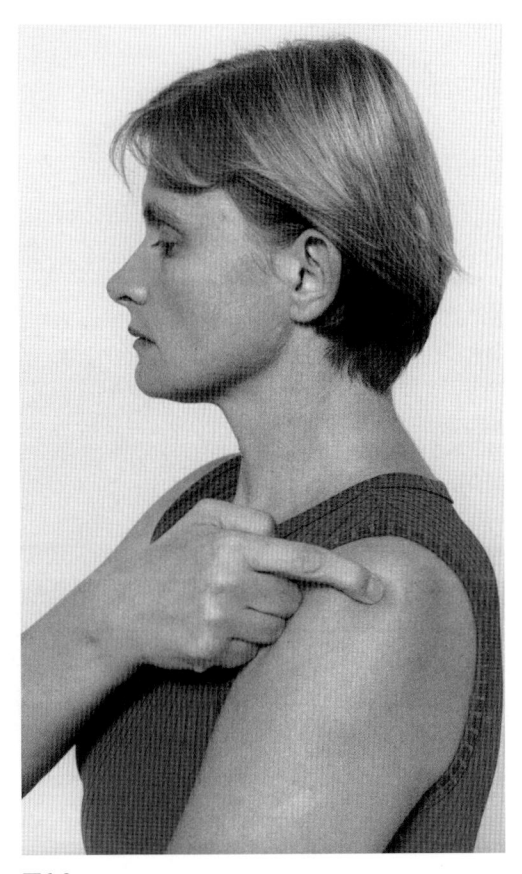

図6.8

■ 首の痛みと後頭部頭痛を伴う肩および腕の痛み

《按法》 圧迫する

および

《揉法》 揉む

- 親指の先でGB-20およびBL-10を
- 指を開いて後頭部に置き、親指の先で首の付け根の筋付着部の適切な場所を押す。
- ここで、円運動（揉法）も行うこともできる。

- GB-20を圧迫しながら、首をすくめて頭をゆっくりとリズムよく後方へと倒せば、効果的に押すこと（推法）ができる。後方におよそ20°倒す。
- 揉法治療は全体で2分または3分続け、2～4拍のリズムで頭を後方に傾けると同時に指圧する。

→図6.9 a、b

> ! このテクニックは後頭部の頭痛にのみ適用できる。

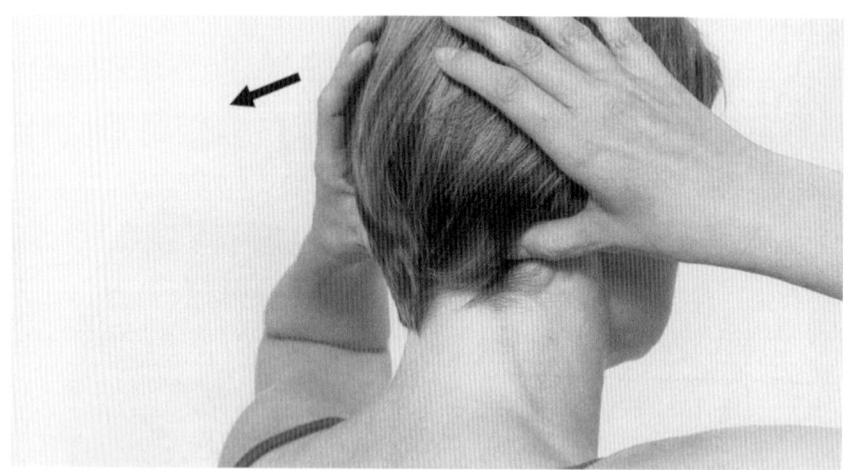

図6.9 a

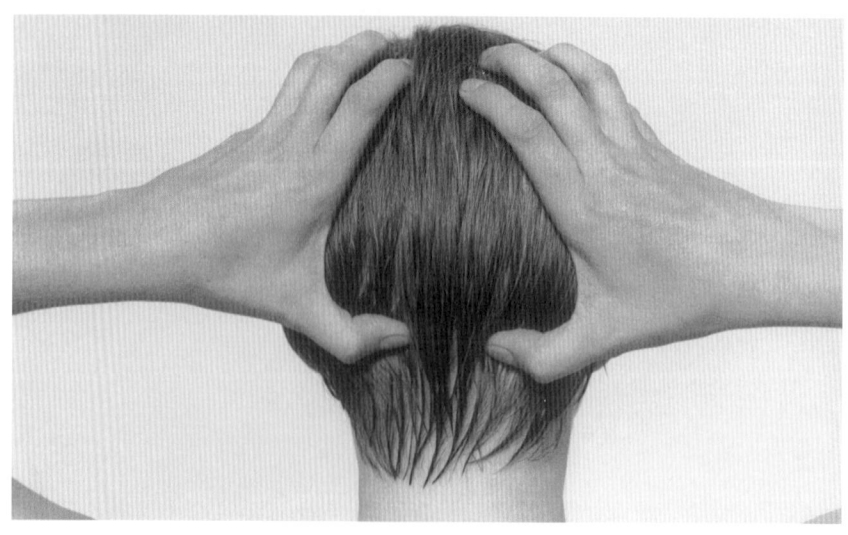

図6.9 b

《揉法》 揉む

- 親指で
- ゆっくりとした円運動で、三角筋の中間部分を肩峰から付着部まで、その後上腕二頭筋と上腕三頭筋の間を肘に向かって遠位に。
- 連続的に2～3回、このストレッチを行う。
- →図6.10
- 同じように、親指を他の4本の指と向かい合わせて、円を描くように推す。2～3回。

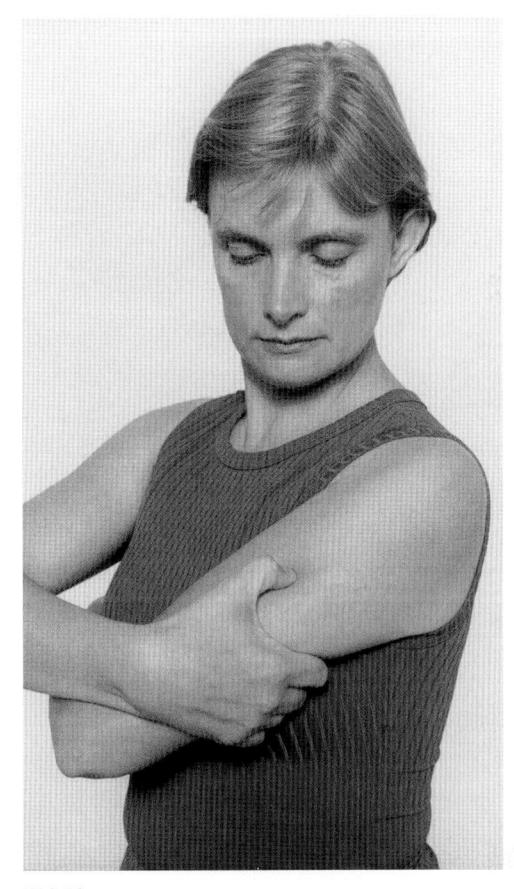

図6.10

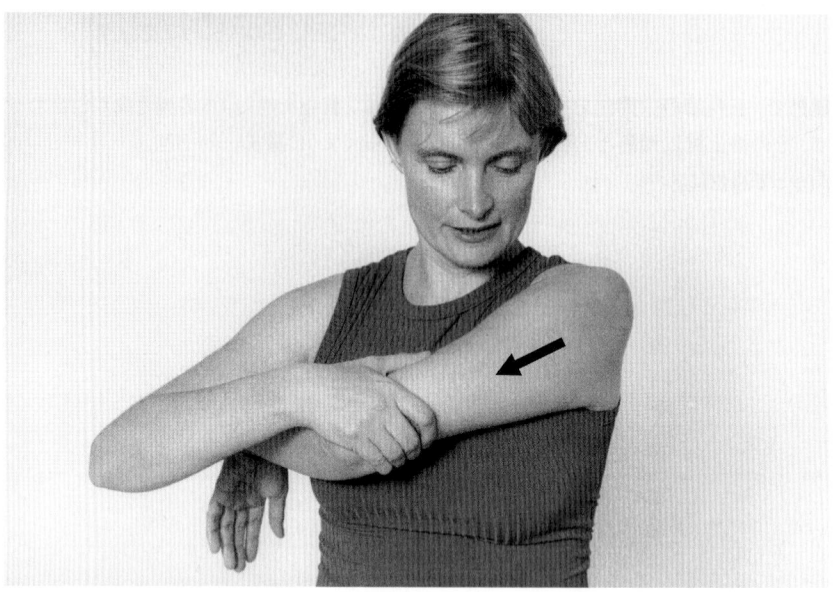

134　　　　　　　　　　　　　　　　　　　　6　大人のための自己治療

図6.11 a

《牽引法》　牽引する

- 反対側の手で、背側から前腕の遠位部分をつかむ。
- 60°～70°前方に腕を上げて、水平に内転させ、肩を引っぱる。ゆっくりと引っぱり、2、3秒間保持して放す。
- 別の方法としては、ドア枠に上腕の遠位部分を当てて行うこともできる。

→**図6.11 a、b**

> ❗ 注意深く、牽引を調節すること！

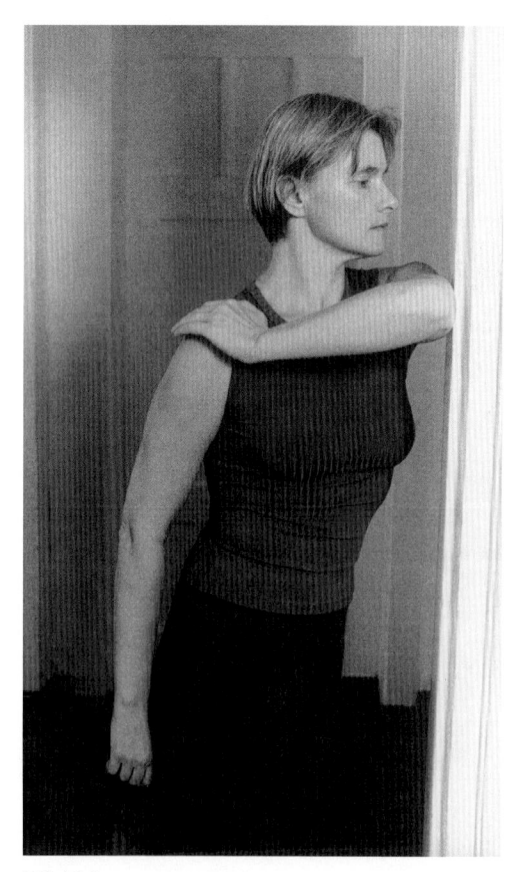

図6.11 b

《牽引法》 牽引する
- 肘をつかんで牽引する。
- 肘を最大に曲げて、できるだけ内方に向かって腕を上げる。反対側の手で、上腕背側の遠位の部分または手首をつかんで、そこから少し伸ばすように引っぱる。ゆっくりと引っぱり、2、3秒間保持して放す。
- →図6.12

! 注意深く、牽引を調節すること！

《揉法》 揉む
- 腓骨頭に位置するGB-34
- 1分間

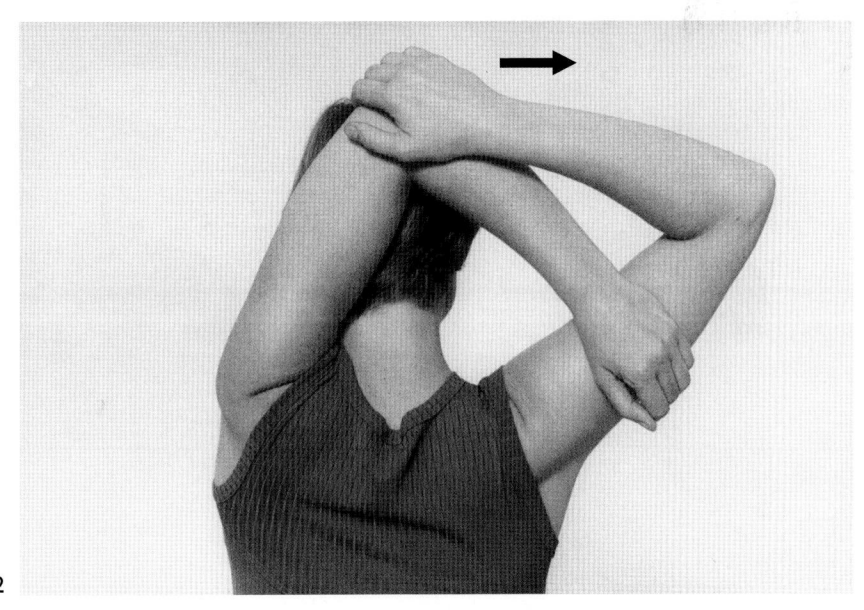

図6.12

■ 腰椎部の痛み、仙骨の痛み

《揉法》 揉む

- 親指の先で
- 腰眼を
- ここで、脇腹の両側に4本の指を当てて、親指の先でおおよそL3/4の高さで腰椎の棘突起の外側縁を推す。可能な限り強い圧迫でゆっくりと円運動を行う。最長1分間。

《推法》 押す

- 両方の手のひらの付け根で
- 指を下に向けて、両手を傍脊椎のあたりの両側に置く。一番下の肋骨から仙腸関節まで押していく。
- 3〜5回

→図6.13 a、b

図6.13 a

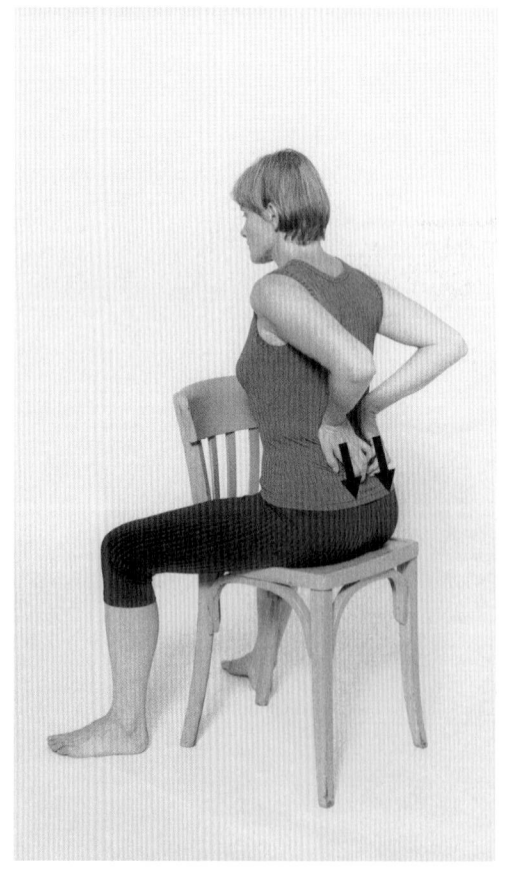

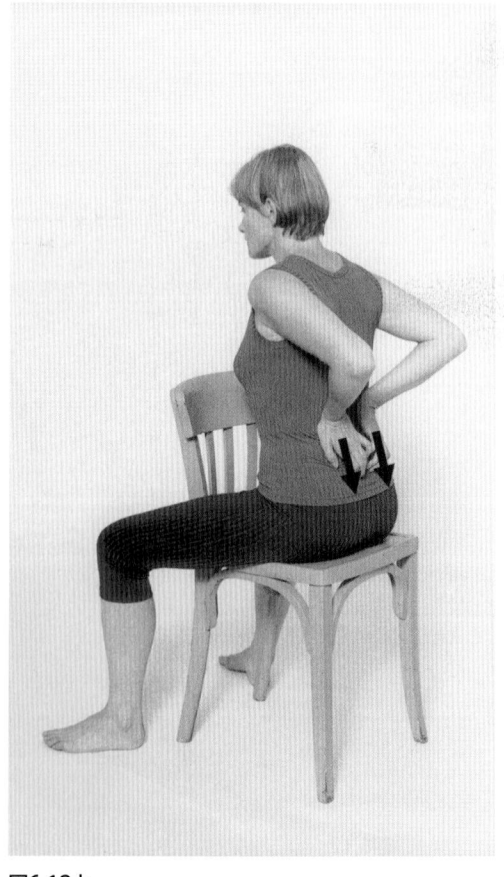

図6.13 b

《摩腹法》 腹部を円形にさする
- 両手を重ね合わせて、時計回りにゆっくりと円運動を行う。
- 上向きになでる時にゆっくりと息を吸い、腹部の左側を下向きになでる時に息を吐く。
- 治療の時間は3〜5分間。

以下を組み合わせる。

《揉法》 揉む

および

《推法》 押す
- 親指の腹で
- 腓骨骨頭上に位置するGB-34を約20秒間押し、その後、両側の腓骨の外側縁を足首までゆっくりと押す。
- 組み合わせて3〜5回

→図6.14

《旋法》 足関節の回転モビリゼーション
- 座位で
- 治療する側の下肢をもう一方の足の大腿部の上に横向きに置く。片手で、足関節の上のあたりをつかむ。もう一方の手で、足底から前足部をつかんで、時計回りと反時計回りに円運動を行う。
- 各側3〜5回

→図6.15

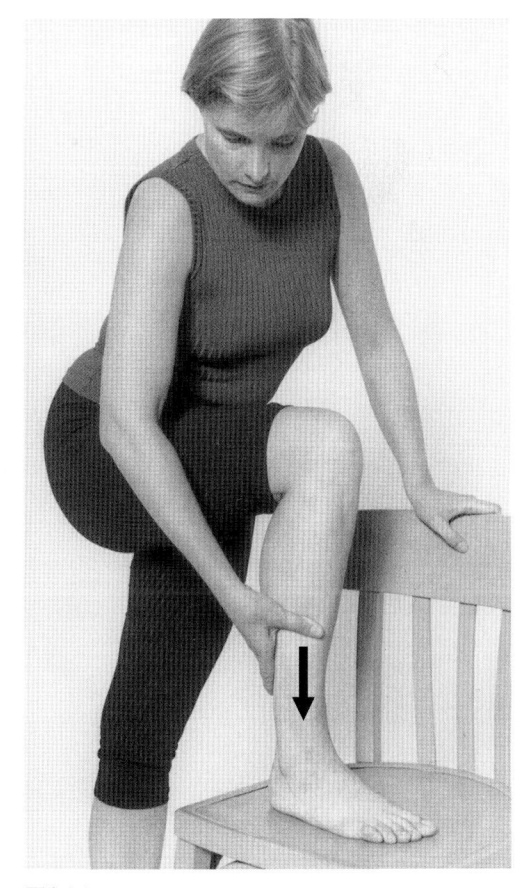

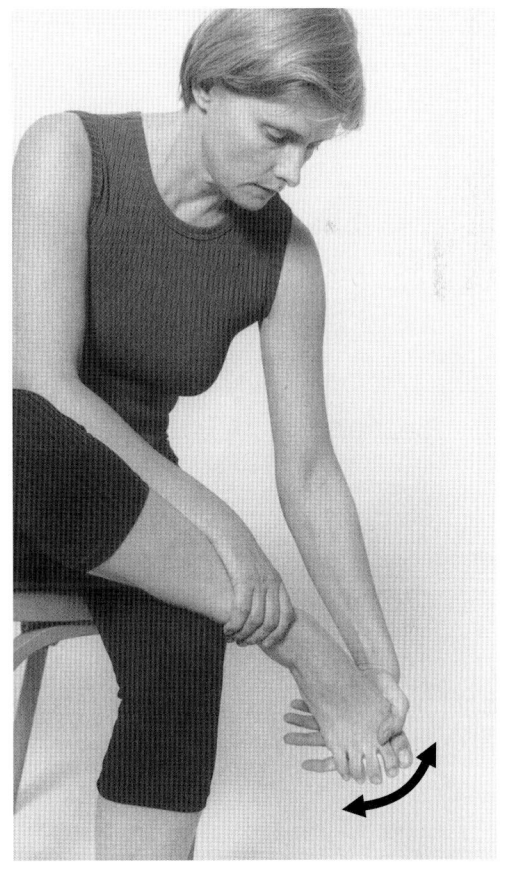

図6.14

図6.15

■ 膝の痛み

《推法》 押す
- 両方の手のひらの付け根で
- 膝を直角に曲げて座位で
- 大腿四頭筋付着部の両側、膝関節の近位腹側の凹みの内側部分と外側部分を短く強く押す。続いて、ST-34の近傍で足の陽明胃経を外側に押す。
- 3~5分間

→図6.16

《揉法》 揉む
- 手のひらの付け根で時計回りおよび反時計回りに
- 膝蓋の近位の大腿四頭筋付着部上を
- 2~3分間

→図6.17

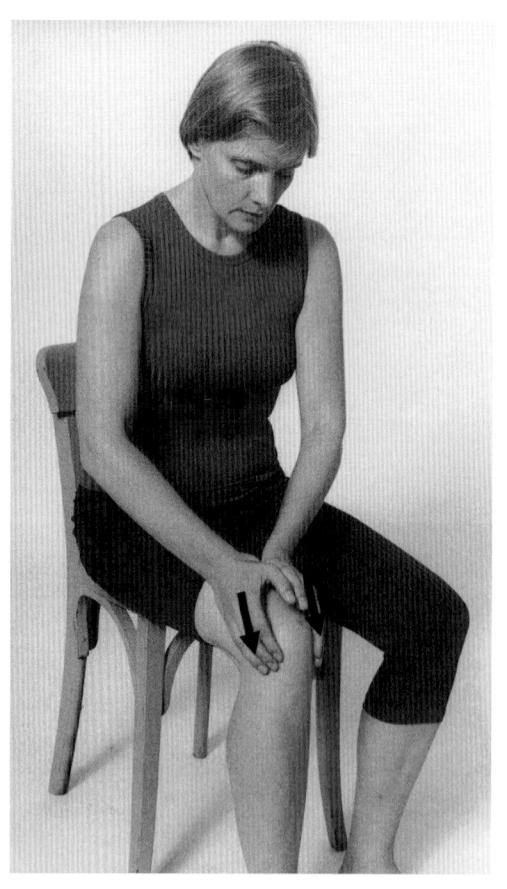

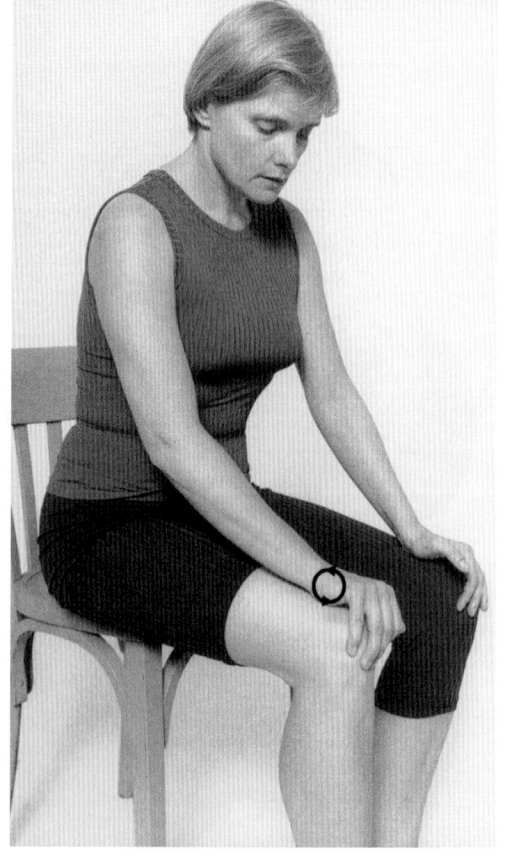

図6.16

図6.17

膝の痛み

《按法》 圧迫する
- 親指で
- 膝をやや曲げて（20～30°）座位で
- ホッファの脂肪体上の外側および内側の膝眼（p.70以下も参照）を押す。
- ゆっくりと張力を強めていき、3秒間保持して放す。
- 3～5回
- →図6.18

《按法》 圧迫する
- GB-34
続けて

《推法》 押す
- 親指で
- 足の少陽胆経の遠位部分を足首の外側まで
- 2～3回
- 上述したように足首関節の円形モビリゼーションを伴う。
- →図6.14、6.15を参照

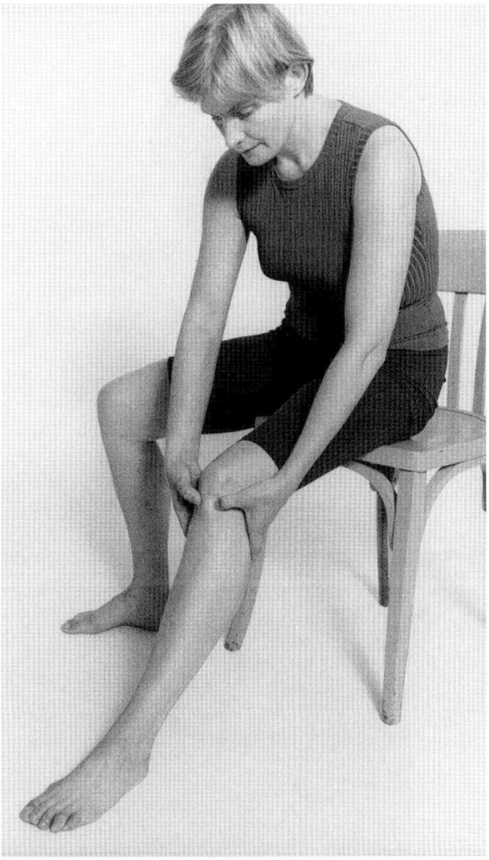

図6.18

■ 消化器の不調

《推法》 押す
- 体の横で腕を曲げて、下部肋骨の外側部分に小指の付け根をつけて手を置く。指がへそを指すように。
- 肋骨弓の外側と前面から下方向に上腹部に向かって、対称に強く押す。
- 3～5回

→**図6.19**

《推法》 押す
- 手首で
- 肋骨の外側部分から前方下向きに、へそおよび下腹部へ押す。
- 3～5回

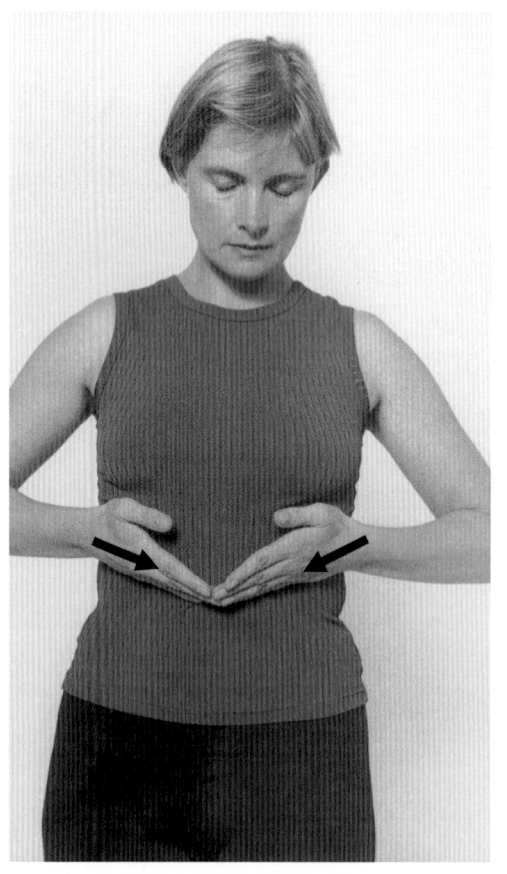

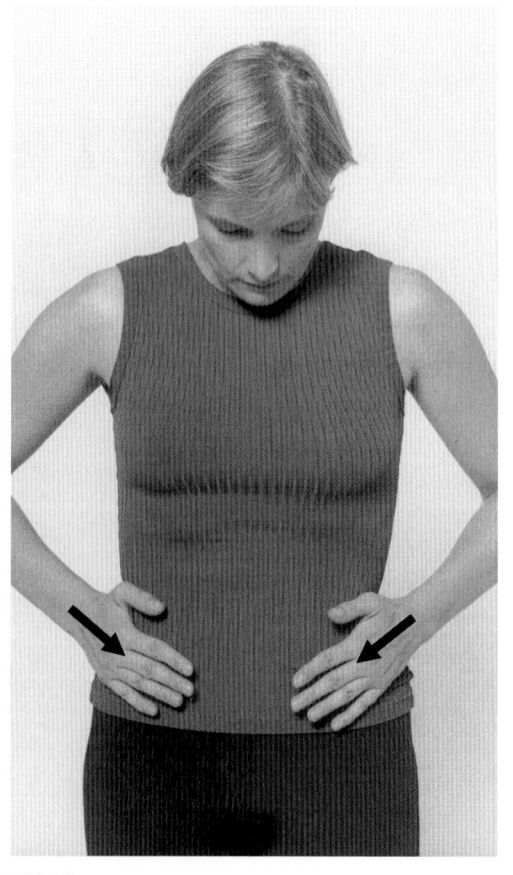

→**図6.20**

図6.19

図6.20

《摩腹法》 腹部を円形にさする

- 両手を重ね合わせて
- 時計回りに、呼吸のリズムに合わせて、腹部で広範囲に円運動を行う。腹部の右側を上向きにさする時に息を吸い、左側を下向きにさする時に息を吐く。
- 3〜5分間

《推法》 押す

- 両方の手のひらの付け根で
- 下部肋骨から腸骨仙骨関節まで、腰筋の両側をゆっくりと押し下げる
- このテクニックも呼吸のリズムに合わせて行うことができる。息を吸う間は両手を肋骨上に置き、息を吐きながら押し下げる。
- 3〜5回

→図6.21

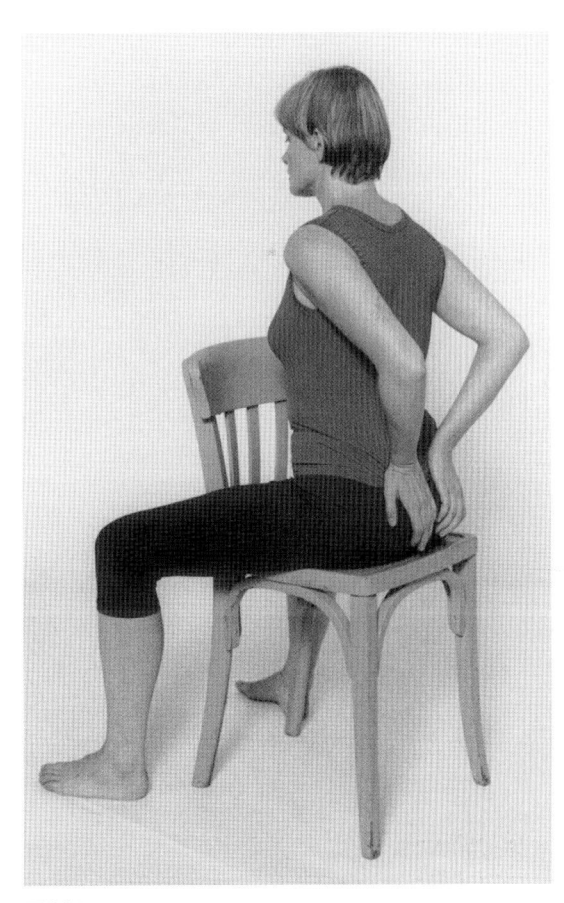

図6.21

7
小児科での症状・疾患に対する治療

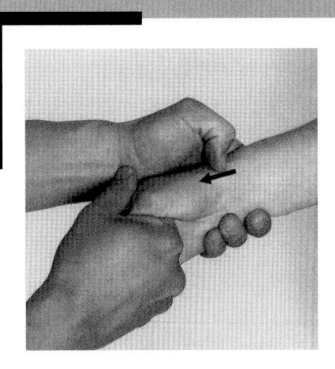

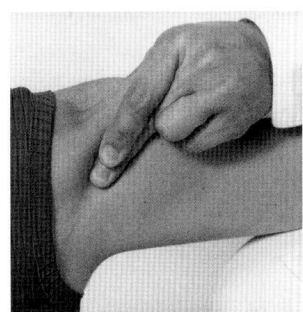

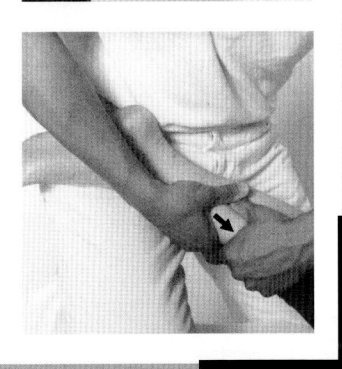

基礎技術

《推法》 押す

大人向けのテクニックを修正する。親指の先端または腹で推し、同時に、(例えば、治療を受ける手足を)支えて固定するために3〜4本の指を配置する。または、人差し指と中指の腹を使う。1つ目の方法では、他の指で支えるため、力のかけ方を注意深く制御できる。頻度は、大人よりもかなり高くするべきで、最大1分間に120回までとする(**図7.1 a、b**)。

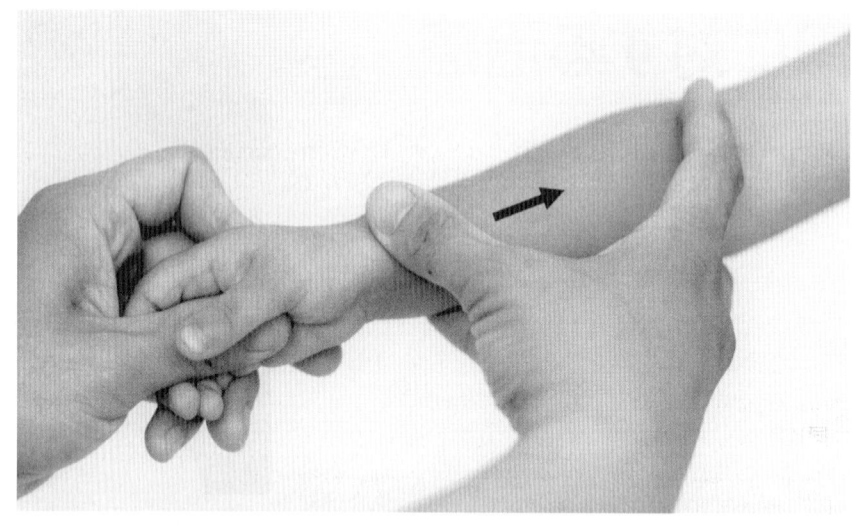

図7.1 a

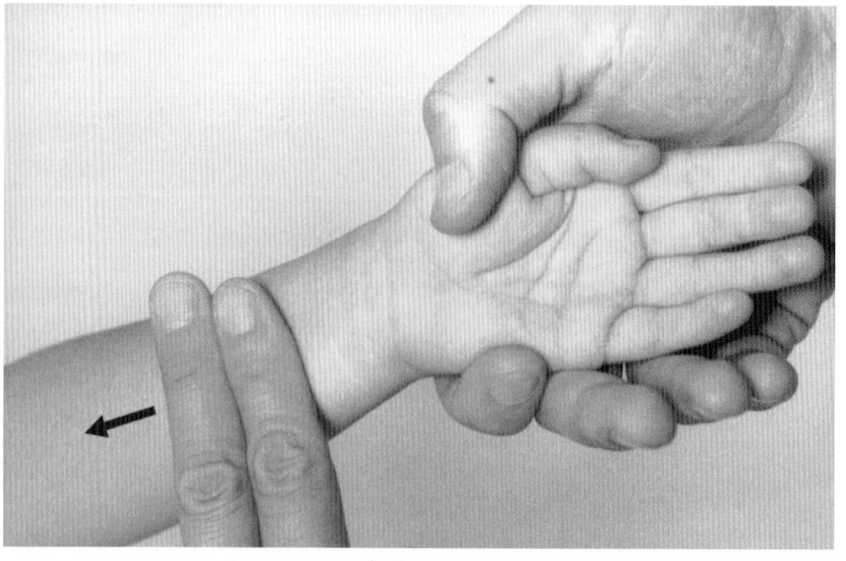

図7.1 b

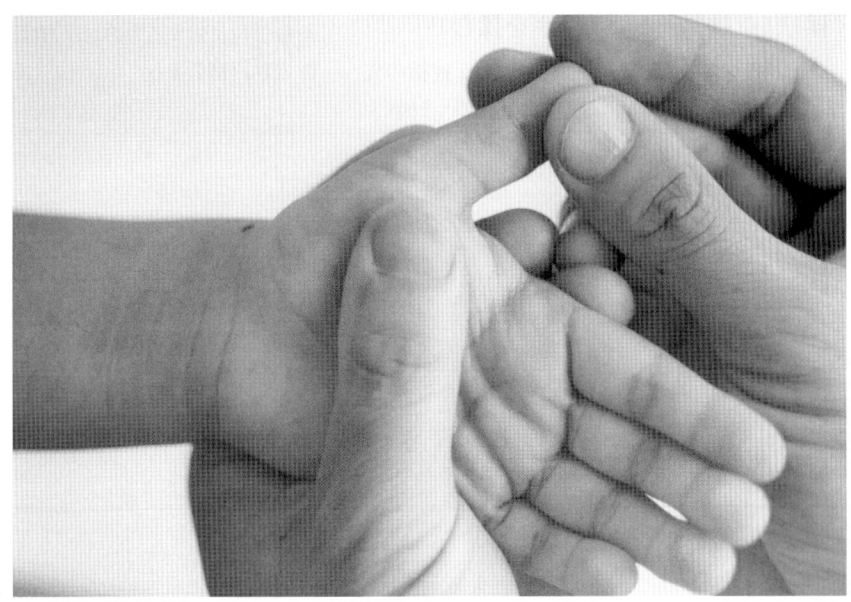

図7.2

《旋推》 回転させて推す

このテクニックは、小さな患者の手足に用いる。親指を使って、治療する部位で小さな円を描きながら軽く圧迫してこする。同じ手の2、3本の指で治療対象を支えれば、かける力をかなり細かく制御できる。1分間に100～200回の頻度で行う(**図7.2**)。

《分推》 側方へ押す

このテクニックでは、親指以外の指で手を支え、親指で手のひらと手の橈骨側に向かって小さくリズミカルに押す。1分間におよそ100回の頻度で押す(**図7.3**)。

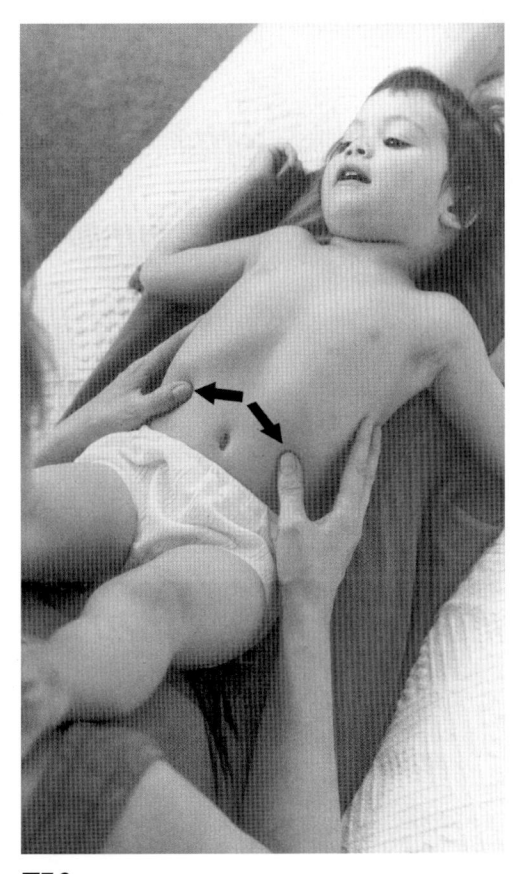

図7.3

《揉法（点揉）》 揉む（ツボを揉む）

人差し指をクロスさせた中指で、または、親指の先で、1分間に100〜200回の頻度で小さな円を描く。
- CV-17（図7.4 a）

治療部位に対する力のかけ方は、旋推法よりも強く。
- KI-1（図7.4 b）

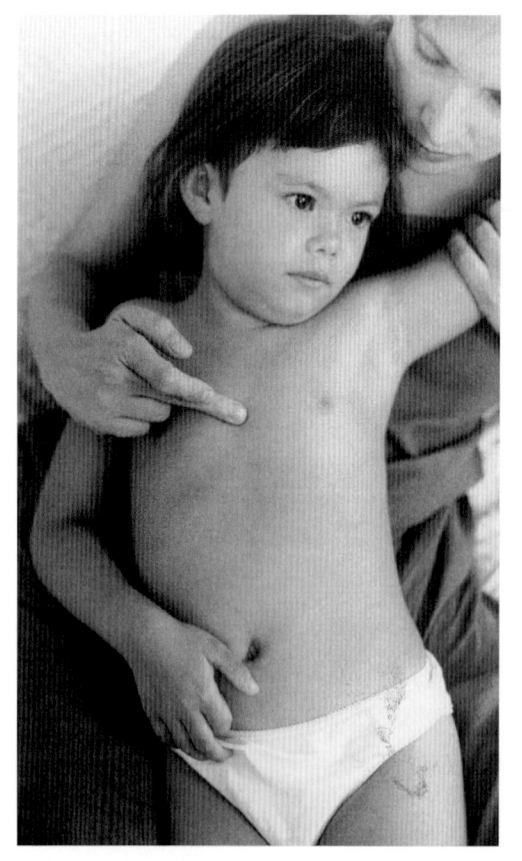

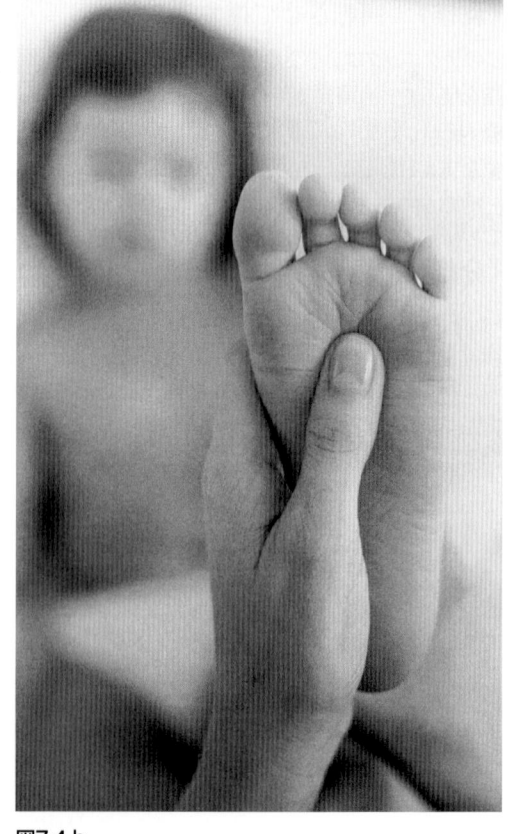

図7.4 a

図7.4 b

《拿法》 つかみあげる

大人のように、親指と人差し指、中指の間でつかむ3本指テクニック、または、5本指でつかむテクニック。親指の腹と人差し指の中節骨の橈骨側の間でつかむこともできる（**図7.5**）。

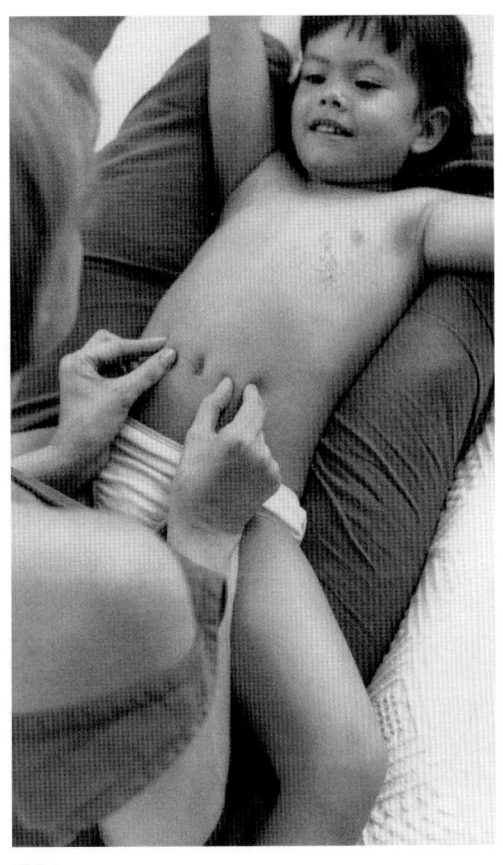

図7.5

さまざまな適応

■ 下痢

虚証

粘液便、白色便、においは大して強くない、腸音、腹痛、顔色が悪い、のどの渇きを感じない、長期間または頻繁な下痢、2ヶ月に及んで頻発する、食欲不振、便に未消化物が混じる

実証

密接な関係のある腹痛と下痢、激しい下痢、濃い黄色の便、便が臭い、ドライマウス、のどが渇く、濃い黄色の尿、口臭、下痢の前に興奮して叫ぶ、下痢の後に落ち着く

実証に対しては

《旋推法》 回転させて押す
　　　　　（补〈補〉脾経）（脾経を補う）
- 親指の腹で
- およそ100〜500回

→**図7.6**

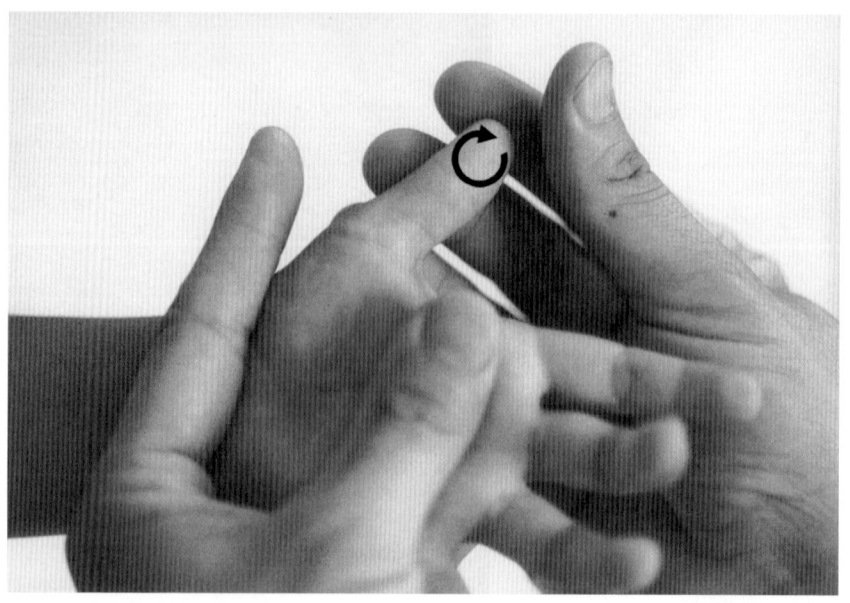

図7.6

《推法（三补〈矣〉）》 押す（三関法）

- 親指の橈骨側で親指から橈骨に向かって近位に。親指の遠位指節骨を2本の指でつかんで、もう一方の手ですばやく繰り返し押す。
- およそ100〜500回

→**図7.7**

《推（天和水）》 押す（天国の川からの水）

- 2本の指で
- 前腕の手のひら側を、手首から肘のちょうど下の部分まで、近位方向に
- およそ100〜300回押す

→**図7.8**

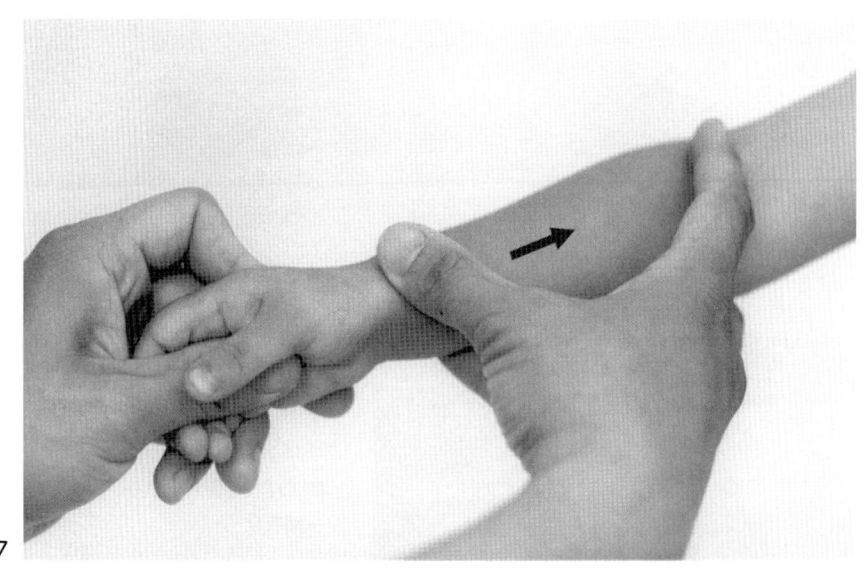

図7.7

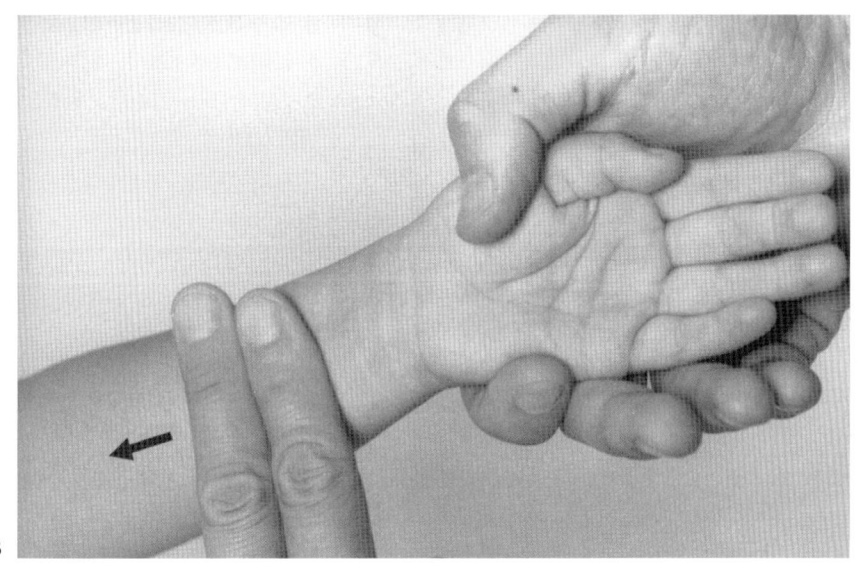

図7.8

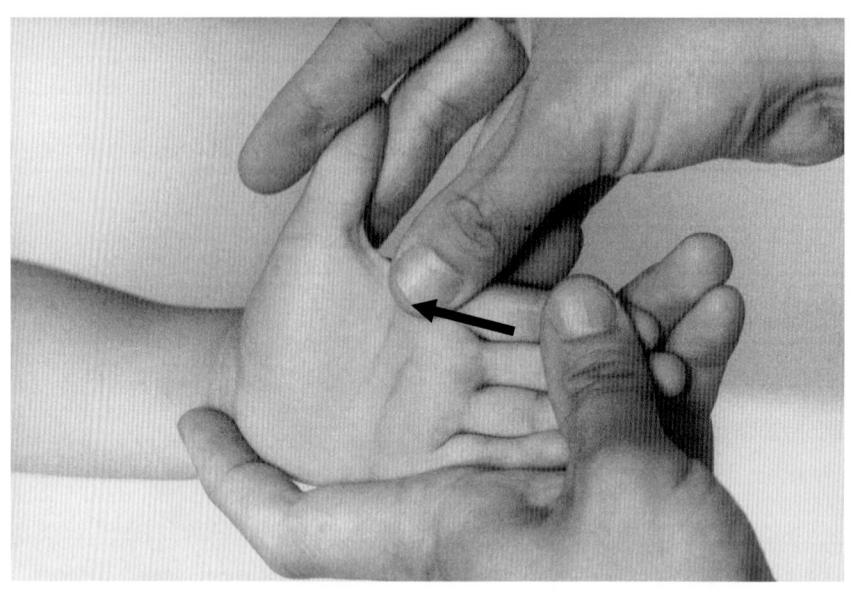

図7.9

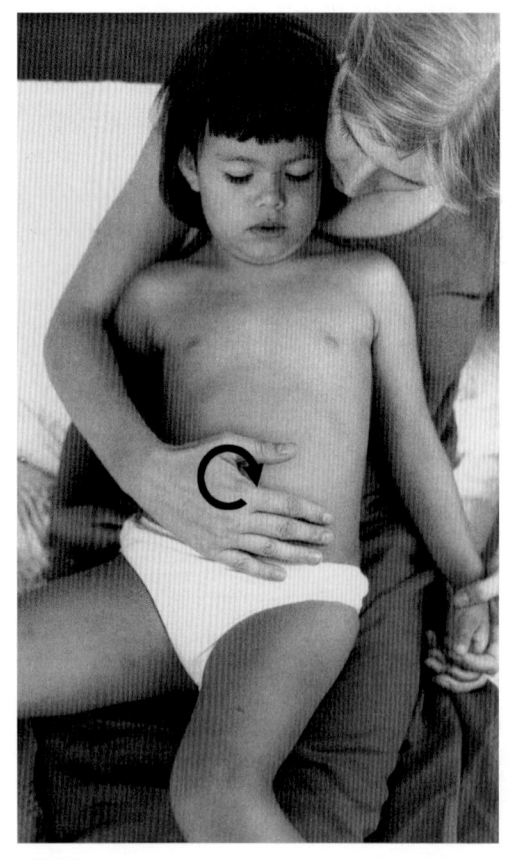

《推法（大肠〈赐〉）》 押す（大腸経）
- 親指の橈骨側で、人差し指の腹を近位に向かって、親指の内転しわまで。
- およそ100〜300回
→図7.9

《摩腹法》 腹部を円形にさする
- 手全体または4本の指で時計回りに円を描くように腹部をさする
- およそ100〜200回。最長5分間。
→図7.10

図7.10

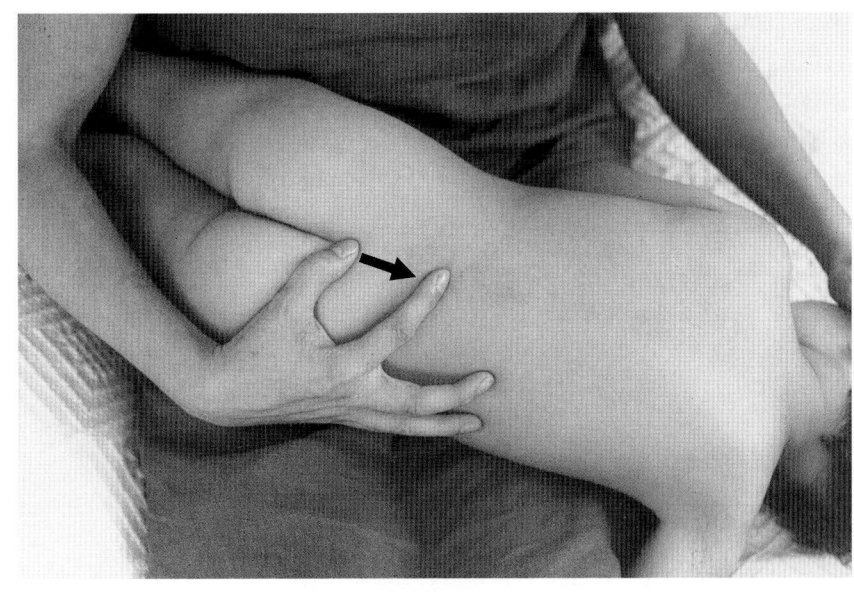

図7.11

《推法（七节〈節〉骨）》　押す（第7椎骨）

- うつぶせで
- 仙骨からL4に向かって頭の方へ、親指以外の指で支えつつ親指の橈骨側で、または、2本の指で、棘突起列を近位に向かって押す。
- およそ100〜200回。3〜5分間。
- →図7.11

《拿法（捏脊）》
つかみあげる（背骨をつまむ）

- うつぶせで
- 仙骨から始めて上に向かって、繰り返し、小さく転がすように、脊柱の脇と平行に皮膚をつかんで引っぱる。治療は、仙骨から首に向かって上方に。
- 3〜5回
- →図7.12

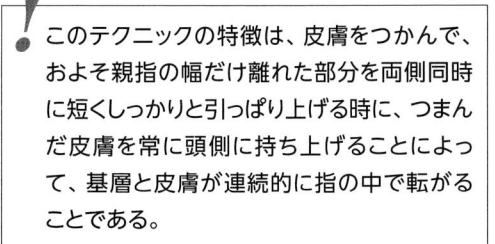

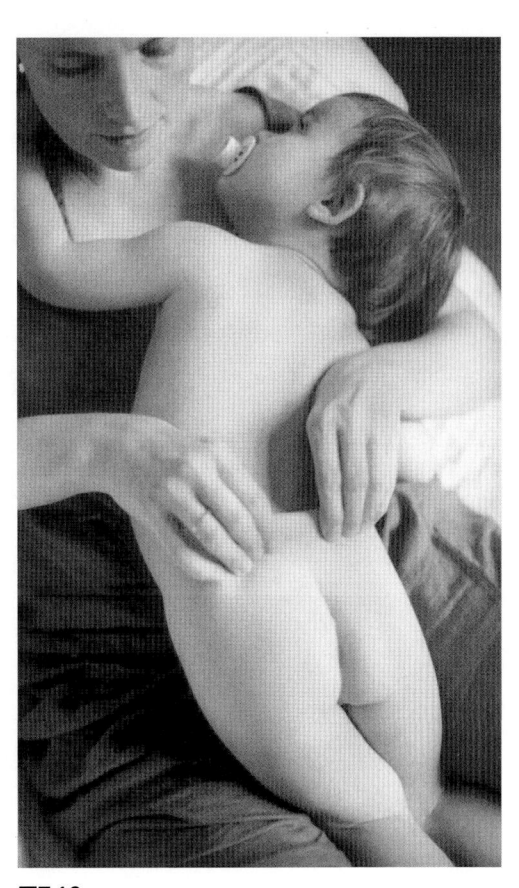

! このテクニックの特徴は、皮膚をつかんで、およそ親指の幅だけ離れた部分を両側同時に短くしっかりと引っぱり上げる時に、つまんだ皮膚を常に頭側に持ち上げることによって、基層と皮膚が連続的に指の中で転がることである。

図7.12

実証に対しては
《揉法（点揉）》　揉む（ツボを揉む）
- 親指で
- 親指の腹を
- およそ100〜500回

→**図7.13**

《推法（清大肠〈赐〉）》
押す（大腸を清める）
- 親指の橈骨側で
- 手掌皮線から人差し指の腹を通って指先まで
- およそ100〜500回

→**図7.14**

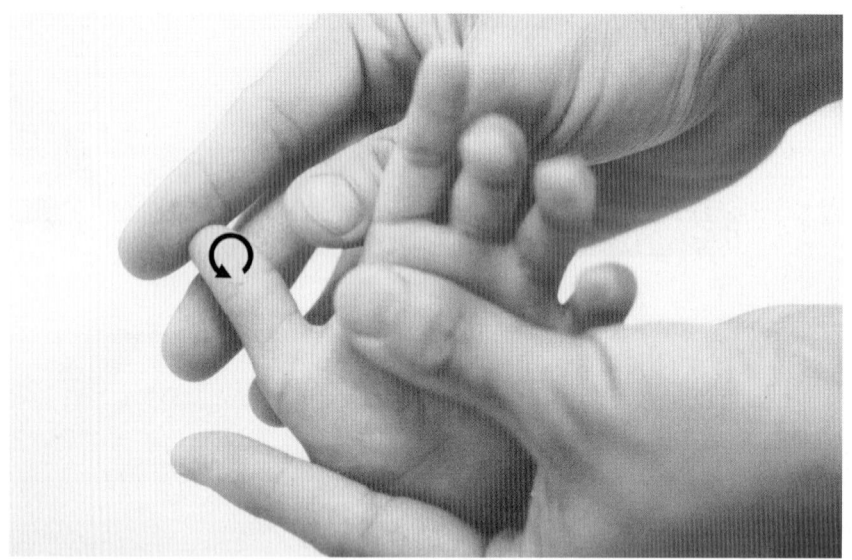

図7.13

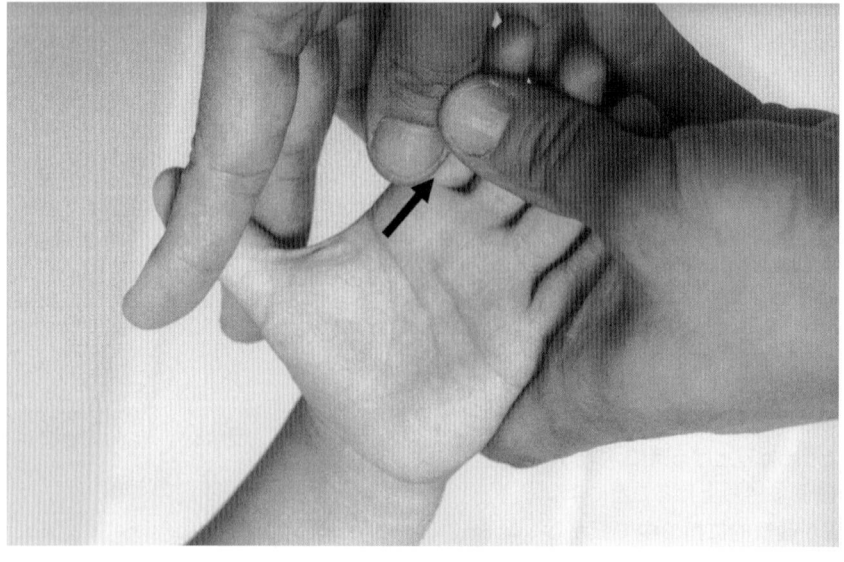

図7.14

《推法〈清小肠〈賜〉〉》
押す（小腸を清める）

- 親指の橈骨側で
- 小指の尺骨側を指先まで
- およそ100～500回

→図7.15

《推法〈六腑〉》　押す（六腑）

- 親指の橈骨側または人差し指で
- 内側上顆から前腕の尺骨側を通って手首まで
- およそ100～300回

→図7.16

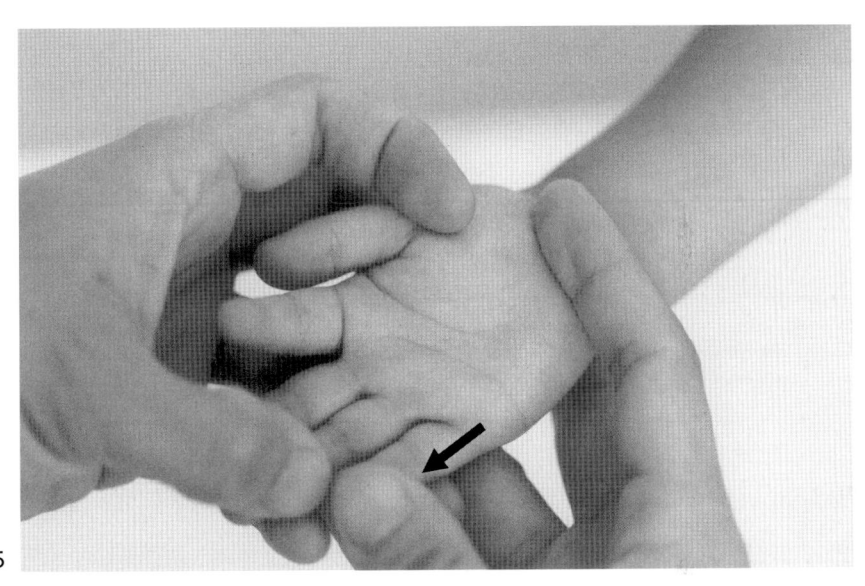

図7.15

図7.16

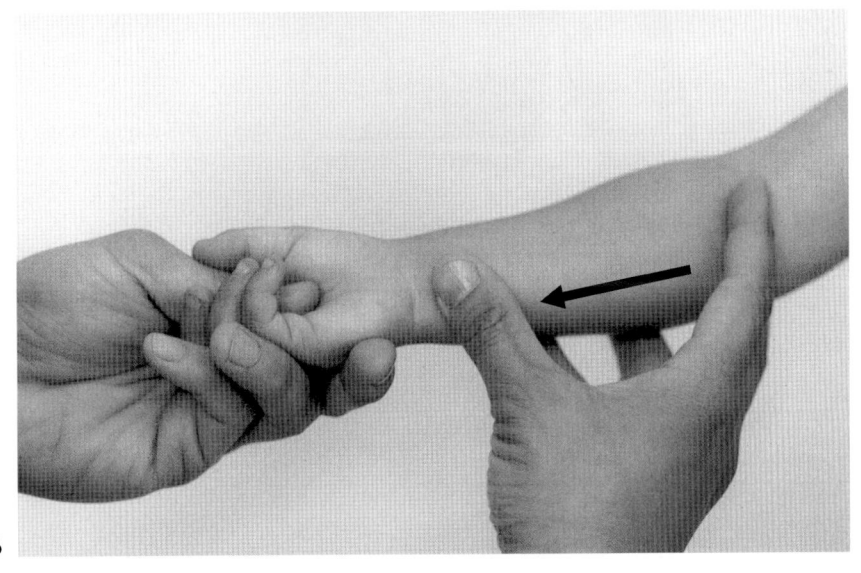

■ 吐き気および嘔吐

虚証

食べている間に繰り返し嘔吐する、嘔吐物が酸っぱく腐った臭い、顔色が悪い、手足の冷え、腹部を温めると落ち着く、軟便または下痢、膨満、眠りが浅い、落ち着いておとなしい

実証

食べた直後に嘔吐する、嘔吐物のにおいが酸っぱく刺激臭、体が熱っぽい、飲み物を欲する、落ち着かない、強いにおいのする便、濃い色の尿、腹部が張って痛い

*実証*に対しては
《推法（脾経）》　押す（脾経）
- 親指の橈骨側で
- 親指の橈骨側を母指球に向かって
- およそ100〜200回
→**図7.17**

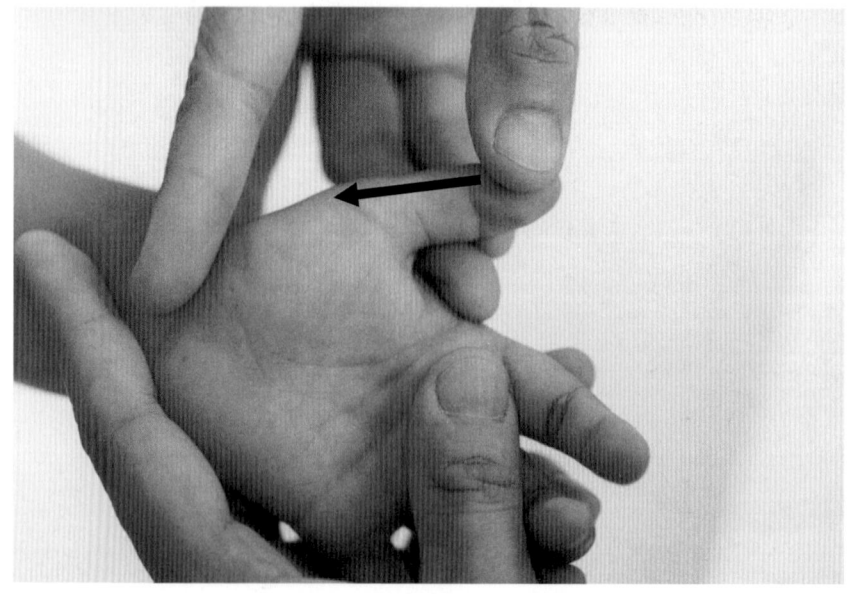

図7.17

《推法(三关〈关〉)》　押す(三関法)
- 親指で
- 手の屈曲しわから前腕の橈骨側を通って肘まで
- およそ100~200回
→図7.7を参照

《揉法(天枢)》　揉む(天枢)
- あおむけで
- ST-25
- 人差し指と中指の先端で同時に小さな円を描く
- およそ100~200回
→図7.18

《揉法(外劳〈労〉)》　揉む(外労宮)
- 親指で
- 手の甲の中心を
- 約100-300回

実証に対しては
《旋推法(清脾経)》
回転させて推す(脾経を清める)
- 親指で
- 親指の橈骨側を母指球から先端まで
- およそ100~300回
→図7.6を参照

《推法(六腑)》　推す(六腑)
- 親指で
- 前腕の尺骨側を内側の上顆から手首に向かって
- およそ100~300回
→図7.16を参照

《推法(七节〈節〉骨)》　押す(第7椎骨)
- うつぶせで
- 親指または人差し指で
- 棘突起列をL4から仙骨に向かって
- およそ100~300回
→図7.19

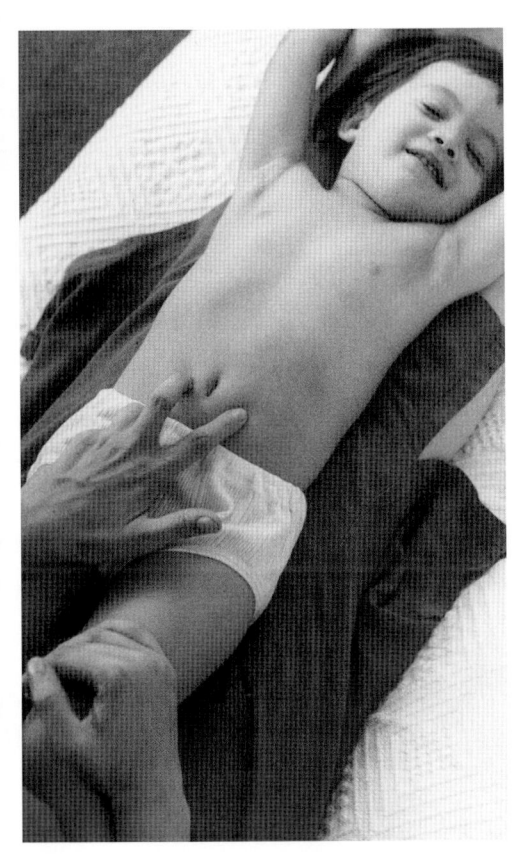

図7.18

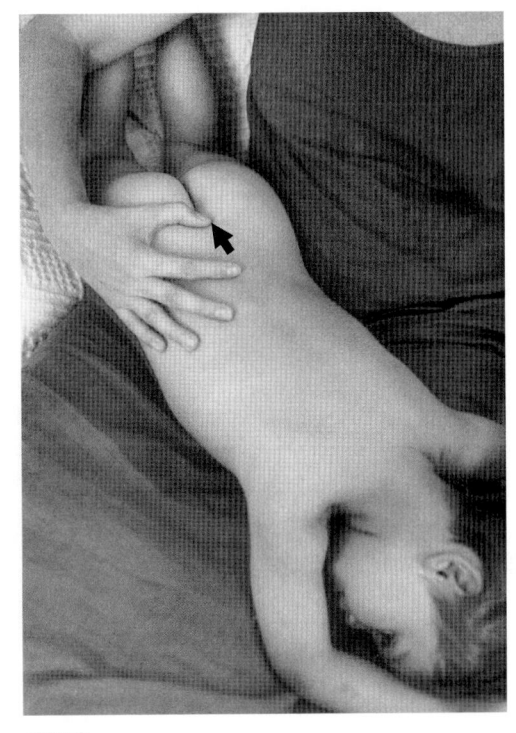

図7.19

《推法（天柱骨）》　押す（頸椎）

- 座位で
- 人差し指と中指で
- 項線を遠位から。もう一方の手は体幹部または頭の上で固定する。
- およそ100~500回

→**図7.20**

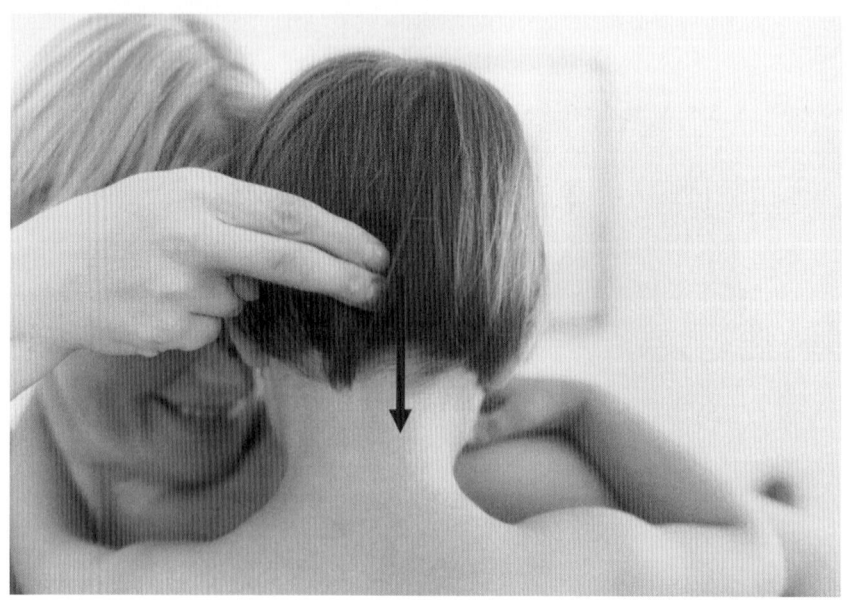

図7.20

■ 発熱

虚 証
頭痛、冷感、鼻づまり、午後に発熱、手足が熱い、やせ形で寝汗をかく、食欲不振

実 証
赤面、息切れ、食欲不振、硬い便、落ち着かない、のどが渇く、飲み物を欲する

*実証*に対しては
《推法(补〈補〉脾経)》
押す(脾経を補う)

- 親指で
- 薬指の遠位指節骨の手のひら側を末端から基部まで
- およそ100〜500回

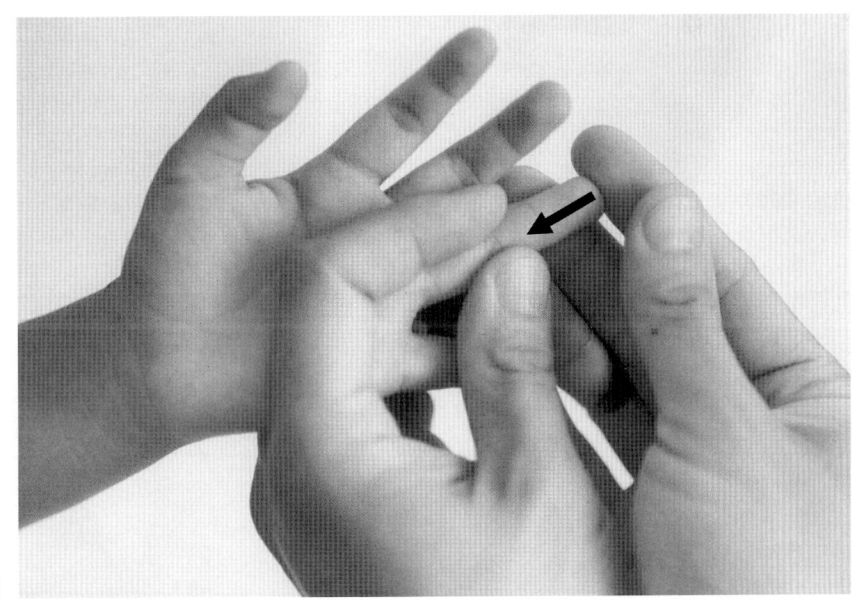

→図**7.21**

図7.21

《推法（天和水）》 押す（天国の川からの水）
- 人差し指と中指で
- 前腕の手のひら側を遠位から近位に向かって肘まで
- およそ100～500回
- →図7.1 bを参照

《推法（天門〈門〉）》 押す（天門）
- 親指の橈骨側で、正中線にあるGV経（督脈）を生え際から下に向かって交互に。
- 残りの4本の指は、頭の頂部で支える。
- 30～50回
- →図7.22

《揉法（湧泉）》 揉む（湧泉）
- 親指で
- 第3中足骨上、前足部の母指球の近位縁の高さ
- 50～100回
- KI-1
- →図7.23

実証に対しては
《推法（清肺経）》 押す（肺経を清める）
- 親指で
- 薬指の遠位指節骨を基部から末端まで
- およそ100～500回
- →図7.21を参照

《推法（六腑）》 押す（六腑）
- 親指または人差し指で
- 前腕の尺骨側を基部から末端まで
- およそ100～500回
- →図7.16を参照

《推法（天和水）》
押す（天国の川からの水）
- 親指または2本指で
- 前腕の手のひら側を遠位から近位に向かって手首まで
- およそ100回
- →図7.8を参照

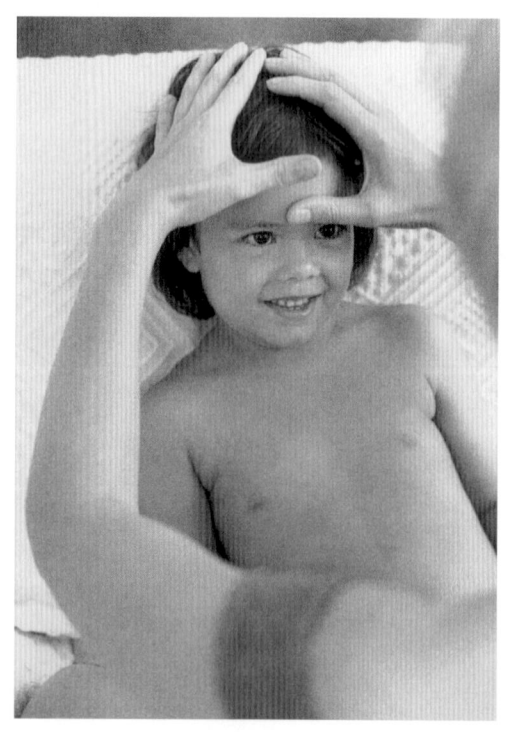

図7.22

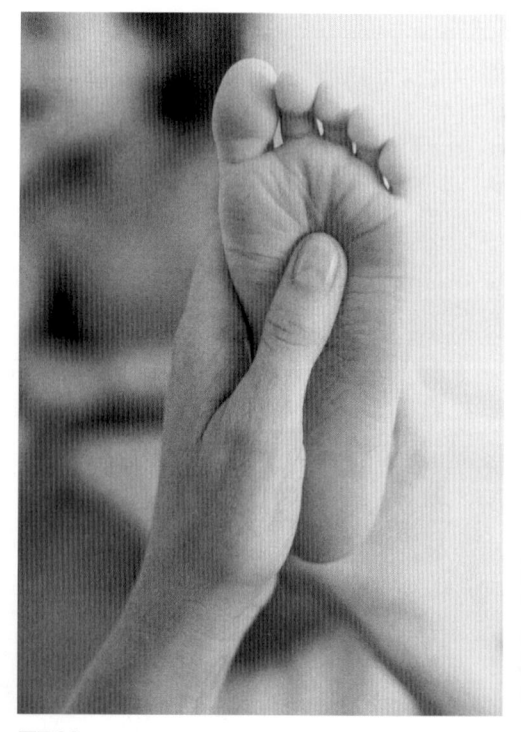

図7.23

■ 慢性気管支炎、咳、気管支ぜんそく

《推法(脾経)》　押す(脾経)
- 親指の橈骨側で
- 親指の遠位指節骨の手のひら側を近位に向かって
- 50~100回

→図7.24

《推法(清肺経)》　押す(肺経を清める)
- 親指の橈骨側で
- 薬指の遠位指節骨の手のひら側を遠位に向かって
- 50~100回

以下を組み合わせる。

《揉法》　揉む
- 親指または人差し指で
- 大人のCV-17に相当するツボ(膻中)

→図7.25

および

《分推》　側方へ押す
- 両手の親指で
- このツボから広がるような動きで、両側へ数センチ
- 3分間

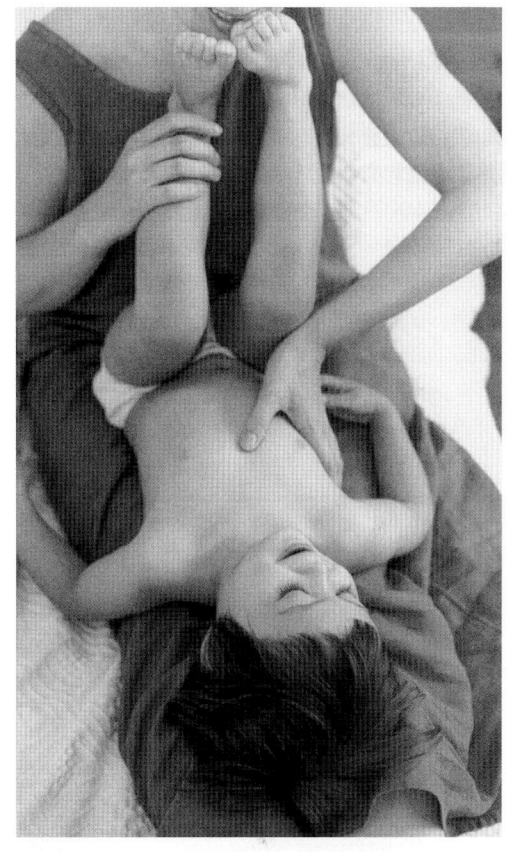

図7.25

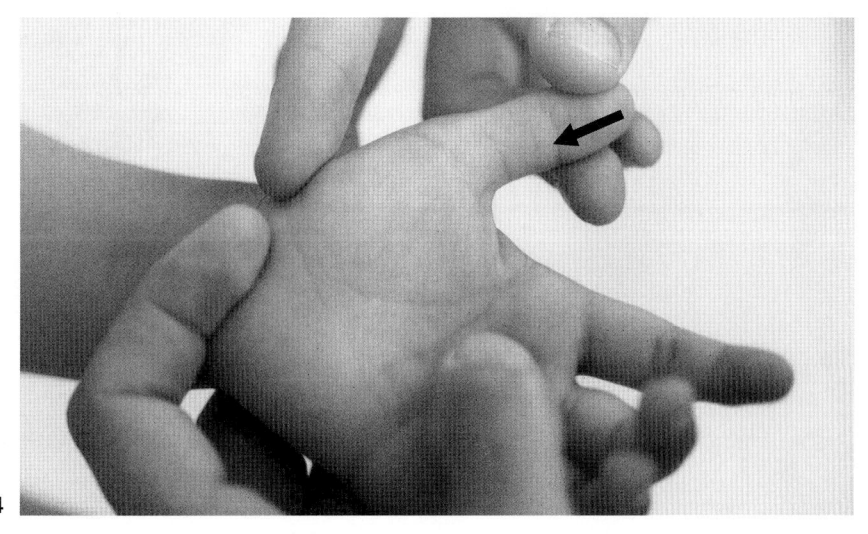

図7.24

《揉法》 揉む

- うつぶせで
- 両手の親指で
- 足の太陽膀胱経の肺のツボ、肩甲骨の上端の間の上部胸椎の両側
- 50～100回

→図7.26

《揉法(天突)》 揉む(天突)

- 両手の親指で
- 胸骨の上端にあるCV-22
- 3分間

→図7.27

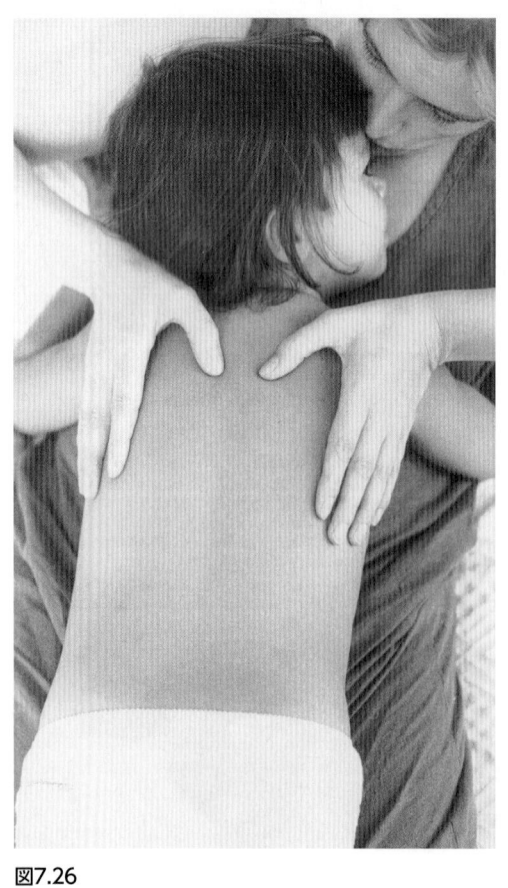

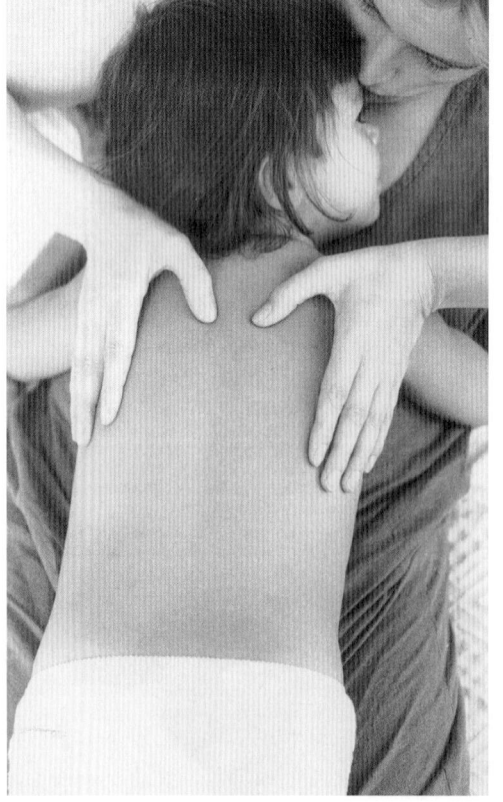

図7.26

図7.27

《推法　搓摩两(両)助》
押す(両側の肋骨をさする)
- 両方の手のひらの付け根で
- 患者を座らせて
- 筋腹の外側部分からへその方向へ前向きに同時に
- 50～100回
→図7.28

睡眠障害

虚 証
うつぶせ寝、夜泣き、手足の冷え、食欲減退、軟便、顔色が悪い

実 証
仰向け寝、電気を点けると泣く、情動不安、尿の色が濃い、硬い便、顔が赤く唇が赤い

*実証*に対しては
《推法(脾経)》　押す(脾経)
- 親指で
- 親指の橈骨側を近位に向かって
- およそ100～200回
→図7.17を参照

《推法(三关〈关〉)》　押す(三関法)
- 親指の縁部で
- 前腕の尺骨側にわたってから上顆まで
- およそ100～200回
→図7.7を参照

《摩腹法》　腹部を円形にさする
- 3、4本の指または手のひら全体で
- ゆっくりと時計回りに
- 1～3分間
→図7.10を参照

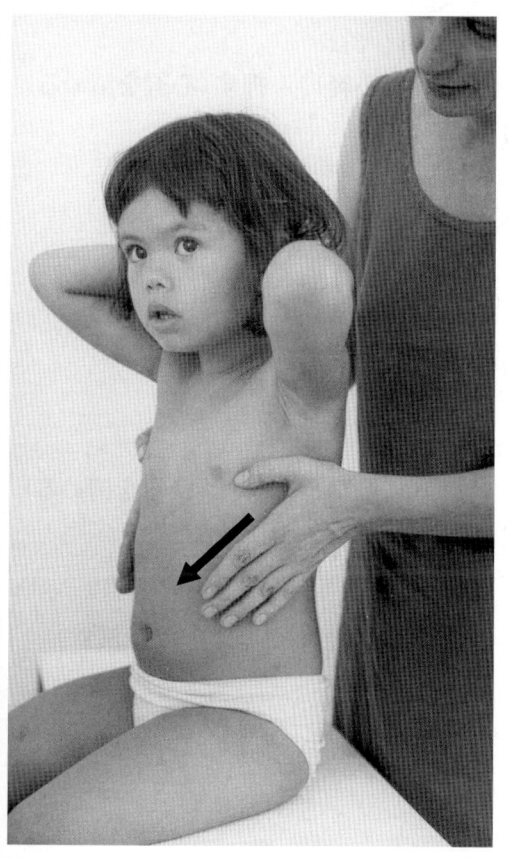

図7.28

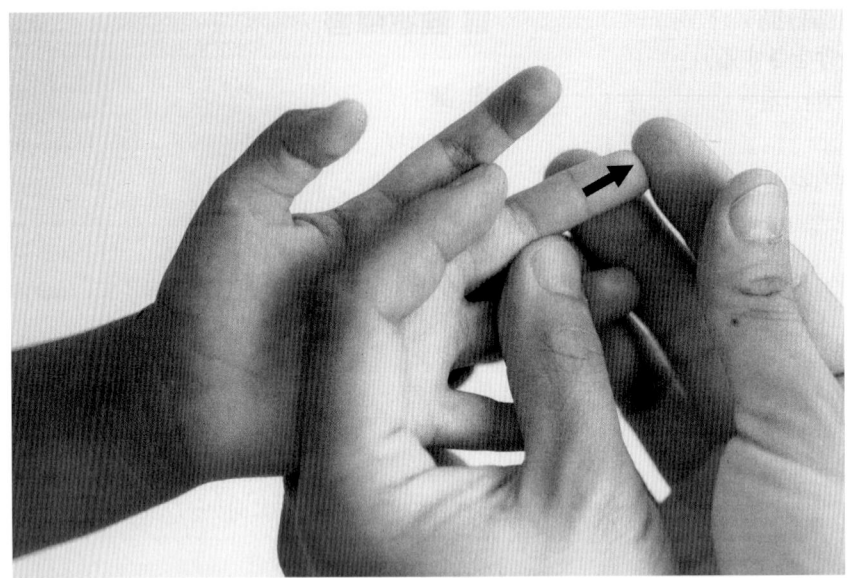

図7.29

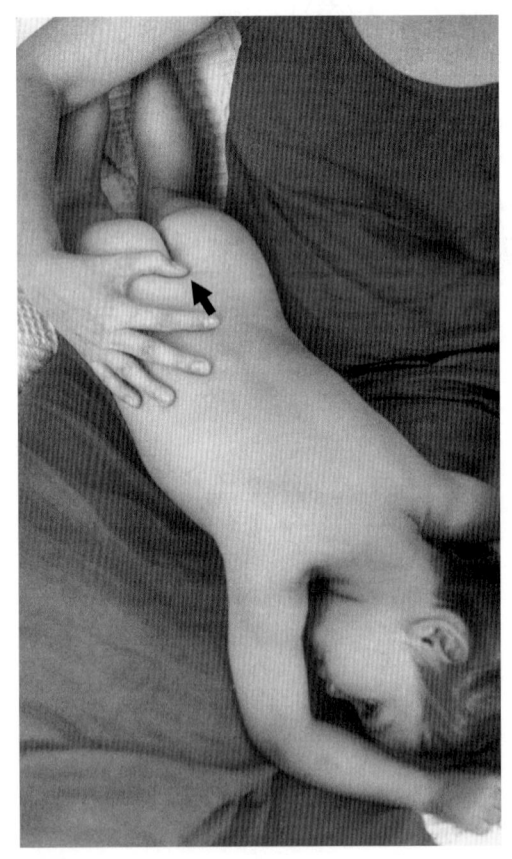

図7.30

実証に対しては
《推法(清心経)》 押す(心経を清める)
- 親指で
- 中指の遠位指節骨を末端部に向かって
→図7.29
その後続けて

《推法(清小肠〈赐〉)》
押す(小腸を清める)
- 小指の尺骨端を末端部に向かって
および

《推法(清肝経)》 押す(肝経を清める)
- 人差し指の遠位指節骨を末端部に向かって
- 各50回

《推(七节〈節〉骨)》 押す(第7椎骨)
- うつぶせで
- 親指で
- 正中線にあるL4から仙骨まで
- 3〜5回
→図7.30

■ 全体刺激および強化方法

《推(脾経)》 押す(脾経)
- 親指で
- 親指の橈骨側を近位に向かって
- およそ200〜500回

→**図7.17**を参照

《摩腹》 腹部を円形にさする
- 手のひらの付け根で
- 時計回りに
- 2〜5分間

→**図7.10**を参照

《揉法》 揉む
- 親指で
- 下肢の腹側近位部分にあるST36
- 50〜100回

→**図7.31**

《拿法(捏脊)》
つかみあげる(背骨をつまむ)
- 2または3本の指で
- うつぶせで
- 背中の皮膚を仙骨から首まで
- 3〜5回

→**図7.12**を参照

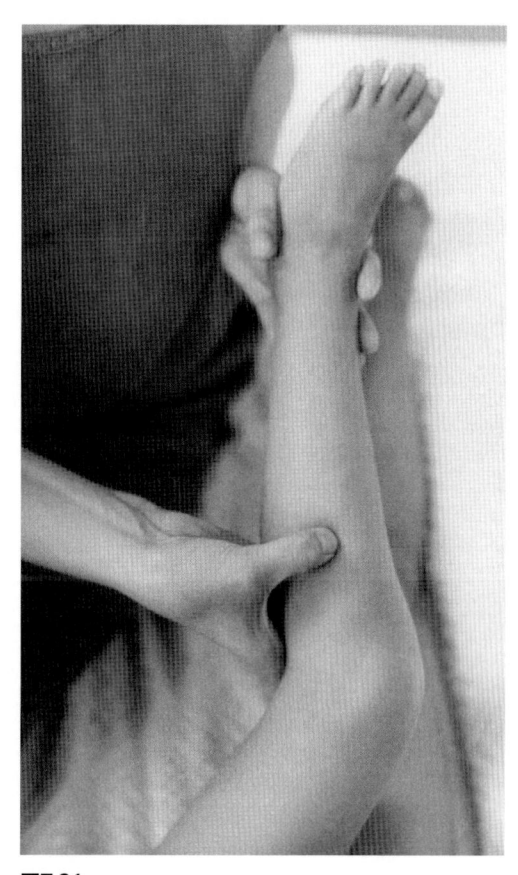

図7.31

8
付録

手指同身寸に基づく比例測定法

　身体固有の寸法の基本単位である「寸」は、経絡上の他のツボまたは位置を特定しやすい目印までの距離を決定するためのものであり、以下のように決めることができる。
親指同身寸：患者の親指の遠位関節での幅を1寸とする。

中指同身寸：親指と中指の先をアルファベットのOを形づくるように合わせる。中指の遠位および中央の関節を曲げてできるしわの間の距離を1寸とする。
指を重ねる同身寸法：中央の関節の高さでの人差し指と中指の幅を1.5寸とする。人差し指の中央の関節の高さでの人差し指・中指・薬指の幅を2寸とする。

ツボの選択

■ 手の太陰肺経（図8.1）

LU-1： 鎖骨外側の1寸下方、正中線の外方6寸
LU-2： 鎖骨外側の下方、烏口突起のすぐ内方

LU-7： 短母指伸筋腱および橈骨縁の間の橈骨茎状突起の近位

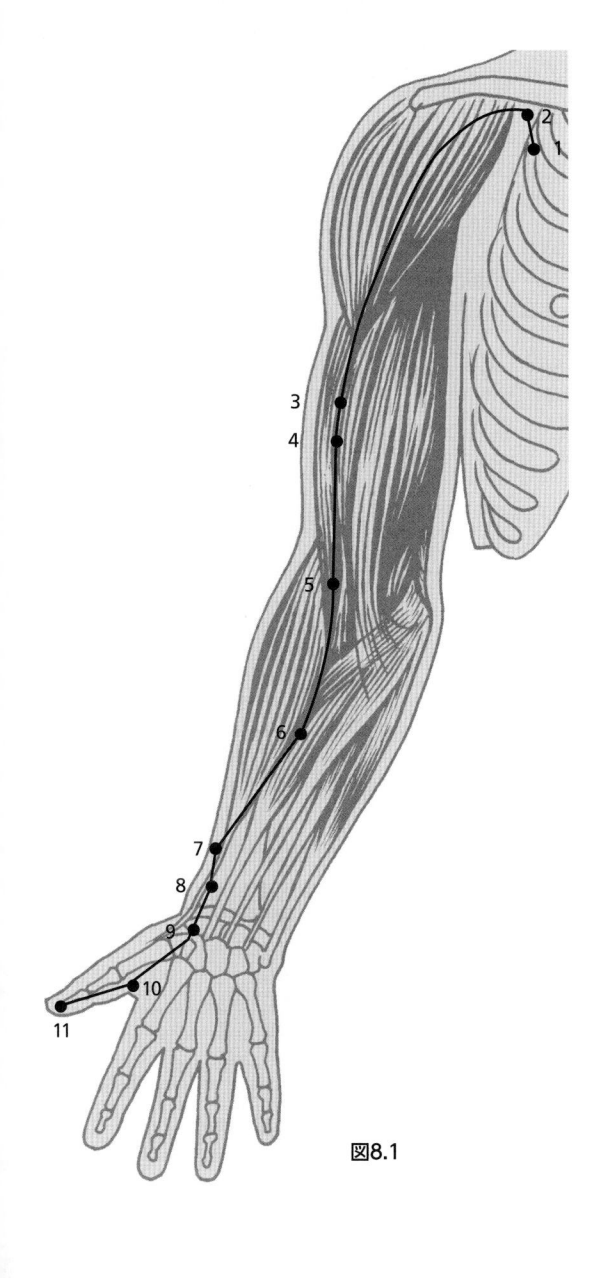

図8.1

■ 手の陽明大腸経（図8.2）

LI-4： 親指を外転させた時の第1中手骨および第2中手骨の間の角度を二分する線の上
LI-11： 上腕骨外側上顆の腹側、肘関節を90°に曲げてできる外側のしわの上
LI-14： 三角筋の上腕付着部付近、LI-11から近位7寸

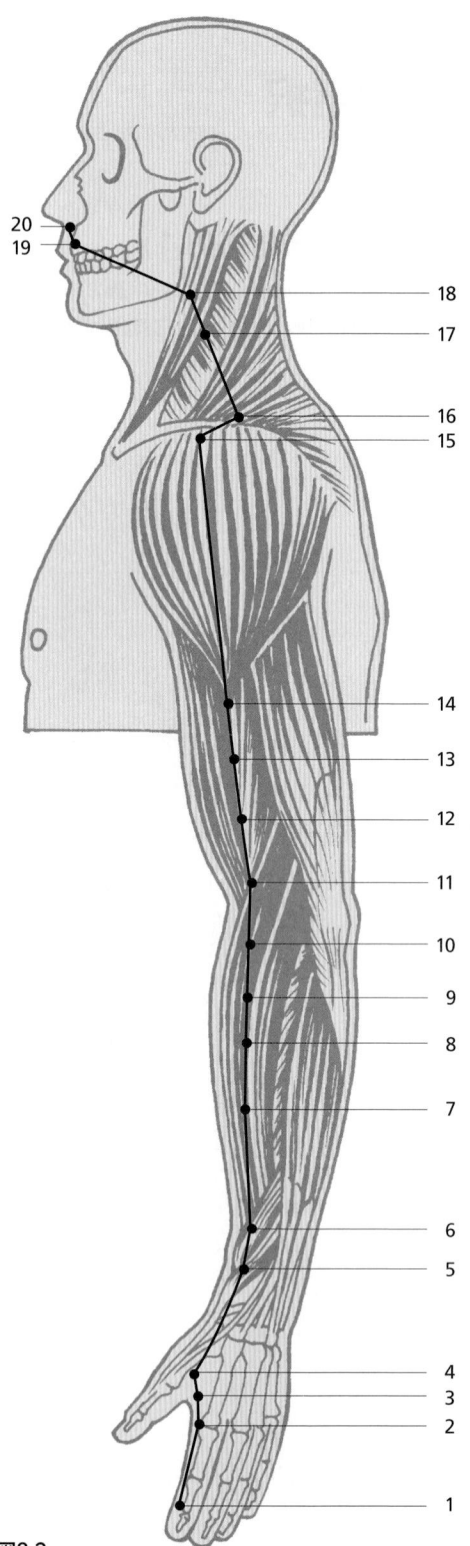

図8.2

■ 足の陽明胃経（図8.3 a-c）

ST-2：	頬骨の縁、まっすぐに前を見た時の瞳孔の1寸真下
ST-3：	鼻翼下縁の高さで、鼻孔から外側0.7寸
ST-18：	第5肋間の乳頭の真下、鎖骨中線の上
ST-25：	へその外側2寸
ST-34：	膝蓋の外側上縁から2寸近位
ST-36：	膝蓋の頂点の下3寸、脛骨結節の高さで脛骨縁の外側1寸
ST-37：	ST-36から遠位へ3寸、脛骨縁から外側へ1寸
ST-40：	膝蓋の頂点と外踝の外側の大きいアーチの中点、腓骨の外腹側

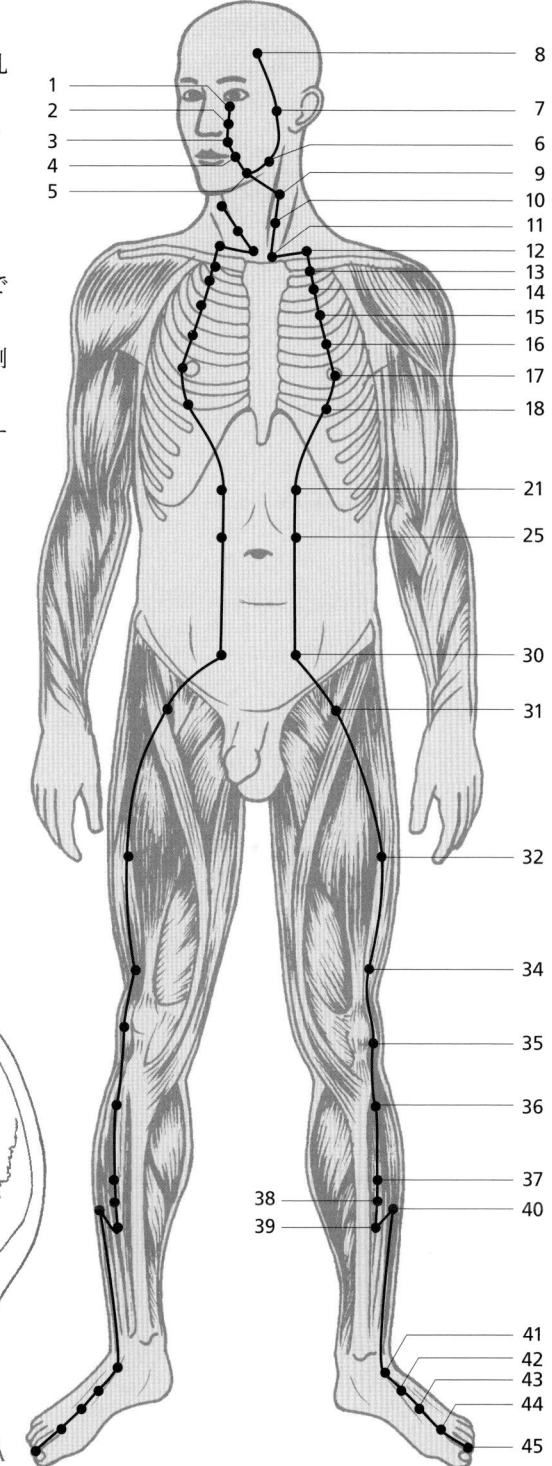

図8.3 a

図8.3 b

ST-41： 足の甲側、長母趾伸筋と長趾伸筋の腱
の間、屈曲しわの上

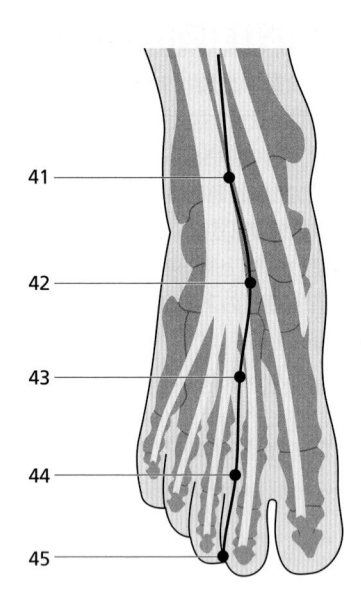

図8.3 c

■ 足の太陰脾経（図8.4 a、b）

SP-6： 脛骨内縁の後側、内踝から垂直に近位3寸

SP-9： 膝を90°に曲げた時に脛骨の内顆下縁にできる陥凹部

SP-10： 膝蓋内縁の上方、膝蓋上縁から近位へ2寸

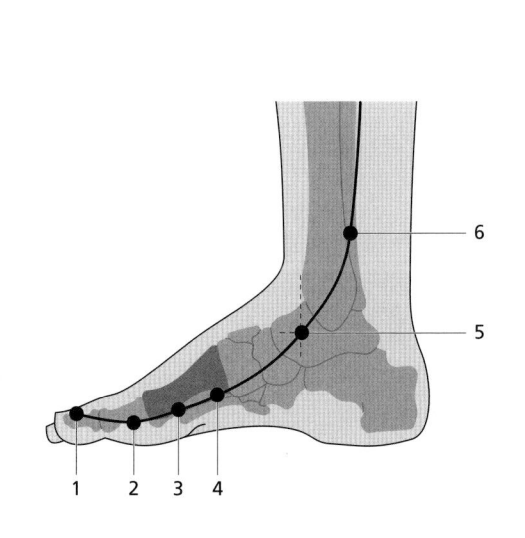

図8.4 a

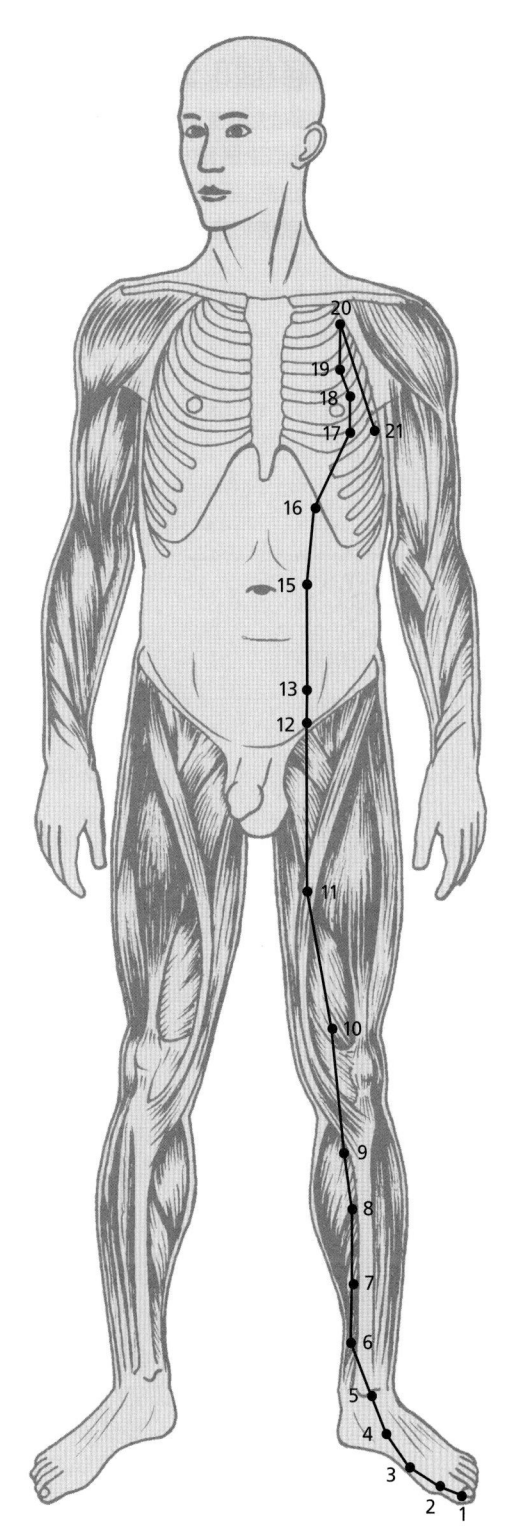

図8.4 b

■ 手の少陰心経（図8.5）

HT-3： 肘を90°に曲げた状態で、肘関節の屈曲しわの内端上、上腕骨内側上顆の上方
HT-7： 手の屈曲しわ上、豆状骨の近位橈骨側、尺側手根屈筋腱の橈骨側

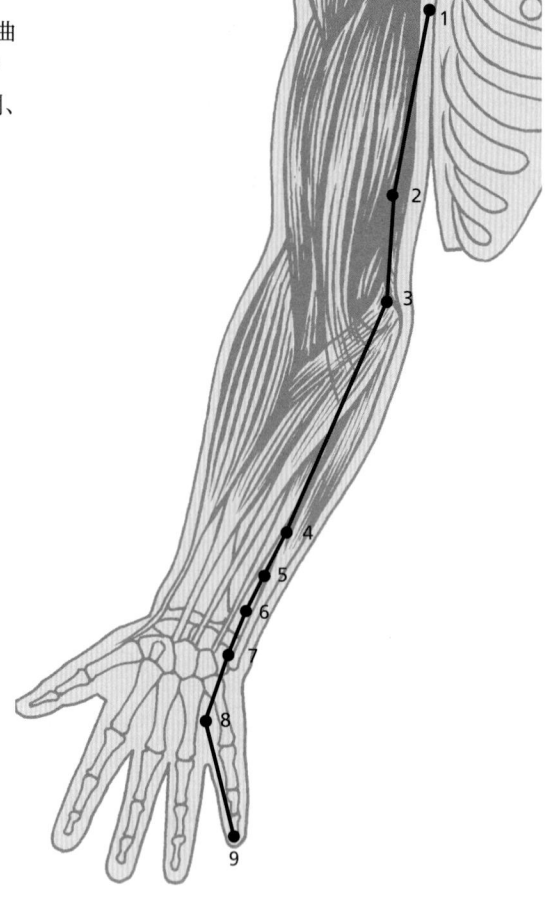

図8.5

■ 手の太陽小腸経（図8.6）

SI-1： 小指の尺骨側、爪甲角の近位0.1寸
SI-3： 小指の中手指節関節の近位、手のひらの遠位手掌皮線の尺骨端の近く
SI-8： 肘の後側、尺骨肘頭および上腕骨内側上顆の先端の間の陥凹部
SI-10： 肩甲棘の下縁、腋窩のしわの垂直方向上方
SI-11： 肩甲骨の棘下筋陥凹部の中央
SI-14： T1の棘突起の外方3寸、肩甲骨上角付近の肩甲挙筋上

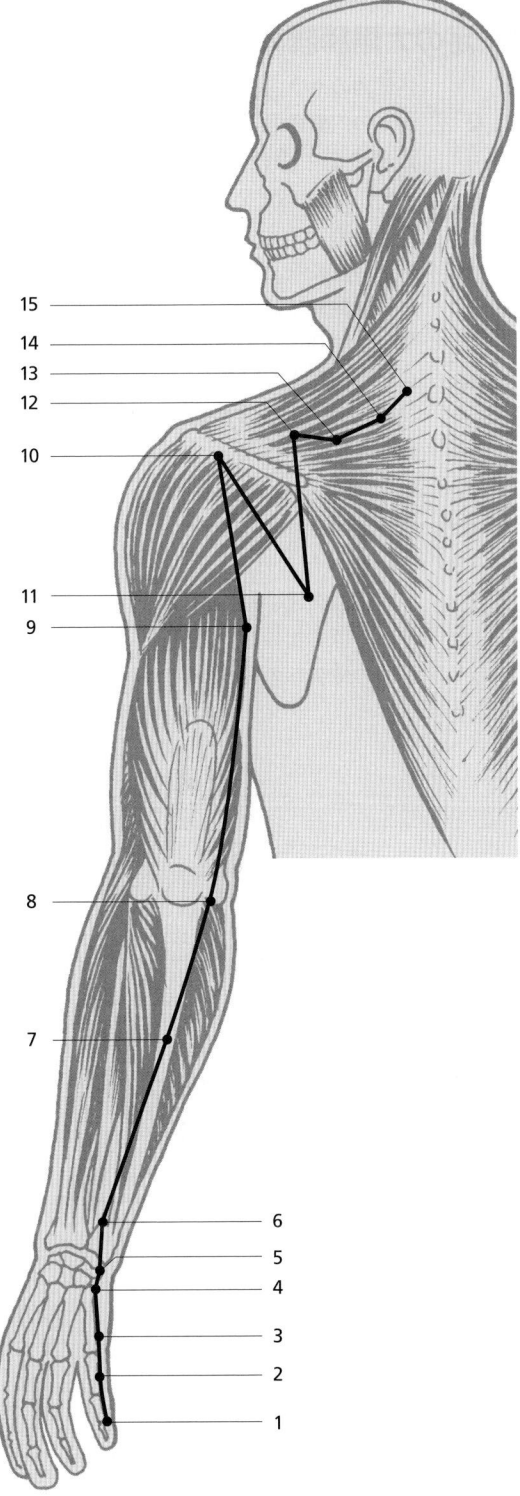

図8.6

■ 足の太陽膀胱経（図8.7 a-d）

BL-1：	内眼角のやや内側上方の陥凹部
BL-2：	眉毛の内側の端、BL-1の真上
BL-4：	頭部の正中線の外方1.5寸、生え際の0.5寸上方、GV-24の高さ
BL-7：	督脈の外方1.5寸、GV-20の腹側1寸、前額の生え際上方約4寸
BL-9：	外後頭隆起上縁の高さ、督脈の外方1.3寸、BL-10の上方約2.5寸
BL-10：	GV-15の外方1.3寸、棘突起間間隙C1/2の高さで、僧帽筋の外縁上の生え際から上方約0.5寸
BL-12：	T2の棘突起の外方1.5寸
BL-15：	T5の棘突起の外方1.5寸
BL-18：	T9の棘突起の外方1.5寸
BL-19：	T10の棘突起の外方1.5寸
BL-20：	T11の棘突起の外方1.5寸
BL-21：	T12の棘突起の外方1.5寸
BL-23：	L2の棘突起の外方1.5寸
BL-25：	L4の棘突起の外方1.5寸、腸骨稜の高さ
BL-28：	正中線から外方1.5寸、第2仙椎孔の高さ
BL-29：	正中線から外方1.5寸、第3仙椎孔の高さ
BL-32：	第2仙椎孔上方
BL-34：	第4仙椎孔上方
BL-40：	膝関節（膝窩）の屈曲しわの中央、膝窩動脈付近
BL-54：	正中線から外方3寸、第4仙椎孔の高さ
BL-57：	ふくらはぎの中央部の腓腹筋付着部間の陥凹部
BL-60：	外踝とアキレス腱の間の水平線の中点
BL-62：	外踝の下縁付近の陥凹部
BL-67：	小指の腓骨側、爪甲角の近位0.1寸

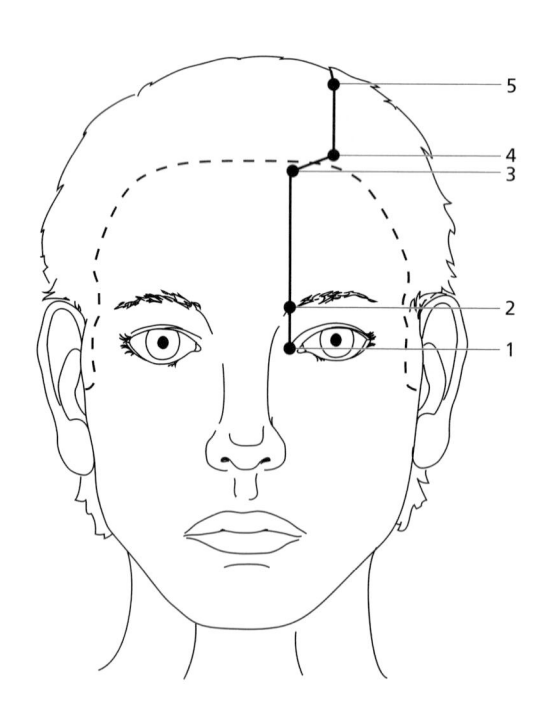

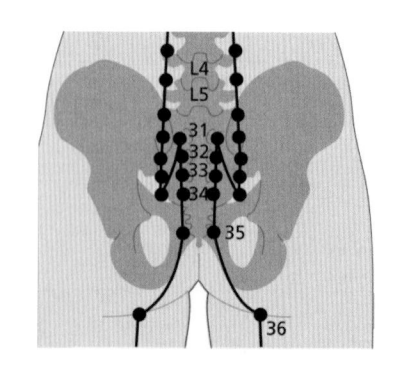

図8.7 a

図8.7 b

ツボの選択

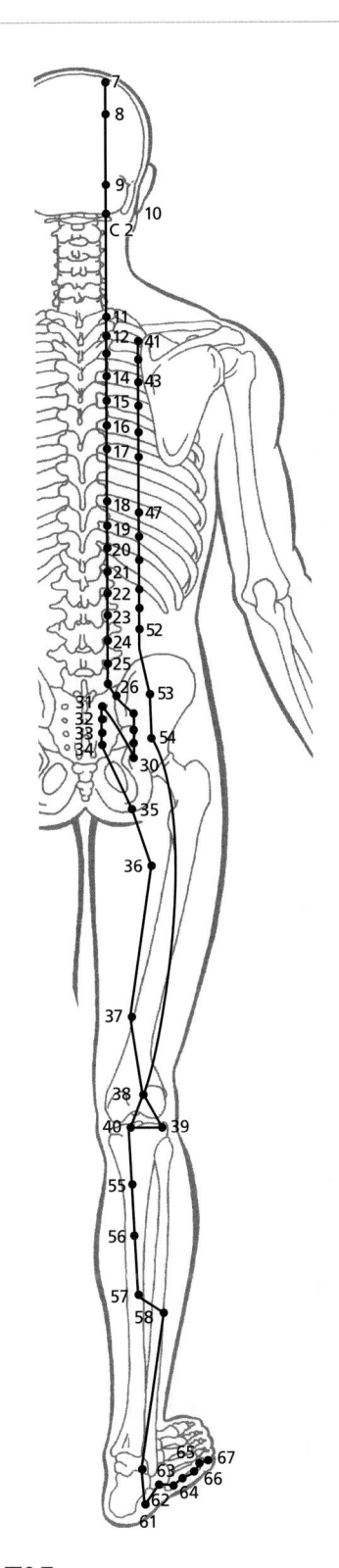

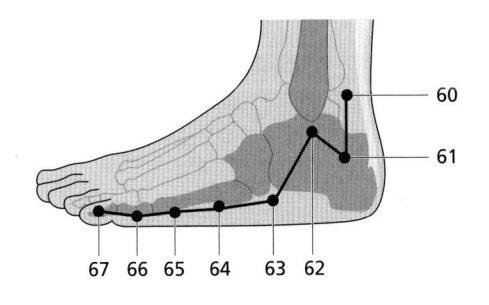

図8.7 c

図8.7 d

■ 足の少陰腎経（図8.8 a、b）

KI-1： 第2および第3中足趾節関節間の足底の陥凹部、（つま先を含めない）足底の踵から約3分の1の位置

KI-3： 内踝とアキレス腱をつなぐ線の中央

KI-6： 内踝尖の直下

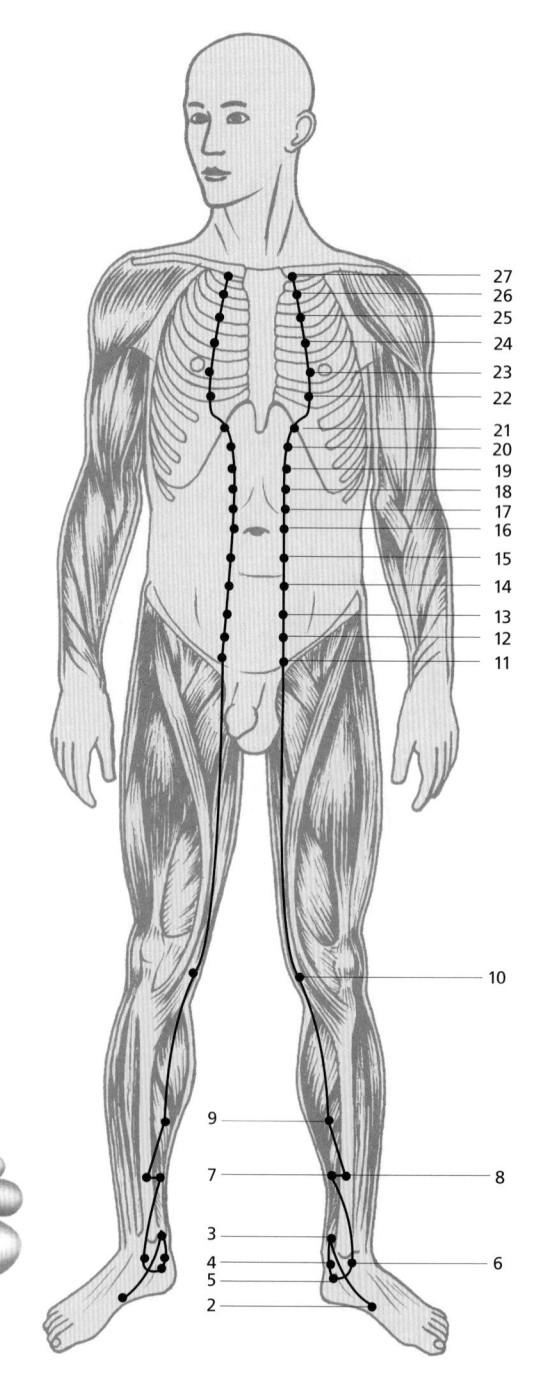

図8.8 a   図8.8 b

■ 手の厥陰心包経（図8.9）

PC-6： 長掌筋腱と橈側手根屈筋腱の間、手首
　　　 のしわの基部側2寸

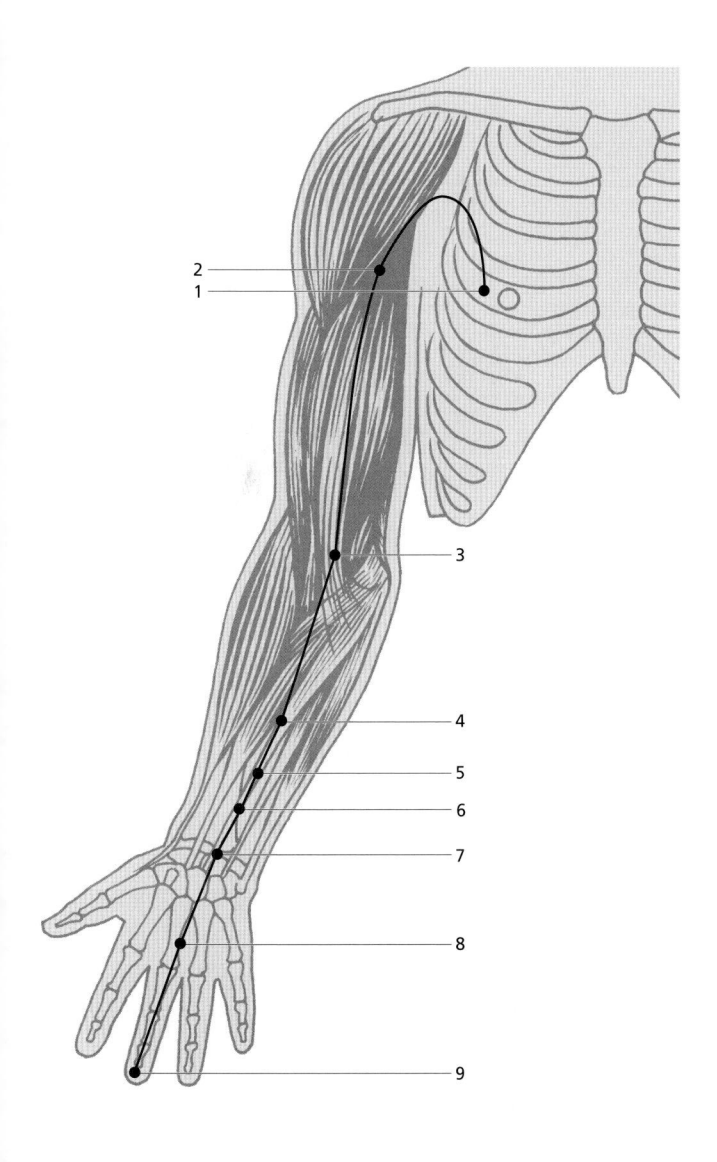

図8.9

■ 手の少陽三焦経（図8.10 a、b）

TB-5： 手首の背面の伸展しわの近位2寸、橈骨と尺骨の間の前腕中央部
TB-6： 手首の背面の伸展しわの近位3寸、橈骨と尺骨の間の前腕中央部
TB-14： 肩峰と上腕骨大結節の間の陥凹部
TB-17： 乳様突起前縁

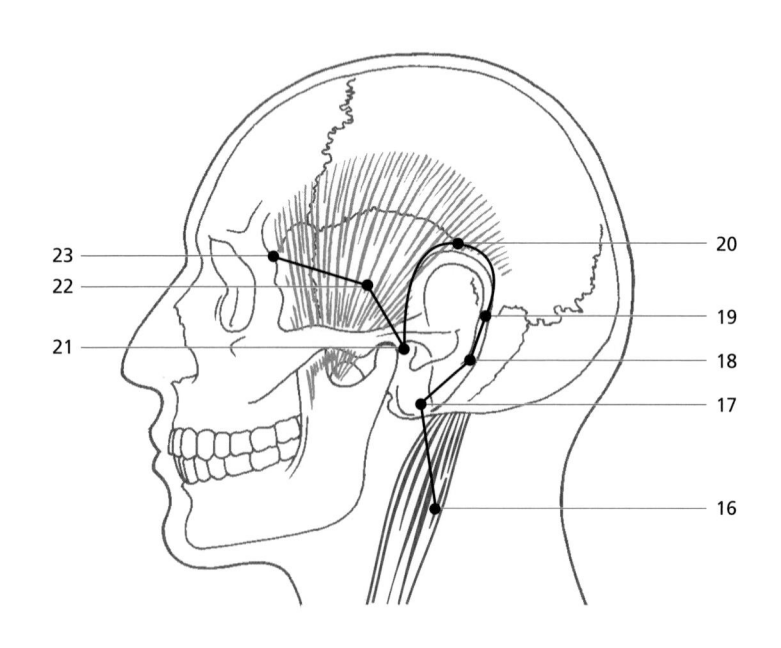

図8.10 a

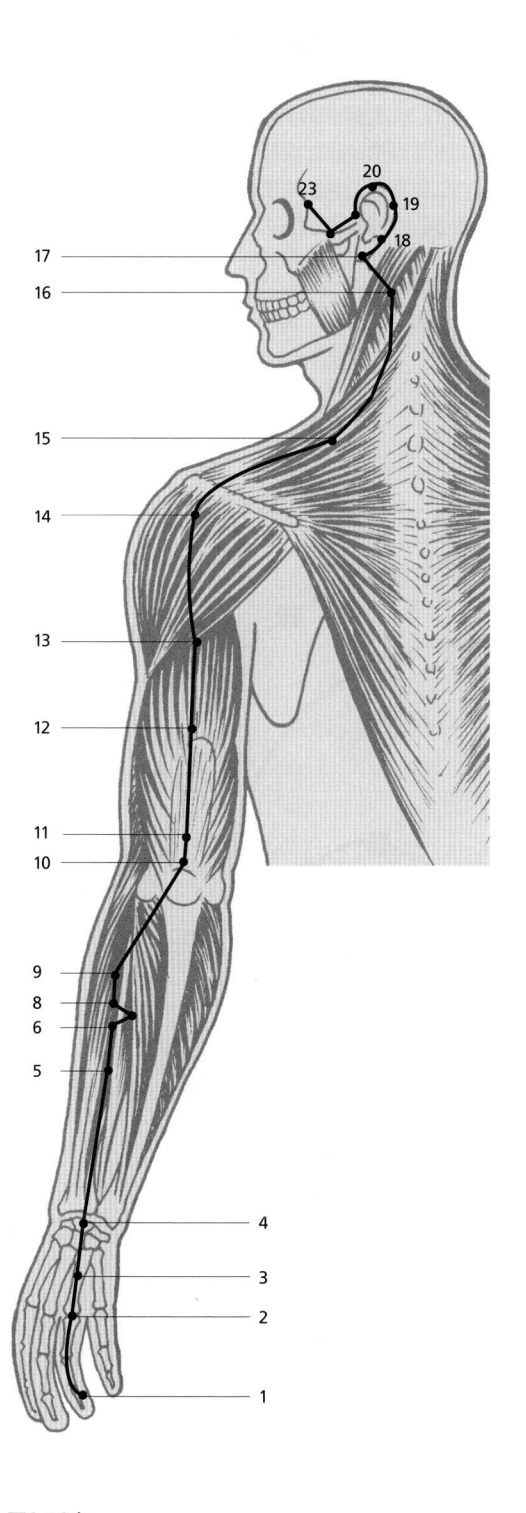

ツボの選択

図8.10 b

■ 足の少陽胆経（図8.11 a-c）

- GB-12： 乳様突起のやや後下方
- GB-20： 後頭部の胸鎖乳突筋と僧帽筋の間の陥凹部、GV-16の高さ
- GB-21： 第7頸椎棘突起と肩峰の最も高い点をつなぐ線の中点
- GB-29： 上前腸骨棘と大腿骨大転子の外側の頂点を結ぶ線の中点
- GB-30： 大転子と仙骨および尾骨の縁を結ぶ線上、大転子から3分の1
- GB-31： 大腿部の外側、患者を立たせて腕を下垂させた状態で、膝の屈曲しわの上方7寸、中指の先が腸脛靱帯にあたる場所
- GB-34： 腓骨頭前方の陥凹部

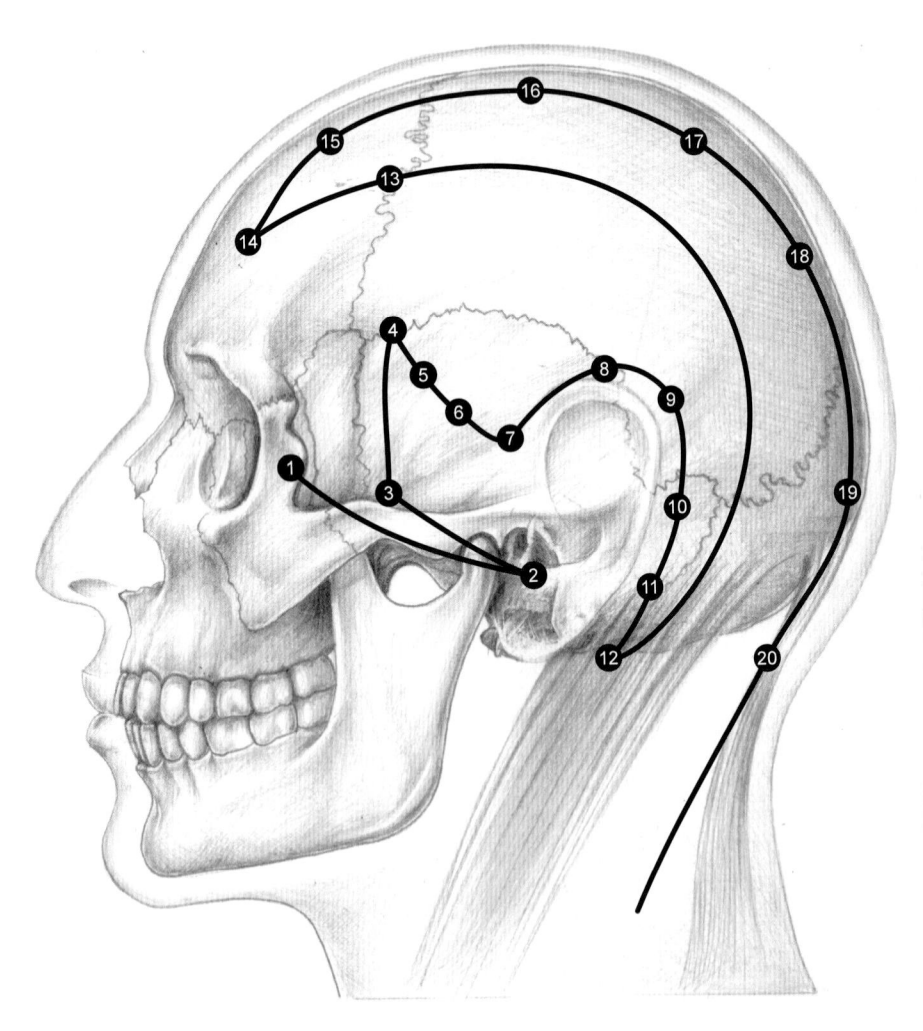

図8.11 a

GB-40： 外踝の前下方、長趾伸筋腱の外方の陥
凹部
GB-43： 中足指節関節の遠位、第4および第5中
足骨の間

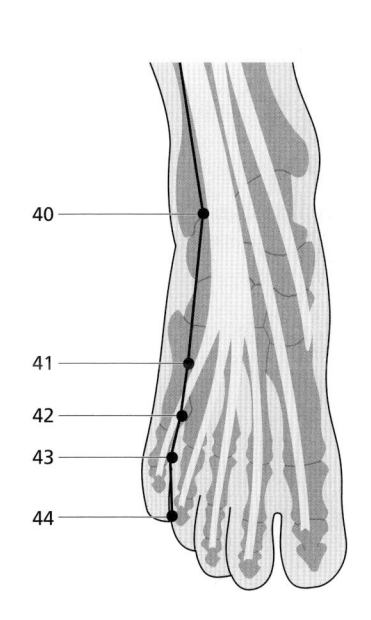

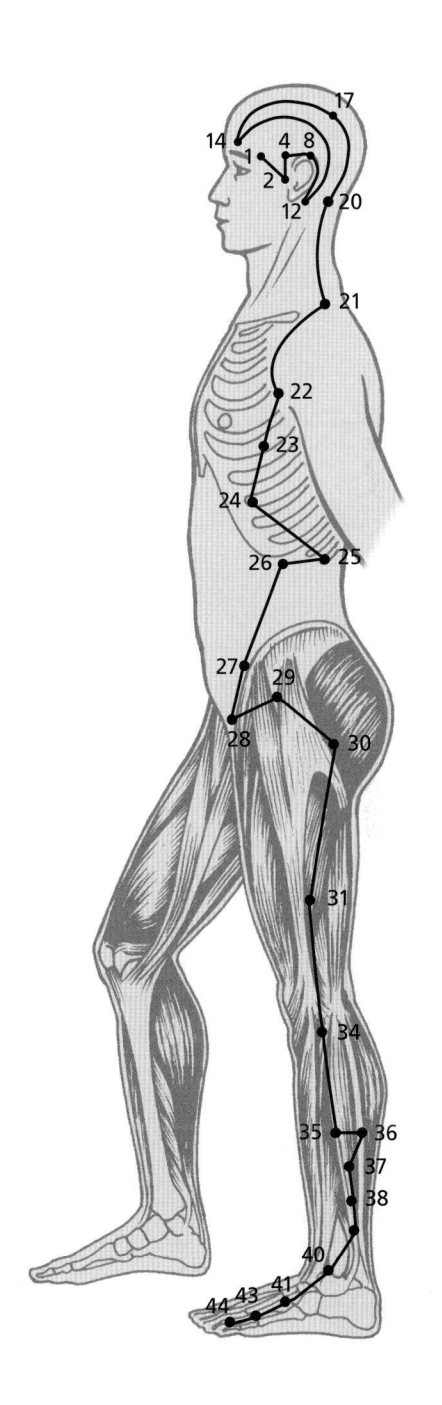

図8.11 b

図8.11 c

■ 足の厥陰肝経（図8.12 a、b）

LR-2： 足の第1および第2指の間の水かきの近位

LR-3： 第1および第2中足骨間、指の基部の関節から近位約1.5寸の陥凹部

LR-4： 前脛骨筋腱と長母趾伸筋腱の間の脛骨側、内踝の前方1寸

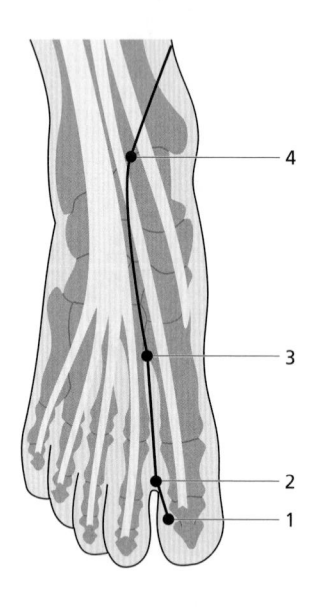

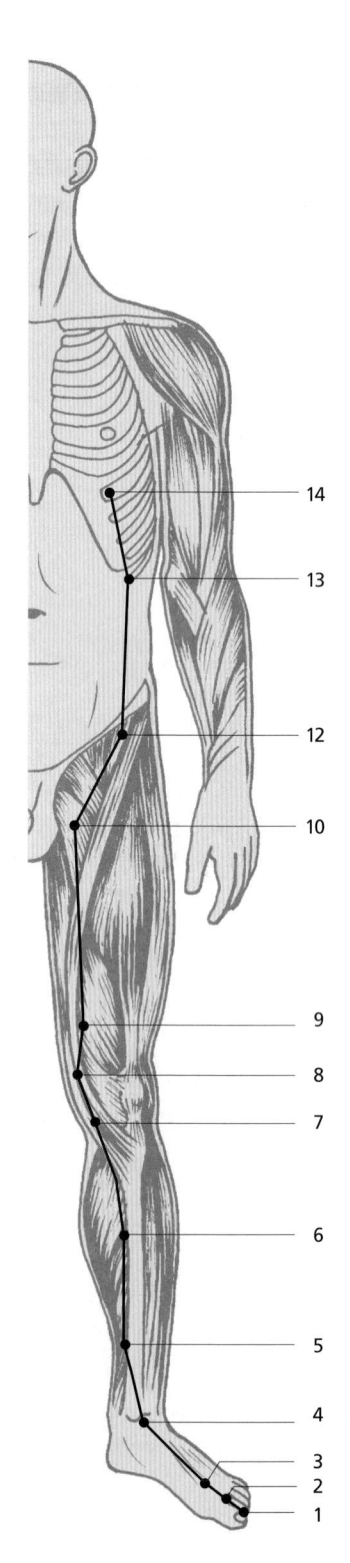

図8.12 a

図8.12 b

■ 督脈(図8.13 a、b)

GV-4： 　L2の棘突起の下方
GV-4： 　C7の棘突起の下方
GV-19：後頭骨の上方、GV-20から背側に1.5寸
GV-20：矢状縫合上、後の生え際から約7寸、前の生え際から5寸、耳介の最も高い点をつなぐ線が頭部の正中線と交差する位置
GV-23：前の生え際の後方1寸、GV-20から前額に向かって4寸
GV-24：頭部の正中線上、前の生え際の上方0.5寸、GV-20から前方に4.5寸

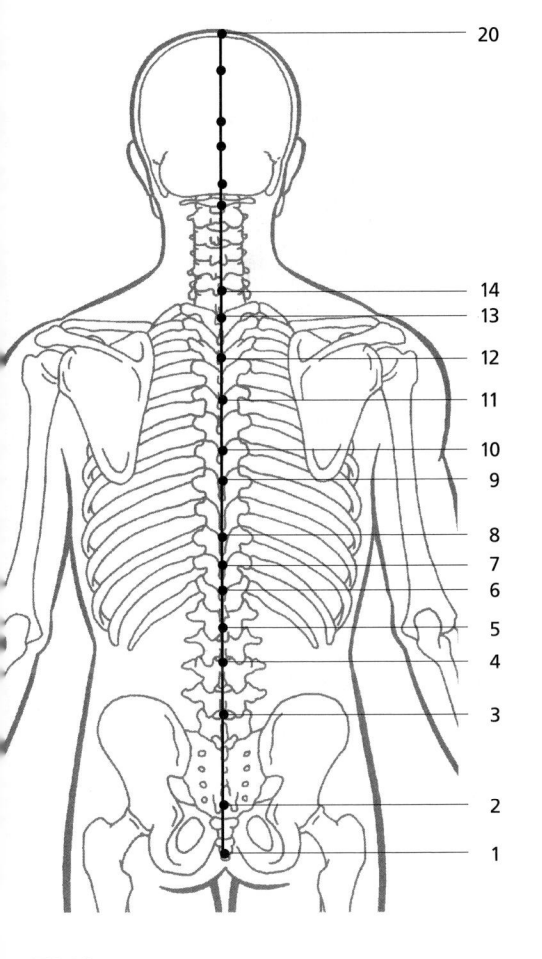

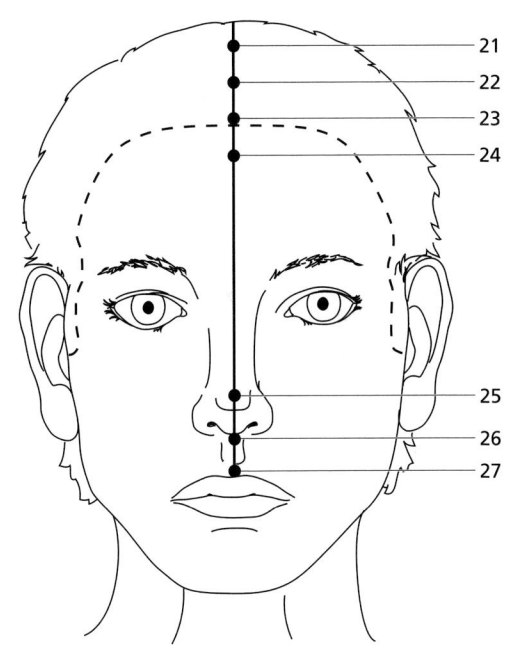

図8.13 a

図8.13 b

■ 任脈（図8.14）

CV-3： 恥骨結合部上端から頭の方へ1寸、へそから足の方へ4寸
CV-4： へその下方3寸
CV-6： へその下方1.5寸
CV-17： 乳頭の高さで胸骨上（つまり、第4肋間間隙）
CV-22： 頸切痕の中央、胸骨上方1.5寸

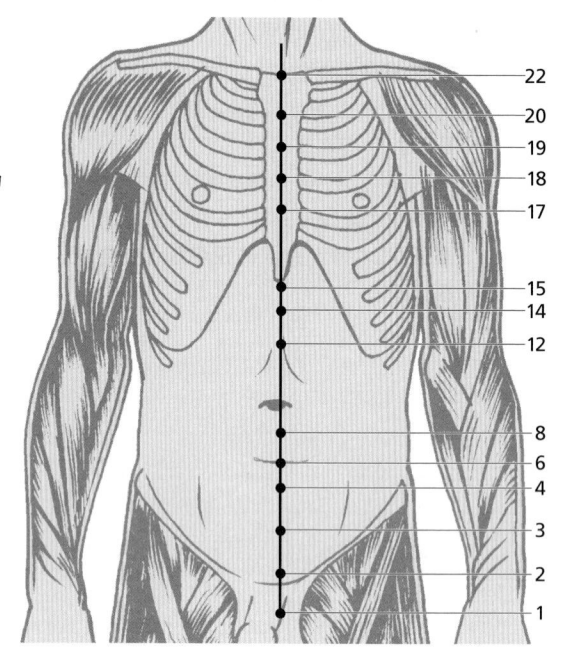

図8.14

■ 奇穴（図8.15 a、b）

EX-3： 印堂、眉毛の間正中線上
EX-5： 太陽、眼の外角および眉毛の外側端の間の中間点から1寸外方の陥凹部
EX-54： 安眠、TB-17およびGB-20の間の中点

腰眼： 第2章「脊柱」の節（p.31、**図2.17**）を参照。

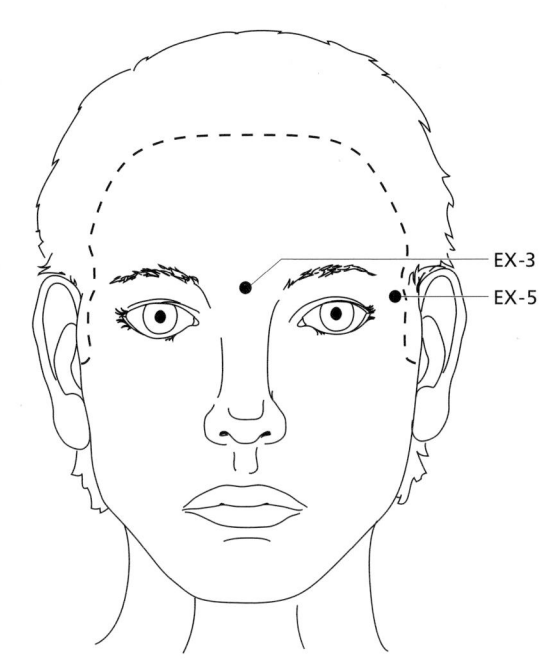

図8.15 a

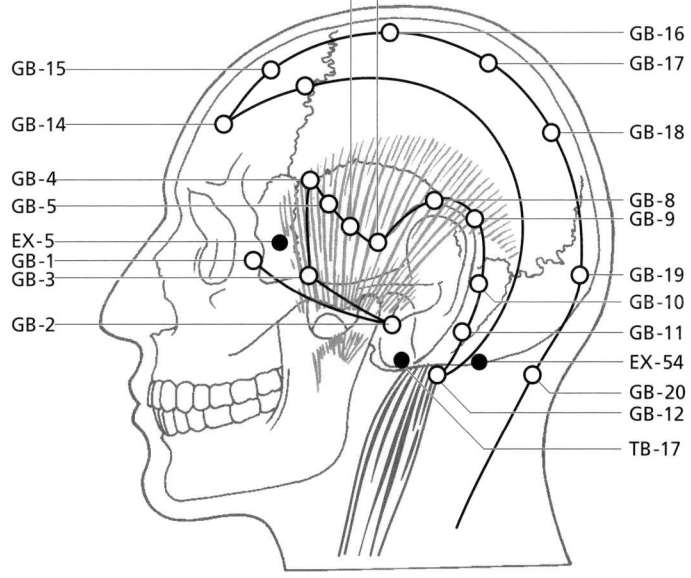

図8.15 b

推拿用語集

■ 治療技術

ピンイン	中国語	意味
an	按	圧迫する（「指圧」も含む）
an ban fa	按扳法	圧迫してねじる
an mo	按摩	圧迫してさする
an xi tit un fa	按膝提臀法	膝と臀部の反対向きの圧迫と回転運動
ban fa	扳法	ねじる
ce ban	側扳	ストレッチ
dou fa	抖法	揺する
dui an	対按	つかんで揉む
fan gong	反功	回転させるテクニック
fen tui	分推法	側方へ押す
gua	刮	こする
gun	滚	転がす
heng bo	横抜	横方向の摩擦
heng ca	横擦	横方向に擦る
ji	挤	軽くたたく
jing dun	静蹲	等尺性ストレッチ
kua xuan zhuan	旋转（転）法	股関節の回転モビリゼーション
la tui fa	拉推法	引っぱりながら押す
mo	摩	円形にさする
mo fu	摩腹	腹部を円形にさする
mu jian an	拇尖按	圧迫する
na	拿	つかみあげる
na bin	拿髌	膝蓋モビリゼーション

ピンイン	中国語	意味
pai	拍	軽くたたく
qian	牵	牽引する
qian la fa	牵拉法	牽引して引っぱる
qian la lü	牵拉将	牽引して押す
qian yin	牵引	牽引する
qian yin dou fa	牵引抖法	揺すりながら牽引する
qian yin lü	牵引将	解放を伴う牽引
qü shen fa	曲伸法	曲げ伸ばし法
rou	揉	揉む
shu ca	竖（竪）擦	縦方向に擦る
si zi	四字	数字の4
ti dou	提抖	牽引して揺する
tui	推	押す
tui an	推按	横方向に擦る
tui liang lei	推两（両）肋	肋骨の両側を押す
xuan zhuan fa	旋转（転）法	回転モビリゼーション
xuan zhuan qian yin	旋转（転）牵引	回転させて牽引する
yi shou	意守	集中とリラックス
zhang ban fa	掌扳	接線方向に反対向きに押す
zhang dui an	掌対法	圧迫する

■ 小児科

ピンイン	中国語	意味
fen tui	分推法	側方へ押す
mo fu	摩腹法	腹部を円形にさする
na (nie ji)	拿(捏脊)	つかみあげる(背骨をつまむ)
rou (dian rou)	揉(点揉)	揉む(ツボを揉む)
rou (tian shu)	揉(天枢)	揉む(天枢)
rou (tian tu)	揉(天突)	揉む(天突)
rou (wai too)	揉(外劳〈労〉)	揉む(外労宮)
rou (yong quan)	柔(涌泉)	揉む(湧泉)
tui (bu fei jing)	推(补〈補〉肺経)	推す(脾経を補う)
tui (cuo moxie lei)	推(搓摩两〈両〉助)	推す(肋骨の両側をさする)
tui (da chang)	推(大肠〈賜〉)	推す(大腸経)
tui (liu fu)	推(六腑)	推す(六腑)
tui (pi jing)	推(脾経)	推す(脾経)
tui (qi jie gu)	推(七节〈節〉骨)	推す(第7椎骨)
tui (qing da chang)	推(清大肠〈賜〉)	推す(大腸を清める)
tui (qing gan jing)	推(清肝経)	推す(肝経を清める)
tui (qing fei jing)	推(清肺経)	推す(肺経を清める)
tui (qing xiao chang)	推(清小肠)	推す(小腸を清める〈賜〉)
tui (qing xin jing)	推(清心経)	推す(肺経を清める)
tui (san guan)	推(三关〈关〉)	推す(三関法)
tui (tian he shui)	推(天和水)	推す(天国の川からの水)
tui (tian men)	推(天門)	推す(天門)
tui (tian zhu gu)	推(天柱骨)	推す(第一胸椎)
xuan tui	旋推	回転させて推す
xuan tui (bu pi jing)	旋推(补〈補〉肺経)	回転させて押す(肺経を補う)
xuan tui (qing pi jing)	旋推(清脾経)	回転させて推す(脾経を清める)

■ 脈用語

ピンイン	中国語	意味
fu jin	浮竖(竖)	浮脈・緊脈
hong	洪	洪脈
hua	滑	滑脈
jin	緊	緊脈
shen	深	深脈
si	实(實)	実脈
shuo	数	数脈
xian	弦	弦脈
xi	細	細脈
xu	虚	虚脈

参考文献一覧

Anmo Fachhochschule: China Anmo. 2nd ed. Beijing: Huaxia; 1993

Birch S. Shonishin: Japanese Pediatric Acupuncture. Stuttgart-New York. Thieme Publishers 2011; In press

Chen J. Anatomical Atlas of Chinese Acupuncture Points. 2nd ed. Shandong: Science and Technology Press; 1988

Deng T. Practical Diagnosis in Traditional Chinese Medicine. New York: Churchill Livingstone; 1999

Ergil MC, Ergil KV. Pocket Atlas of Chinese Medicine. Stuttgart-New York: Thieme Publishers; 2009

Fan Y-L Chinese Pediatric Massage Therapy: A Parent's and Practitioner's Guide to the Treatment and Prevention of Childhood Disease. Boulder: Blue Poppy Press; March 1999

Hempen C-H, Wortman V. Pocket Atlas of Acupuncture. Stuttgart-New York: Thieme Publishers; 2005

Huang J. Naturmedizin Die medizinische Revolution im 21. Jahrhundert. Taipei: Health Seed; 2000

Ji W. Tuina fur Kinder und Sauglinge vor dem Schlafen. Hebei: Wissenschafts- und Technologie Verlag; 1995

Kaptchuk TJ. The Web that has no Weaver: Understanding Chinese Medicine. 2nd ed. New York: McGraw Hill; 2000

Li J, Wei Y. Chinese Manipulation and Massage: Chinese Manipulative Therapy. Beijing: International Academic Publishers; 1990

Lin ZH. Pocket Atlas of Pulse Diagnosis. Stuttgart-New York: Thieme Publishers; 2007

Luo Y. TCM in der Gynakologie. Shanghai: Wissenschaftsund Technologie Verlag; 1984

Ma Y, Ma M, Cho Z. Biomedical Acupuncture for Pain Management: An Integrative Approach. New York: Elsevier; 2005

Mehling WE. Atemtherapie [Dissertation Freie Universitat Berlin]. Aachen: Shaker; 1999

Padus E. The Complete Guide to Your Emotions and Your Health. Kammaus/USA: Rodale Press; 1992

Porkert M, Zhou J. Premoprehension Lehrbuch der chinesischen manuellen Therapie. Dinkelscherben: Phainon Edition und Media; 1996

Qii M, Yu C. Practical Sports Medicine. People's Sports. Beijing: Publishing House of China; 2003

Schnorrenberger CC. Chen Chiu: The Original Acupuncture. Boston: Wisdom Publications; 2003

Shanghai TCM-Hochschule: Akupunktur. 3rd ed. Beijing: Volkshygiene; 1986

Sun W. Tui Na. Akupunktur. Theorie und Praxis. 1997;3:239-240

Sun W. Moglichkeiten der TCM bei Tumorpatienten. In: Jehn U (editor). Supportive Therapie. Munchen: Zuckschwerdt; 1998:45-52

Sun W. Dadi-Qigong. Pocking: Bavaria Bader-Verlag; 1999

Unschuld P. Huang Di Nei Jing Su Wen: Nature, Knowledge, Imagery in an Ancient Chinese Medical Text. Berkeley, CA: University of California Press; 2003

Wa Z. Zhongguo Yixue Shi (A History of Chinese Medicine). Nanchang: Jiangxi Kexue Jishu;1987

Wa Z. Zhongguo Yixue Shi (A History of Chinese Medicine), Beijing: Renmin Weisheng; 1991

Wang C. TCM in der Kinderheilkunde. Beijing: Volkshygiene; 1998

Wang J. Tuina-Technik-Atlas. 2nd ed. Beijing: Volkshygiene; 1998

Wertsch G, Schrecke BD, Kiistner P. Akupunkturatlas. 12th ed. Schorndorf: WBV Biol.-Medizinische Ver lagsgesellschaft; 1996

Wiihr E. Chinesische Syndromdiagnostik. Kotzting: VGM; 2002

Xia Z. Praktische Akupunktur und Tuina Therapie. Shanghai: Shanghai TCM Hochschule Verlag; 1990

Xie ZF. Classified Dictionary of Traditional Chinese Medicine (New Edition). Beijing: Foreign Language Press; 2002

Yin H. TCM Grundtheorie. Beijing: Volkshygiene; 1989

Yu D. Tuina. 8th ed. Shanghai: Wissenschafts- und Technologie Verlag; 1992

Zhao E: TCM Pulsdiagnose. Tianjing: Wissenschafts- und Technologie Verlag; 1988

写真クレジット

Figs. 8.1, 8.2, 8.3a, 8.3b, 8.4b, 8.5, 8.6, 8.7c, 8.8a, 8.8b, 8.9, 8.10a, 8.10b, 8.11c, 8.12b, 8.13a, 8.14, 8.15b:
From Pape U. Praxis Thai-Massage. Stuttgart: Sonntag; 2009.

Figs. 8.3c, 8.4a, 8.7b, 8.7d, 8.11b, 8.12a:
From Roemer AT. Medical Acupuncture in Pregnancy. Stuttgart-New York: Thieme Publishers; 2005.

Figs. 8.7a, 8.13b, 8.15a:
From Feely R. Yamamoto New Scalp Acupuncture. Principles and Practice. 2nd edition. Stuttgart-New York: Thieme Publishers; 2011.

Fig. 8.11a:
From Strittmatter B. Identifying and Treating Blockages to Healing. Stuttgart-New York: Thieme Publishers; 2003.

索引

斜体字 で表したページ数は、図を表している。

あ
アキレス腱　74-75
　アキレス腱痛　74-75, *74-75*, 92, *92*
足　76-79
　横足弓および縦足弓の過労症状　76-77, *76-77*
足関節
　回転モビリゼーション　137, *137*
　牽引　66, *66*
足の厥陰肝経　182, *182*
足の少陰腎経　176, *176*
足の少陽胆経　180-181, *180-181*
足の太陰脾経　171, *171*
足の太陽膀胱経　174-175, *174-175*
足の陽明胃経　169-170, *169-170*
按法（押す）　13-15, *13-15*
按摩　2
胃炎　104-105, *104-105*
陰と陽　4
腕橈骨上顆炎　53-54, *53-54*
炎症性膝　73, *73*
押す（按）　13-15, *13-15*
押す（推）　6, 8-10, *8-10*

か
潰瘍疾患　105, *105*
過期妊娠時の処置　123, *123*
下肢　57-79
　アキレス腱　74-75
　足　76-79
　股関節　57-67
　スポーツ障害　86-92
　膝関節　67-73
肩　44-53
　肩のインピジメント症候群　48-51, *48-51*
　肩関節周囲炎　52-53, *52*
　肩症候群　44-47, *44-47*
　自己治療　130-135, *130-135*
　スポーツ障害　82-83, *82-83*
肩関節周囲炎　52-53, *52*
滑膜炎、慢性　73, *73*
寒症　98
患者の準備　3
関節炎

膝蓋部関節炎　70, *70*
手掌関節炎　55-56, *55-56*
関節包　48, *48*
　背面関節包　49, *49*
気　4
気管支炎　99-102, *99-102*
　小児気管支炎　159-161, *159-161*
急性愁訴　4
欠乏は虚症を参照（deficiency）
胸椎　33-35, *34*
　モビリゼーション　35-36, *35-36*
棘下筋　49-50
極度の疲労　108-109, *108-109*
虚証　4-5, *5*
禁忌　7
筋腱症、前腕　53-54, *53-54*
筋硬結（ミオゲローゼ）　23
筋肉硬化　23
偽神経根症、下肢　40
逆流性食道炎　105, *105*
首の痛みの自己治療　132-135, *132-135*
頸椎
　頸部症候群　20-23, *20-23*
　マニピュレーション　24-26, *24-26*
頸頭症候群　23-28, *23-28*
頸腕症候群　23-28, *23-28*
虚は虚症を参照（emptiness）
腱症
　上腕二頭筋腱症　82-83, *82-83*
　手および前腕腱症　84-85, *84-85*
肩峰下滑液包炎　82-83, *82-83*
月経異常　118-122
　月経痛　120
　遅発および早発月経　118-119, *118-119*
　無月経　121-122, *121-122*
高血圧　103-104, *103-104*
黄帝内経　2
股関節　57-67
　関節包の牽引　63, *63*, 87
股関節痛　57-67, *57-67*
呼吸道の疾患　98-102
　寒症　98
　気管支炎　98-102, *98-102*, 159-161, *159-161*

子どもの呼吸道　159-161, *159-161*
　　喘息　99-102, *99-102*,159-161, *159-161*
子どもは小児科を参照
子どもの嘔吐　154-156, *154-156*
子どもの下痢　148-153, *148-153*
子どもの咳　159-161, *159-161*
子どもの吐き気と嘔吐　154-156, *154-156*
子どもの発熱　157-158, *157-158*
滾法（転がす）　16-18, *16-18*

さ

三角筋、背面　49, 55
産科病棟の処置　123, *123*
坐骨下腿筋
　　坐骨下腿筋痛　89-90, *89-90*
　　牽引　41, *41*, 90
指圧　13-15, *13-15*
　　ツボ　167-185
失禁　107
膝蓋骨尖症候群　72, *72*, 91, *91*
膝蓋軟骨疾患　67-70, *67-70*, 91, *91*
膝蓋部関節炎　70, *70*
膝蓋モビリゼーション　70, *70*
尺骨上顆炎　53-54, *53-54*
集中の力不足　126-128, *126-128*
踵骨棘　77-79, *77-79*
手掌関節
　　手掌関節の関節炎　55-56, *55-56*
　　スポーツ障害　84-85, *84-85*
消化器の不調
　　胃炎　105, *105*
　　潰瘍疾患　105, *105*
　　子どもの下痢　148-153, *148-153*
　　子どもの吐き気と嘔吐　154-156, *154-156*
　　自己治療　140-141, *140-141*
　　便秘　106, *106*
小児科
　　小児科の基本技術　144-147, *144-147*
　　下痢　148-153, *148-153*
　　呼吸器疾患　159-161, *159-161*
　　睡眠障害　161-162, *162*
　　全身刺激と強化方法　*163*, 163
　　吐き気と嘔吐　154-156, *154-156*
　　発熱　157-158, *157-158*
自己治療
　　足首モビリゼーション　137, *137*
　　肩および腕の痛み　130-135, *130-135*
　　首の痛み　132-135, *132-135*
　　集中力不足　126-128, *126-128*

消化器系の愁訴　140-141, *140-141*
頭痛　129, *129*,132-135, *132-135*
膝の痛み　138-139, *138-139*
目の疲れ　126-128, *126-128*
腰椎領域　136-137, *136-137*
実証　4-5, *5*
実は実証を参照（fullness）
ジャンパー膝　72, *72*
上顆炎　53-54, *53-54*
上肢　44-56
　　肩　46-54, 82-83
　　自己治療　130-135
　　スポーツ障害　82-85
　　手　55-56, 84-85
　　肘　53-54
上腕三頭筋　48, *48*
自律神経失調ストレス症状　108-109, *108-109*
腎盂腎炎　107
推（押す）　6, 8-10, *8-10*
推拿は治療も参照（tuina see also treatment）
推拿
　　推拿の技術　6
　　按法（押す）　13-15, *13-15*
　　滾法（転がす）　16-18, *16-18*
　　小児科　144-147, *144-147*
　　推（押す）　6, 8-10,*8-10*
　　拿（つかみあげる）　12-13, *12-13*
　　揉（揉む）　11, *11*
　　推拿の歴史　2
睡眠障害　110
　　小児睡眠障害　161-162, *161-162*
スポーツ
　　下肢のスポーツ障害　86-92
　　競技のための準備　93-95, *93-95*
　　上肢のスポーツ障害　82-85
寸　166
頭痛　111-115, *111*
　　後頭部頭痛　114, *114*, 132-135, *132-135*
　　こめかみ頭痛　113, *113*
　　自己治療　129, *129*, 132-135, *132-135*
　　前頭部頭痛　112, *112*
　　側頭部頭痛　113, *113*,129, *129*
　　頭頂部頭痛　115, *115*
脊柱　20-43
　　胸椎および腰椎　29-43, 136-137
　　頸椎　20-28
仙骨痛　136-137, *136-137*
仙腸関節
　　仙腸関節の伸展　38, *38*

索引

仙腸関節症候群　29-33, *29-33*
仙腸関節のモビリゼーション　40-41, *40*
喘息　99-102, *99-102*
　小児喘息　159-161, *159-161*
早発月経　118-119, *118-119*
足底腱膜痛　77-79, *77-79*
測定法　166

た

大腿四頭筋
　大腿四頭筋の牽引　62, *62*
　大腿四頭筋のストレッチ　40-41, *40-41*
大腿二頭筋痛　89-90, *89-90*
大腿部の内転腱障害　86-88, *86-88*
稀発月経　118-119, *118-119*
中足骨痛　76-77, *76-77*
つかみあげる(拿)　12-13, *12-13*
つま先
　屈筋　73-75
　牽引　67, *67*, 79, *79*
治療　5
　患者の準備　3
　禁忌　7
　治療強度　4-5
　治療時間　5
　治療は推拿も参照(treatment see also tuina)
　治療の原理　4-5
手
　関節炎　55-56, *55-56*
　スポーツ障害　84-85, *84-85*
手首のモビリゼーション　56, *56*
手の厥陰心包経　177, *177*
手の少陰心経　172, *172*
手の少陽三焦経　178-179, *178-179*
手の太陰肺経　167, *167*
手の太陽小腸経　173, *173*
手の陽明大腸経　168, *168*
殿筋ストレッチ　38-39, *38-39*, 60, *60*
唐朝　2
督脈　183, *183*
動脈高血圧　103-104, *103-104*

な

内転筋ストレッチ　63, *63*, 87
拿(つかみあげる)　12-13, *12-13*
乳汁の問題　124
尿路感染　107
任脈　184, *184*

は

背部および腰部症候群　33-36, *33-36*
背部症候群　29-36, *29-36*
背部と腰部の移行部のモビリゼーション　36, *36*
膝関節　67-75
　自己治療　138-139, *138-139*
　スポーツ障害　91
膝関節炎　70, *70*
　活動性膝関節炎　71, *71*
膝痛　67-71, *67-71*
肘　53-54, *53-54*
腓腹筋　74-75, *74-75*
腓腹筋の牽引　41, 77, 90
ヒラメ筋　74-75, *74-75*
変形性股関節症　57-67, *57-67*
便秘　106, *106*
膀胱炎　107

ま

マニピュレーション、頸椎　24, *24-25*
慢性愁訴　4
無月経　121-122, *121-122*
目の疲れ　126-128, *126-128*
モビリゼーション
　足首　137, *137*
　胸椎　35, *35*, 38, *38*
　膝蓋　70, *70*
　仙腸関節　40-41, *40-41*
　手首　56, *56*
　背部および腰部の移行部　36, *36*
　腰椎　35, *35*, 38, *38*
揉む(揉)　11, *11*

や

癒着性関節包炎　52-53, *52*
用手療法　2
腰仙症候群　37-39, *37-39*
腰椎
　牽引　37, *37*
　自己治療　136-137, *136-137*
　背部および腰部の移行部　36, *36*
　モビリゼーション　35-36, *35-36*, 38, *38*
　　回転モビリゼーション　39, *39*, 60, *60*
腰腸骨症候群　29-33, *29-33*
腰痛　40-43, *40-43*

ら

梨状筋症候群　40
揉(揉む)　11, *11*

ガイアブックスの本

実用中国手技療法 基本編
中国手技療法の基本と技法を写真とともに解説

張 軍 著

中国手技療法で最も特色のある推拿健康法の概略、基本規律、中国手技の基本技法を豊富な写真と図表で詳説。手技療法を身につけたい学習者の教本として、またすでに手技療法を導入している施術者も活用できる実践書。

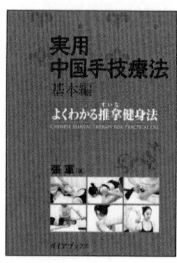

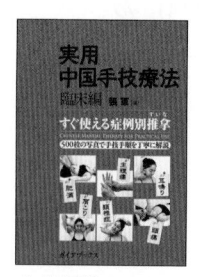

本体価格3,400円

実用中国手技療法 臨床編
疾病別の施術手順を詳説 すぐ活用できる推拿実用書

張 軍 著

運動器系疾患や一般疾患の具体的な症例を取り上げ、臨床症例別に豊富な写真で手技手順を懇切丁寧に解説。中国手技施術者のみならず、マッサージ師や鍼灸師、学習者から一般のかたまで活用できる手技療法の決定版。

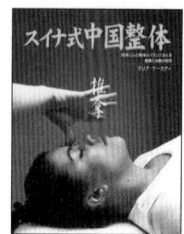

本体価格3,800円

スイナ式中国整体
推拿の基本とテクニックがよくわかるビジュアルガイド

マリア・マーカティ 著

手技のみで体の痛みや緊張を和らげ、治療効果もある中国式のマッサージ「推拿」。個々のマッサージ・テクニックや経路とツボをカラー写真とイラストで解説。年代ごとのポイントや、一般的な疾患に効くポイントも紹介。

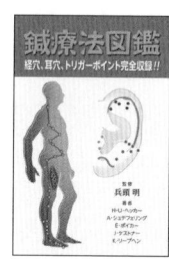

本体価格2,200円

鍼療法図鑑
経穴、耳穴、トリガーポイントを収録した画期的なポケット図鑑

ハンス-ウルリッヒ・ヘッカー／アンゲリカ・シュテフェリング／エルマー・T・ポイカーほか 著

兵頭 明 監修

主要な経穴と耳穴および広範なトリガーポイントを網羅したオールカラー版ポケット図解書。取穴部位、刺入の深さ、適応症、効果をイラストとともに詳解。毎日の施術のクイックレファレンスとして最適。プロ待望の一冊！

本体価格2,400円

Tuina Therapy
推拿療法

発　　　行	2012年12月1日
発 行 者	平野　陽三
発 行 元	**ガイアブックス**
	〒169-0074 東京都新宿区北新宿3-14-8
	TEL.03(3366)1411　FAX.03(3366)3503
	http://www.gaiajapan.co.jp
発 売 元	産調出版株式会社

Copyright SUNCHOH SHUPPAN INC. JAPAN2012
ISBN978-4-88282-863-1 C3047

落丁本・乱丁本はお取り替えいたします。
本書を許可なく複製することは、かたくお断わりします。
Printed in China

著　者：ウェイジョン・サン (Weizhong Sun)
チーフ・コンサルタント、医師、ドイツ推拿アカデミー、ドイツ、バート・フュッシンク、客員教授、伝統中国医学大学、中国山東省

アルネ・カプナー (Arne Kapner)
前療法センター長、ドイツ骨粗鬆症センター、ヨハネスバートクリニック、ドイツ、バート・フュッシンク

翻訳者：小坂　由佳（こさか　ゆか）
京都大学理学部生物科学専攻。京都大学大学博士（理学）。訳書に『足の疾患と症例65』『テーピングテクニック』（いずれも産調出版）など。